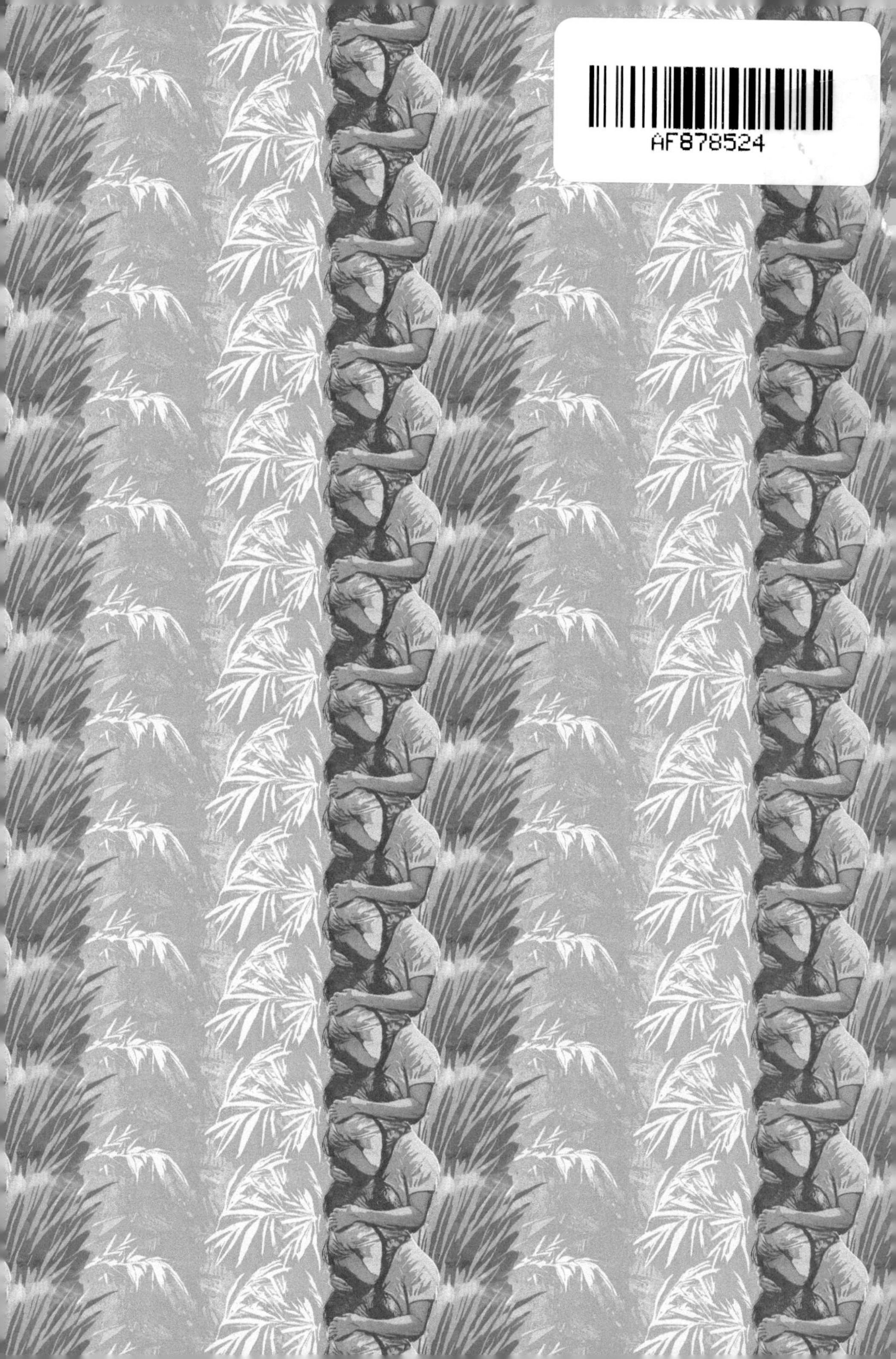

Inhaltsverzeichnis

Artemis Saage

Schwanger werden: Der natürliche Weg zum Wunschkind mit mentaler und körperlicher Vorbereitung

Leichter schwanger werden durch ganzheitliche Methoden - Von der Fruchtbarkeitsoptimierung bis zum Mutter werden, inklusive praktischer Übungen für Körper und Geist

258 Quellen
45 Fotos / Grafiken
27 Illustrationen

Impressum

Saage Media GmbH
c/o SpinLab – The HHL Accelerator
Spinnereistraße 7
04179 Leipzig, Germany
E-Mail: contact@SaageMedia.com
Web: SaageMedia.com
Commercial Register: Local Court Leipzig, HRB 42755 (Handelsregister: Amtsgericht Leipzig, HRB 42755)
Managing Director: Rico Saage (Geschäftsführer)
VAT ID Number: DE369527893 (USt-IdNr.)

Publisher: Saage Media GmbH
Veröffentlichung: 01.2025
Umschlagsgestaltung: Saage Media GmbH
ISBN-Softcover: 978-3-384-47888-7
ISBN-Ebook: 978-3-384-47889-4

Rechtliches / Hinweise

Liebe Leserinnen, liebe Leser,

von Herzen danke ich Ihnen, dass Sie sich für dieses Buch entschieden haben. Mit Ihrer Wahl haben Sie mir nicht nur Ihr Vertrauen geschenkt, sondern auch einen Teil Ihrer wertvollen Zeit. Das weiß ich sehr zu schätzen.
Der Kinderwunsch bewegt viele Paare - doch der Weg zum eigenen Baby gestaltet sich nicht immer einfach. Dieses praxisnahe Handbuch zeigt, wie Sie Ihre Chancen auf eine natürliche Empfängnis durch ganzheitliche Methoden erhöhen können. Von der Optimierung des Menstruationszyklus über die richtige Nährstoffversorgung bis hin zu mentalen Übungen für mehr innere Balance - hier finden Sie wissenschaftlich fundierte Ansätze, die Körper und Geist gleichermaßen einbeziehen. Erfahren Sie, wie Sie durch gezielte Lifestyle-Anpassungen und bewährte Naturheilverfahren Ihre Fruchtbarkeit unterstützen können. Das Buch behandelt dabei auch sensible Themen wie PCOS, altersbedingte Faktoren oder stressbedingte Einflüsse und bietet konkrete Lösungsstrategien. Mit praktischen Übungen, Ernährungstipps und Achtsamkeitstechniken begleitet Sie dieses Buch Schritt für Schritt auf Ihrem persönlichen Weg zum Wunschkind. Nehmen Sie Ihre Familienplanung selbstbestimmt in die Hand - mit fundierten Informationen und natürlichen Methoden, die Sie direkt in Ihren Alltag integrieren können.
Ich wünsche Ihnen nun eine inspirierende und aufschlussreiche Lektüre. Sollten Sie Anregungen, Kritik oder Fragen haben, freue ich mich über Ihre Rückmeldung. Denn nur durch den aktiven Austausch mit Ihnen, den Lesern, können zukünftige Auflagen und Werke noch besser werden. Bleiben Sie neugierig!

Artemis Saage
Saage Media GmbH

- support@saagemedia.com
- Spinnereistraße 7 - c/o SpinLab – The HHL Accelerator, 04179 Leipzig, Germany

Einleitung

Um Ihnen die bestmögliche Leseerfahrung zu bieten, möchten wir Sie mit den wichtigsten Merkmalen dieses Buches vertraut machen. Die Kapitel sind in einer logischen Reihenfolge angeordnet, sodass Sie das Buch von Anfang bis Ende durchlesen können. Gleichzeitig wurde jedes Kapitel und Unterkapitel als eigenständige Einheit konzipiert, sodass Sie auch gezielt einzelne Abschnitte lesen können, die für Sie von besonderem Interesse sind. Jedes Kapitel basiert auf sorgfältiger Recherche und ist durchgehend mit Quellenangaben versehen. Sämtliche Quellen sind direkt verlinkt, sodass Sie bei Interesse tiefer in die Thematik eintauchen können. Auch die im Text integrierten Bilder sind mit entsprechenden Quellenangaben und Links versehen. Eine vollständige Übersicht aller Quellen- und Bildnachweise finden Sie im verlinkten Anhang. Um die wichtigsten Informationen nachhaltig zu vermitteln, schließt jedes Kapitel mit einer prägnanten Zusammenfassung. Fachbegriffe sind im Text unterstrichen dargestellt und werden in einem direkt darunter platzierten, verlinkten Glossar erläutert.

Für einen schnellen Zugriff auf weiterführende Online-Inhalte können Sie die QR-Codes mit Ihrem Smartphone scannen.

Zusätzliche Bonus-Materialien auf unserer Website
Auf unserer Website stellen wir Ihnen folgende exklusive Materialien zur Verfügung:

- Bonusinhalte und zusätzliche Kapitel
- Eine kompakte Gesamtzusammenfassung
- Eine PDF-Datei mit allen Quellenangaben
- Weiterführende Literaturempfehlungen

Die Website befindet sich derzeit noch im Aufbau.

SaageBooks.com/de/schwanger_werden-bonus-5TUWCT

1. Der Weg zum Wunschkind

Der Weg zum Wunschkind ist für viele Paare eine Zeit voller Hoffnungen, aber auch Unsicherheiten. Wie können wir unsere Chancen auf eine Schwangerschaft optimal vorbereiten? Welche Rolle spielen dabei mentale und körperliche Faktoren? Die aktuelle Forschung zeigt, dass eine ganzheitliche Herangehensweise die Erfolgsaussichten deutlich verbessern kann. Neben der körperlichen Gesundheit sind auch psychische Aspekte und die Partnerschaft von zentraler Bedeutung. Eine bewusste Vorbereitung umfasst daher sowohl die Entwicklung positiver Gedankenmuster als auch konkrete Maßnahmen wie Ernährungsumstellung und angepasste Bewegung. Dieses Kapitel beleuchtet evidenzbasierte Strategien, die Paare auf ihrem Weg zum Wunschkind unterstützen können. Von Achtsamkeitsübungen über partnerschaftliche Kommunikation bis hin zur Vermeidung von Schadstoffen werden alle relevanten Aspekte praxisnah aufbereitet. Die folgenden Seiten bieten Ihnen das Werkzeug, um Ihre Fruchtbarkeit aktiv und selbstbestimmt zu fördern.

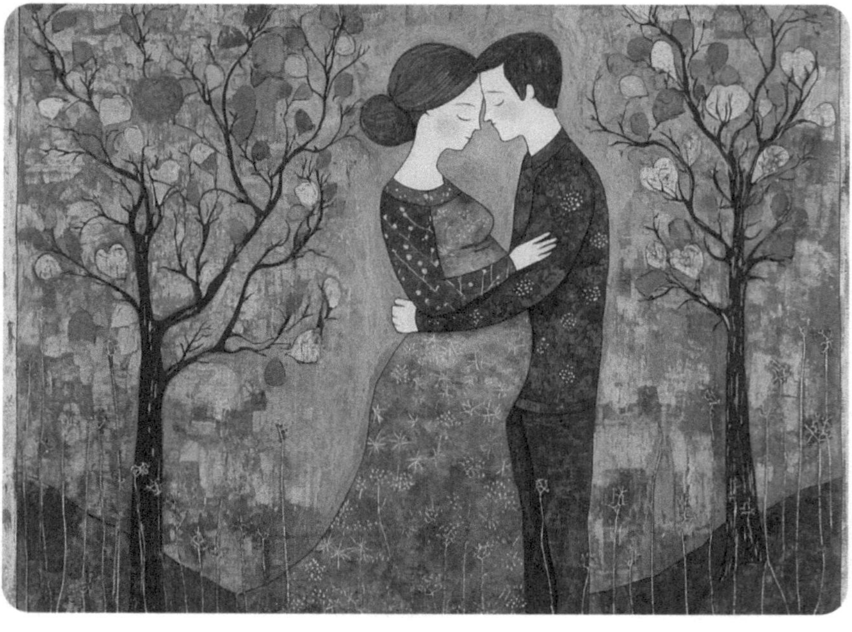

1. 1. Mentale Vorbereitung

Die mentale Vorbereitung auf eine Schwangerschaft ist ein oft unterschätzter, aber entscheidender Aspekt auf dem Weg zum Wunschkind. Wie beeinflusst unsere Gedankenwelt die Chancen auf eine erfolgreiche Empfängnis? Welche Rolle spielt die Kommunikation zwischen den Partnern? Und wie können Achtsamkeitsübungen dabei unterstützen, einen ausgeglichenen Gemütszustand zu erreichen? Die wissenschaftliche Forschung zeigt zunehmend Zusammenhänge zwischen mentalem Wohlbefinden und Fruchtbarkeit auf. Stress, negative Gedankenmuster und Beziehungskonflikte können sich unmittelbar auf den Hormonspiegel und damit auf die Fortpflanzungsfähigkeit auswirken. Gleichzeitig bieten moderne psychologische Ansätze effektive Methoden, um diese Herausforderungen zu meistern. In diesem Kapitel erfahren Sie, wie Sie durch gezielte mentale Vorbereitung Ihre emotionale Balance stärken und damit die bestmöglichen Voraussetzungen für eine Schwangerschaft schaffen können. Die vorgestellten Techniken basieren auf aktuellen wissenschaftlichen Erkenntnissen und lassen sich gut in den Alltag integrieren.

„Die Entwicklung positiver Gedankenmuster spielt eine zentrale Rolle bei der mentalen Vorbereitung auf eine Schwangerschaft. Besonders während Phasen der Kinderwunschbehandlung ist es wichtig, destruktive Denkmuster zu erkennen und durch konstruktive zu ersetzen."

1. 1. 1. Positive Gedankenmuster entwickeln

Die Entwicklung positiver Gedankenmuster spielt eine zentrale Rolle bei der mentalen Vorbereitung auf eine Schwangerschaft. Besonders während Phasen der Kinderwunschbehandlung ist es wichtig, destruktive Denkmuster zu erkennen und durch konstruktive zu ersetzen [s1].

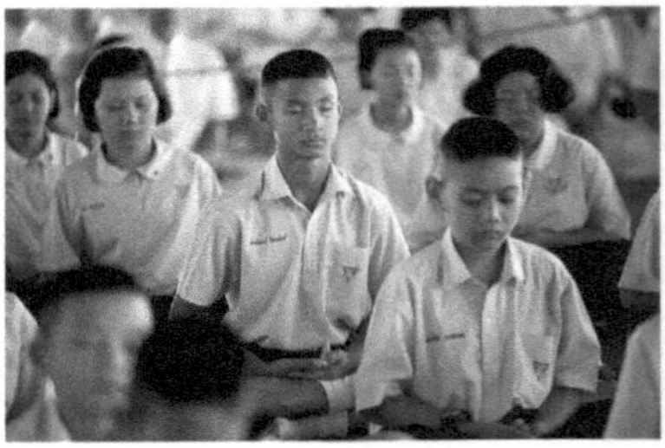

Achtsamkeit [i1]

Ein bewährter Ansatz ist die Integration von Achtsamkeitsübungen in den Alltag. Diese helfen nachweislich dabei, Ängste und depressive Verstimmungen zu reduzieren [s2]. Konkret bedeutet das, sich täglich Zeit für Meditation oder bewusstes Atmen zu nehmen. Beispielsweise können Sie morgens nach dem Aufwachen 5-10 Minuten in Stille verbringen und sich auf Ihren Atem konzentrieren. Spüren Sie, wie sich Ihr Brustkorb hebt und senkt, ohne die Atmung zu bewerten oder zu verändern [s3]. Ein weiteres kraftvolles Werkzeug sind Affirmationen - kurze, positive Aussagen, die helfen, selbstsabotierende Gedanken zu überwinden [s4]. Entwickeln Sie Ihre persönlichen Affirmationen, wie zum Beispiel "Mein Körper ist stark und fruchtbar" oder "Ich vertraue dem natürlichen Prozess". Sprechen Sie diese Affirmationen täglich aus, am besten vor dem Spiegel oder schreiben Sie sie auf Kärtchen, die Sie an verschiedenen Orten in Ihrer Umgebung platzieren [s5]. Das Führen eines Dankbarkeitstagebuchs hat sich als besonders effektiv erwiesen, um den Fokus auf positive Aspekte des Lebens zu lenken [s3]. Nehmen Sie sich jeden Abend vor dem Schlafengehen Zeit, um drei Dinge aufzuschreiben, für die Sie an diesem Tag dankbar sind. Das können auch kleine Momente sein, wie ein freundliches Lächeln oder eine warme Tasse Tee. Die kognitive Verhaltenstherapie bietet wertvolle Strategien zur Umstrukturierung negativer Gedankenmuster [s1]. Ein praktischer Ansatz ist das ABCD-Schema: A (Auslöser) - Was ist passiert? B (Belief/Überzeugung) - Was denke ich darüber? C (Consequences/Konsequenzen) - Wie fühle ich mich dadurch? D (Dispute/Diskussion) - Ist dieser Gedanke hilfreich und realistisch?

Für Frauen in IVF-Behandlung ist es besonders wichtig, regelmäßig den eigenen emotionalen Zustand zu überprüfen [s5]. Führen Sie ein Therapietagebuch, in dem Sie Ihre Gefühle, Ängste und Hoffnungen dokumentieren. Dies hilft nicht nur bei der Verarbeitung der Emotionen, sondern macht auch Fortschritte und positive Veränderungen sichtbar. Visualisierungsübungen können ebenfalls unterstützend wirken. Stellen Sie sich beispielsweise vor dem Einschlafen positive Szenarien vor: Wie Sie sich gesund und vital fühlen, wie Ihre Gebärmutter ein perfektes Zuhause für ein Baby ist. Verbinden Sie diese Bilder mit angenehmen Gefühlen von Wärme und Geborgenheit [s5]. Die Entwicklung emotionaler Resilienz ist ein wichtiger Aspekt der mentalen Vorbereitung [s3]. Bauen Sie ein Unterstützungsnetzwerk auf, sei es durch Familie, Freunde oder Selbsthilfegruppen. Teilen Sie Ihre Gefühle mit Menschen, die Sie verstehen und unterstützen können. Praktizieren Sie aktive Selbstfürsorge, indem Sie regelmäßig Aktivitäten einplanen, die Ihnen Freude bereiten und Energie geben. Das kann ein Spaziergang in der Natur sein, ein entspannendes Bad oder das Lesen eines guten Buches [s3]. Entwickeln Sie sowohl eine positive als auch eine realistische Planungsstrategie für verschiedene Szenarien [s5]. Dies gibt Ihnen ein Gefühl von Kontrolle und reduziert Ängste vor dem Ungewissen. Bleiben Sie dabei flexibel und offen für verschiedene Wege zum Wunschkind.

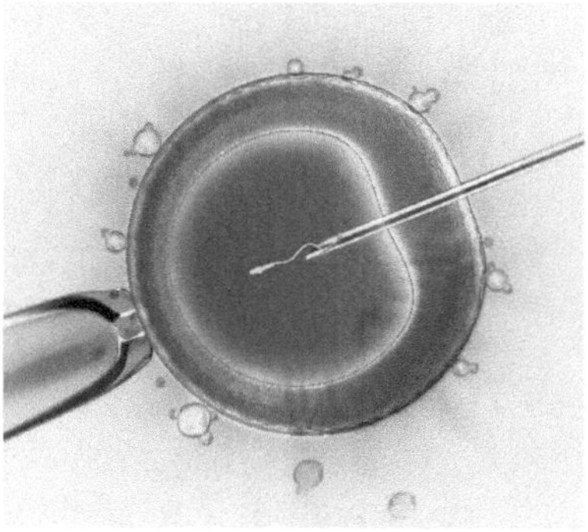

IVF [i2]

Glossar

Affirmation
Eine bewusst gewählte, positive Aussage zur mentalen Stärkung. Sie wird meist in der Gegenwartsform formuliert und regelmäßig wiederholt, um das Unterbewusstsein positiv zu beeinflussen.

IVF
In-Vitro-Fertilisation - ein medizinisches Verfahren, bei dem die Befruchtung einer Eizelle außerhalb des Körpers im Labor stattfindet.

Kognitive Verhaltenstherapie
Eine psychotherapeutische Methode, die darauf abzielt, problematische Denk- und Verhaltensmuster zu erkennen und durch hilfreiche Alternativen zu ersetzen.

Resilienz
Die psychische Widerstandsfähigkeit, die es ermöglicht, Krisen und schwierige Lebenssituationen ohne anhaltende Beeinträchtigung zu überstehen.

1. 1. 2. Partnerschaftliche Kommunikation

Eine offene und ehrliche Kommunikation zwischen den Partnern ist fundamental für den gemeinsamen Weg zum Wunschkind [s6]. Besonders während Fertilitätsbehandlungen stehen Paare vor emotionalen Herausforderungen, die nur durch einen vertrauensvollen Dialog bewältigt werden können [s7]. Die Basis für eine erfolgreiche partnerschaftliche Kommunikation liegt im aktiven Zuhören und gegenseitigen Verständnis. Konkret bedeutet dies, dem Partner ungeteilte Aufmerksamkeit zu schenken und Ablenkungen wie Smartphones bewusst beiseite zu legen. Ein praktischer Ansatz ist die Einführung regelmäßiger "Beziehungsgespräche", bei denen beide Partner in einer ruhigen Atmosphäre ihre Gefühle, Ängste und Hoffnungen teilen können [s8]. Fruchtbarkeitsbewusstseinsmethoden (FAMs) haben sich als wertvolles Instrument für die Verbesserung der Paarkommunikation erwiesen [s9]. Diese Methoden fördern nicht nur das Verständnis für den eigenen Körper, sondern schaffen auch eine gemeinsame Verantwortung für die Familienplanung. Partner können beispielsweise gemeinsam Zyklusaufzeichnungen führen und Beobachtungen besprechen, was zu einer tieferen Verbundenheit führt. Während der Kinderwunschzeit ist es besonders wichtig, Gefühle von Stress und Überforderung offen anzusprechen [s10]. Ein bewährter Ansatz ist die "Ich-Botschaften"-Technik: Statt "Du verstehst mich nie" besser "Ich fühle mich manchmal allein mit meinen Sorgen". Dies ermöglicht einen konstruktiven Dialog ohne Vorwürfe. Die Intimität in der Beziehung sollte bewusst gepflegt werden [s11]. Dazu gehört nicht nur die körperliche Nähe, sondern auch der emotionale Austausch. Schaffen Sie bewusst Momente der Zweisamkeit, etwa durch gemeinsame Spaziergänge oder ein ungestörtes Abendessen, bei dem Sie sich über Ihre Gefühle und Gedanken austauschen können. Bei medizinischen Terminen ist die gemeinsame Anwesenheit beider Partner von großer Bedeutung [s7]. Dies zeigt nicht nur Unterstützung, sondern ermöglicht auch ein gemeinsames Verständnis der Situation und der nächsten Schritte. Führen Sie ein gemeinsames Notizbuch für Fragen an das medizinische Personal und besprechen Sie diese vorab miteinander. Es ist wichtig anzuerkennen, dass jeder Partner anders mit Stress und Emotionen umgeht [s7]. Geben Sie sich gegenseitig den Raum, diese individuell zu verarbeiten. Ein Partner möchte vielleicht viel darüber sprechen, während der andere sich zunächst zurückzieht. Respektieren Sie diese unterschiedlichen Bewältigungsstrategien und finden Sie einen gemeinsamen Weg. Die Einbindung von Familie und Freunden sollte gemeinsam besprochen werden [s7]. Legen Sie fest, wie viel Sie nach außen kommunizieren möchten und wer Ihr Vertrauenskreis sein soll. Ein offener Dialog darüber kann zusätzlichen Stress vermeiden und die Partnerschaft stärken. Wenn die Kommunikation schwierig wird, sollten Paare nicht zögern, professionelle Unterstützung in Anspruch zu nehmen [s8]. Ein Paartherapeut kann helfen, Kommunikationsmuster zu erkennen und zu verbessern. Dies ist kein Zeichen von Schwäche, sondern von Verantwortungsbewusstsein für die Beziehung. Die gemeinsame Planung und das Teilen von Verantwortung stärken das Gefühl, als Team zusammenzuarbeiten [s8]. Erstellen Sie gemeinsam einen Plan für anstehende Behandlungen und teilen Sie die damit verbundenen Aufgaben fair auf. Dies kann durch einen gemeinsamen Kalender oder regelmäßige Planungsgespräche unterstützt werden.

Glossar

Fertilitätsbehandlung
Medizinische Verfahren zur Unterstützung der Fruchtbarkeit, wie zum Beispiel Hormontherapien oder künstliche Befruchtung. Diese werden von spezialisierten Ärzten durchgeführt.

Fruchtbarkeitsbewusstseinsmethode
Natürliche Methoden zur Bestimmung der fruchtbaren Tage einer Frau durch Beobachtung verschiedener Körperzeichen wie Temperatur und Zervixschleim.

Ich-Botschaft
Eine Kommunikationstechnik, bei der die eigenen Gefühle und Bedürfnisse in den Mittelpunkt gestellt werden, ohne den Gesprächspartner anzugreifen oder zu beschuldigen.

1. 1. 3. Achtsamkeitsübungen für werdende Eltern

Achtsamkeitsübungen haben sich als wertvolles Instrument für werdende Eltern erwiesen, um die Zeit der Schwangerschaft bewusster zu erleben und eine tiefere Verbindung zum ungeborenen Kind aufzubauen [s12]. Die Integration von Achtsamkeit in den Alltag kann dabei helfen, Stress zu reduzieren und das emotionale Wohlbefinden zu steigern. Ein strukturiertes Achtsamkeitsprogramm über acht bis neun Wochen hat sich als besonders effektiv erwiesen [s13] [s14]. Diese Programme beinhalten spezifisch angepasste Übungen für Schwangere, wie verkürzte Meditationseinheiten und sanftes Schwangerschaftsyoga. Eine praktische Übung ist die "Baby-Meditation": Nehmen Sie sich täglich 10-15 Minuten Zeit, legen Sie ihre Hände sanft auf den Bauch und konzentrieren Sie sich auf die Verbindung zu Ihrem Baby. Spüren Sie bewusst Bewegungen und widmen Sie diesem Moment Ihre volle Aufmerksamkeit [s12]. Die Forschung zeigt, dass regelmäßige Achtsamkeitspraxis nicht nur den werdenden Müttern hilft, sondern auch positive Auswirkungen auf die Entwicklung des Babys haben kann [s15]. Schwangere, die Achtsamkeit praktizieren, berichten von einer verbesserten emotionalen Verfügbarkeit und einer stärkeren Bindung zu ihrem ungeborenen Kind [s16]. Ein wichtiger Aspekt ist die Integration von Selbstmitgefühl in die Achtsamkeitspraxis [s17]. Entwickeln Sie eine wohlwollende Haltung gegenüber sich selbst, besonders in herausfordernden Momenten. Eine hilfreiche Übung ist der "Mitgefühls-Scan": Gehen Sie mental durch Ihren Körper und senden Sie jedem Bereich liebevolle und unterstützende Gedanken, besonders den Bereichen, die während der Schwangerschaft besonders beansprucht werden. Moderne Technologie macht Achtsamkeitsübungen heute besonders zugänglich [s18]. Spezielle Apps bieten geführte Meditationen und Atemübungen, die sich leicht in den Alltag integrieren lassen. Wählen Sie eine ruhige Tageszeit, beispielsweise den frühen Morgen oder den Abend, für Ihre Übungen. Für psychosozial vulnerable Schwangere wurden spezielle Programme entwickelt [s14]. Diese legen besonderen Wert auf kürzere, aber regelmäßige Übungseinheiten und eine sanfte Heranführung an die Achtsamkeitspraxis. Eine bewährte Methode ist das "STOP-Prinzip": Stop (innehalten), Take a breath (durchatmen), Observe (beobachten), Proceed (weitermachen). Die Einbindung des Partners in die Achtsamkeitspraxis kann die Beziehung stärken und das gemeinsame Erleben der Schwangerschaft vertiefen [s19].

Planen Sie gemeinsame Meditationszeiten ein oder praktizieren Sie zusammen achtsames Gehen in der Natur. Achtsamkeitsbasierte Geburtsvorbereitung bietet auch Werkzeuge zur Schmerzbewältigung während der Geburt [s19]. Üben Sie verschiedene Atemtechniken und lernen Sie, Körperempfindungen mit einer akzeptierenden Haltung zu begegnen. Eine effektive Technik ist die "Wellenatmung": Stellen Sie sich vor, wie Sie mit jedem Atemzug auf einer Welle reiten, die kommt und geht. Die positiven Effekte der Achtsamkeitspraxis erstrecken sich über die Schwangerschaft hinaus [s17]. Teilnehmerinnen berichten von verbesserter Schlafqualität, reduzierter Angst und einer gesteigerten Fähigkeit, auf die Bedürfnisse ihres Babys einzugehen. Führen Sie ein Achtsamkeitstagebuch, in dem Sie Ihre Erfahrungen und Beobachtungen festhalten. Die regelmäßige Praxis von Achtsamkeit während der Schwangerschaft kann auch die Stressreaktionen des Säuglings positiv beeinflussen [s15]. Integrieren Sie daher kleine Achtsamkeitsmomente in Ihren Tagesablauf, wie bewusstes Essen oder achtsames Gehen.

Zusammenfassung - 1. 1. Mentale Vorbereitung

- Positive Gedankenmuster reduzieren nachweislich Ängste und depressive Verstimmungen während der Kinderwunschbehandlung
- Achtsamkeitsübungen und Meditation von 5-10 Minuten täglich verbessern die mentale Verfassung signifikant
- Die kognitive Verhaltenstherapie nutzt das ABCD-Schema zur systematischen Umstrukturierung negativer Denkmuster
- Visualisierungsübungen und Affirmationen helfen bei der Überwindung selbstsabotierender Gedanken
- Für IVF-Patientinnen ist die regelmäßige emotionale Selbstreflexion durch Therapietagebücher besonders wichtig
- Fruchtbarkeitsbewusstseinsmethoden (FAMs) fördern nachweislich die Paarkommunikation und Verbundenheit
- Die "Ich-Botschaften"-Technik ermöglicht konstruktiven Dialog ohne Vorwürfe während der Kinderwunschzeit
- Strukturierte 8-9-wöchige Achtsamkeitsprogramme zeigen besondere Effektivität bei Schwangeren
- Regelmäßige Achtsamkeitspraxis beeinflusst nachweislich die Stressreaktionen des späteren Säuglings positiv
- Spezielle Programme für psychosozial vulnerable Schwangere nutzen das "STOP-Prinzip" für sanfte Heranführung
- Achtsamkeitsbasierte Geburtsvorbereitung bietet spezifische Techniken wie die "Wellenatmung" zur Schmerzbewältigung

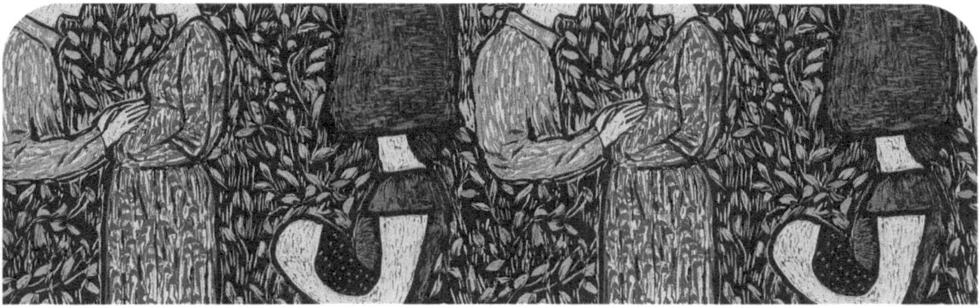

1. 2. Biologische Grundlagen

Wie entsteht neues Leben? Was passiert im Körper einer Frau während ihres Zyklus? Und wie können Paare ihre Chancen auf eine Schwangerschaft erhöhen? Die biologischen Grundlagen der menschlichen Fortpflanzung sind komplex und faszinierend zugleich. Der weibliche Körper durchläuft jeden Monat einen präzise gesteuerten Prozess, bei dem verschiedene Hormone zusammenspielen. Dabei bereitet sich der Körper auf eine mögliche Schwangerschaft vor. Das Verständnis dieser biologischen Abläufe ist für Paare mit Kinderwunsch von besonderer Bedeutung. Denn nur wenn die Mechanismen der Fruchtbarkeit bekannt sind, können die optimalen Zeitpunkte für eine Empfängnis identifiziert werden. In diesem Kapitel betrachten wir die wichtigsten biologischen Prozesse: von der Bestimmung der fruchtbaren Tage bis hin zum eigentlichen Befruchtungsvorgang. Dabei werden wissenschaftliche Erkenntnisse verständlich aufbereitet und praktische Methoden zur Zyklusbeobachtung vorgestellt. Diese Informationen bilden das Fundament für einen bewussten und erfolgreichen Weg zum Wunschkind.

> *„Die Eizelle bleibt nach dem Eisprung etwa 24 Stunden befruchtungsfähig, während Spermien bis zu 5 Tage im weiblichen Körper überleben können.“*

1. 2. 1. Fruchtbare Tage erkennen

Die Bestimmung der fruchtbaren Tage ist ein wichtiger Aspekt für Paare, die eine Schwangerschaft planen oder vermeiden möchten. Das fruchtbare Fenster umfasst den Zeitraum von fünf Tagen vor bis einen Tag nach dem Eisprung [s20]. In dieser Zeit ist die Wahrscheinlichkeit einer Befruchtung am höchsten, da Spermien bis zu 5 Tage im weiblichen Körper überleben können, während die Eizelle nach dem Eisprung etwa 24 Stunden befruchtungsfähig bleibt [s21]. Eine der zuverlässigsten Methoden zur Bestimmung der fruchtbaren Tage ist die symptothermale Methode [s22]. Diese kombiniert verschiedene Körperzeichen, insbesondere die Basaltemperatur (BBT) und die Beschaffenheit des Zervixschleims. Die BBT sollte jeden Morgen zur gleichen Zeit vor dem Aufstehen gemessen werden [s23]. Vor dem Eisprung liegt sie typischerweise zwischen 36,1°C und 36,4°C. Nach dem Eisprung steigt sie durch den Einfluss des Hormons Progesteron um 0,5 bis 1 Grad Celsius an, also auf etwa 36,4°C bis 37°C [s23]. Ein praktisches Beispiel für die Temperaturmessung: Eine Frau misst ihre Temperatur jeden Morgen um 6:30 Uhr, bevor sie aufsteht. Sie notiert über mehrere Wochen: In der ersten Zyklushälfte liegt ihre Temperatur bei 36,2°C, dann beobachtet sie einen deutlichen Anstieg auf 36,7°C, der über mehrere Tage bestehen bleibt. Dieser Temperaturanstieg deutet auf einen erfolgten Eisprung hin. Die Beobachtung des Zervixschleims liefert weitere wichtige Hinweise. Während der fruchtbaren Tage wird der Schleim klar, dünnflüssig und dehnbar - ähnlich einem rohen Eiweiß [s24]. Diese Beschaffenheit ermöglicht es den Spermien, besser zu überleben und zur Eizelle zu gelangen. Um dies zu überprüfen, kann man mit sauberen Fingern eine Schleimprobe zwischen Daumen und Zeigefinger nehmen und vorsichtig auseinanderziehen. Je weiter sich der Schleim dehnen lässt, desto fruchtbarer ist die Phase. Für eine zuverlässige Bestimmung der fruchtbaren Tage empfiehlt es sich, die Beobachtungen über mindestens 6-12 Zyklen zu dokumentieren [s24]. Dies kann in einem speziellen Zykluskalender oder mit Hilfe einer App erfolgen. Allerdings sollte man bei Apps vorsichtig sein, da nicht alle gleich zuverlässig sind [s24]. Eine sorgfältige händische Dokumentation ist oft präziser. Bei einem typischen 28-Tage-Zyklus findet der Eisprung etwa am 14. Tag statt [s21]. Allerdings trifft dies nur bei etwa 24% der Frauen zu [s22]. Die individuelle Zykluslänge kann stark variieren, weshalb die reine Kalendermethode weniger zuverlässig ist als die kombinierte Beobachtung von Körperzeichen. Zusätzlich können Ovulationstests verwendet werden, die den Anstieg des luteinisierenden Hormons (LH) im Urin nachweisen [s21]. Diese Tests können besonders in den ersten Monaten der Zyklusbeobachtung hilfreich sein, um die eigenen Körperzeichen besser einschätzen zu lernen. Die Methode zur Fruchtbarkeitsbewusstheit ist bei korrekter Anwendung zwischen 91% und 99% effektiv [s25]. Es braucht jedoch etwa 2-3 Zyklen, um die Methode sicher anzuwenden [s25]. Während dieser Lernphase ist es ratsam, zusätzliche Verhütungsmethoden zu verwenden, wenn eine Schwangerschaft vermieden werden soll.

Glossar

Basaltemperatur

Die Basaltemperatur ist die Körpertemperatur im absoluten Ruhezustand, die am aussagekräftigsten direkt nach dem Aufwachen und vor jeglicher körperlicher Aktivität ist

Luteinisierendes Hormon

Ein Hormon der Hirnanhangsdrüse, das den Eisprung auslöst und die Bildung des Gelbkörpers im Eierstock stimuliert

Progesteron

Ein weibliches Geschlechtshormon, das hauptsächlich im Gelbkörper des Eierstocks gebildet wird und essentiell für die Vorbereitung und Erhaltung einer Schwangerschaft ist

1. 2. 2. Befruchtungsprozess

Der Befruchtungsprozess ist ein faszinierender und komplexer Vorgang, bei dem aus zwei einzelnen Zellen neues Leben entsteht. Wissenschaftliche Erkenntnisse seit dem 19. Jahrhundert haben unser Verständnis dieses Prozesses stetig erweitert [s26]. Die Befruchtung markiert den Beginn des menschlichen Lebens, eine Auffassung, die von der überwiegenden Mehrheit der Biologen (96%) geteilt wird [s27]. Der Weg zur erfolgreichen Befruchtung beginnt, wenn Millionen von Spermien in den weiblichen Fortpflanzungstrakt gelangen. Dabei findet ein natürlicher Auswahlprozess statt - nur die vitalsten Spermien schaffen es durch den Gebärmutterhals [s28]. Studien haben gezeigt, dass der weibliche Fortpflanzungstrakt aktiv die Qualität der Spermien selektiert, wodurch die Chancen auf eine erfolgreiche Befruchtung erhöht werden [s29]. Ein entscheidender Moment im Befruchtungsprozess ist die sogenannte Akrosomreaktion. Dabei setzen die Spermien spezielle Enzyme frei, die es ihnen ermöglichen, die schützende Hülle der Eizelle (Zona Pellucida) zu durchdringen [s28]. Sobald ein Spermium erfolgreich mit der Eizelle verschmilzt, wird ein komplexer biochemischer Prozess in Gang gesetzt. Es kommt zu einem Kalziumsignal in der Eizelle, das eine "kortikale Reaktion" auslöst. Diese verhindert das Eindringen weiterer Spermien und stellt sicher, dass nur ein einziges Spermium die Eizelle befruchtet [s30]. Interessanterweise spielt auch das Spurenelement Zink eine wichtige Rolle bei der Befruchtung. Wissenschaftler haben entdeckt, dass es bei der Befruchtung zu einer massiven Freisetzung von Zink kommt, die für die weitere Entwicklung der befruchteten Eizelle essentiell ist [s31]. Das Spermium trägt nicht nur seine DNA zur Befruchtung bei. Es liefert auch ein wichtiges Zellorganell, das Zentriol, das später eine zentrale Rolle bei der ersten Zellteilung spielt [s30]. Nach der erfolgreichen Verschmelzung von Ei- und Samenzelle entsteht eine Zygote, die sich durch Zellteilung zu einem Embryo entwickelt [s32]. Für Paare mit Fruchtbarkeitsproblemen steht heute die In-vitro-Fertilisation (IVF) zur Verfügung. Bei dieser Methode werden Ei- und Samenzellen im Labor zusammengeführt. Der Prozess umfasst mehrere Schritte, von der Stimulation der Eierstöcke bis zum Embryotransfer. In besonderen Fällen kann das Spermium auch direkt in die Eizelle injiziert werden (ICSI-Methode) [s33]. Ein interessantes Phänomen im Zusammenhang mit der Befruchtung ist die Entstehung eineiiger Zwillinge. Diese entwickeln sich, wenn sich eine bereits befruchtete Eizelle in einem frühen Stadium teilt [s34]. Zwillingsschwangerschaften sind allerdings mit besonderen Herausforderungen verbunden und führen häufig zu einer verkürzten Schwangerschaftsdauer von durchschnittlich 38 statt 40 Wochen [s34]. Für Paare mit Kinderwunsch ist es wichtig zu verstehen, dass der Befruchtungsprozess von vielen Faktoren abhängt. Eine gesunde Lebensweise, ausgewogene Ernährung und der Verzicht auf Nikotin und Alkohol können die Chancen auf eine erfolgreiche Befruchtung erhöhen. Bei ausbleibendem Erfolg sollte nach etwa einem Jahr regelmäßigen ungeschützten Geschlechtsverkehrs eine Beratung durch einen Reproduktionsmediziner in Erwägung gezogen werden.

Glossar

Akrosomreaktion
Ein biochemischer Prozess am Kopf des Spermiums, bei dem sich eine spezielle Kappe öffnet und Enzyme freisetzt

In-vitro-Fertilisation
Eine Methode der künstlichen Befruchtung, bei der die Eizelle außerhalb des Körpers in einer Laborschale befruchtet wird

Zentriol
Eine zylindrische Zellstruktur, die bei der Organisation des Spindelapparats während der Zellteilung eine Schlüsselrolle spielt

Zona Pellucida
Eine durchsichtige, elastische Schutzhülle aus Glykoproteinen, die die Eizelle umgibt und wichtig für die Erkennung artspezifischer Spermien ist

Zygote
Die erste Zelle eines neuen Organismus, die durch die Verschmelzung von Ei- und Samenzelle entsteht und 46 Chromosomen enthält

Zusammenfassung - 1. 2. Biologische Grundlagen

- Die fruchtbare Phase umfasst 5 Tage vor bis einen Tag nach dem Eisprung, da Spermien bis zu 5 Tage überleben können
- Die symptothermale Methode kombiniert Basaltemperatur und Zervixschleim-Beobachtung mit 91-99% Effektivität
- Nach dem Eisprung steigt die Basaltemperatur durch Progesteron um 0,5-1°C an
- Nur 24% der Frauen haben einen exakten 28-Tage-Zyklus mit Eisprung am 14. Tag
- Der weibliche Fortpflanzungstrakt selektiert aktiv die Qualität der Spermien
- Die Akrosomreaktion ermöglicht Spermien das Durchdringen der Zona Pellucida durch spezielle Enzyme
- Ein Kalziumsignal löst die kortikale Reaktion aus, die das Eindringen weiterer Spermien verhindert
- Das Spermium liefert das Zentriol, das essentiell für die erste Zellteilung ist
- Bei der Befruchtung kommt es zu einer massiven Freisetzung von Zink
- Eineiige Zwillinge entstehen durch Teilung einer bereits befruchteten Eizelle
- Zwillingsschwangerschaften dauern durchschnittlich 38 statt 40 Wochen

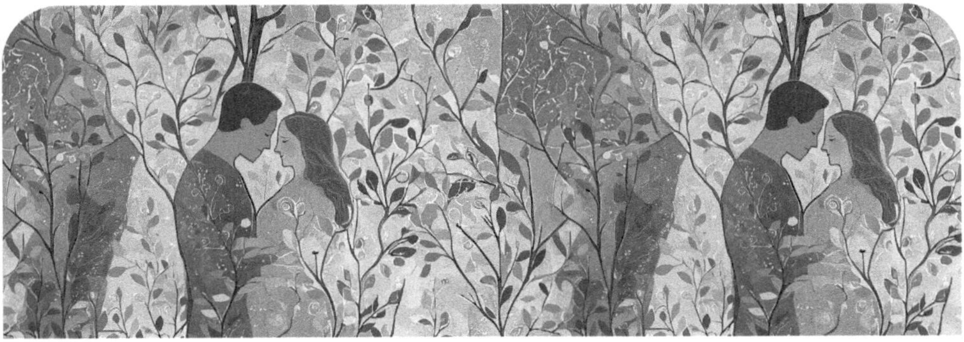

1. 3. Lifestyle-Optimierung

Wie wirken sich unsere täglichen Gewohnheiten auf unsere Fruchtbarkeit aus? Welche Rolle spielen Ernährung, Bewegung und Umwelteinflüsse beim Kinderwunsch? Diese Fragen beschäftigen viele Paare auf ihrem Weg zum Wunschkind. Die wissenschaftliche Forschung zeigt deutlich, dass bestimmte Lifestyle-Faktoren die Fruchtbarkeit maßgeblich beeinflussen können. Dabei geht es nicht nur um offensichtliche Aspekte wie Rauchen oder Alkoholkonsum, sondern auch um weniger bekannte Einflussfaktoren wie die Qualität unserer Lebensmittelverpackungen oder die Art unserer täglichen Bewegung. Eine bewusste Optimierung des Lebensstils kann die Chancen auf eine erfolgreiche Empfängnis nachweislich erhöhen - vorausgesetzt, man weiß, worauf es ankommt.

> *„Für Frauen mit Kinderwunsch ist es empfehlenswert, bereits drei Monate vor der geplanten Schwangerschaft mit der Ernährungsumstellung zu beginnen.“*

1. 3. 1. Ernährungsumstellung

Eine gezielte Ernährungsumstellung spielt eine zentrale Rolle bei der Optimierung der Fruchtbarkeit und der Vorbereitung auf eine Schwangerschaft. Wissenschaftliche Studien belegen, dass die richtige Ernährung nicht nur die Chancen auf eine erfolgreiche Empfängnis erhöht, sondern auch das Risiko für Schwangerschaftskomplikationen reduziert [s35]. Für Frauen mit Kinderwunsch ist es empfehlenswert, bereits drei Monate vor der geplanten Schwangerschaft mit der Ernährungsumstellung zu beginnen [s36]. Ein besonderer Fokus sollte dabei auf vollwertige Lebensmittel gelegt werden. Konkret bedeutet dies, täglich mindestens fünf Portionen verschiedenfarbiges Gemüse und zwei Portionen Obst zu verzehren. Praktisch lässt sich dies beispielsweise durch einen bunten Smoothie zum Frühstück und eine extra Portion Gemüse zu jeder Hauptmahlzeit umsetzen [s37].

Die Aufnahme von wichtigen Mikronährstoffen spielt eine entscheidende Rolle. Besonders Folsäure ist hier hervorzuheben, mit einer empfohlenen Tagesdosis von 400 Mikrogramm bei Kinderwunsch und 600 Mikrogramm während der Schwangerschaft [s38]. Um diese Menge zu erreichen, eignen sich folsäurereiche Lebensmittel wie grünes Blattgemüse, Hülsenfrüchte und Vollkornprodukte. Ein praktischer Tipp ist es, täglich eine Handvoll Spinat in den Smoothie zu geben oder Linsen in den Salat zu integrieren.

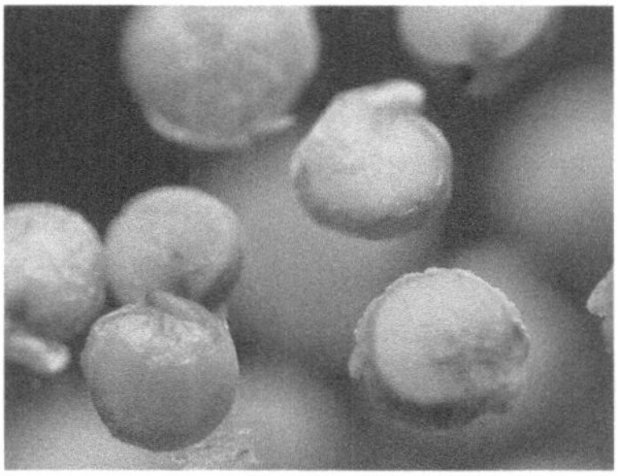

Vollkornprodukte [i3]

Protein sollte vermehrt aus pflanzlichen Quellen wie Hülsenfrüchten, Tofu oder Seitan bezogen werden [s36]. Fisch ist ebenfalls eine wichtige Proteinquelle, wobei auf Sorten mit hohem Quecksilbergehalt verzichtet werden sollte. Zweimal pro Woche fettige Fische wie Lachs oder Makrele liefern wichtige Omega-3-Fettsäuren [s39].

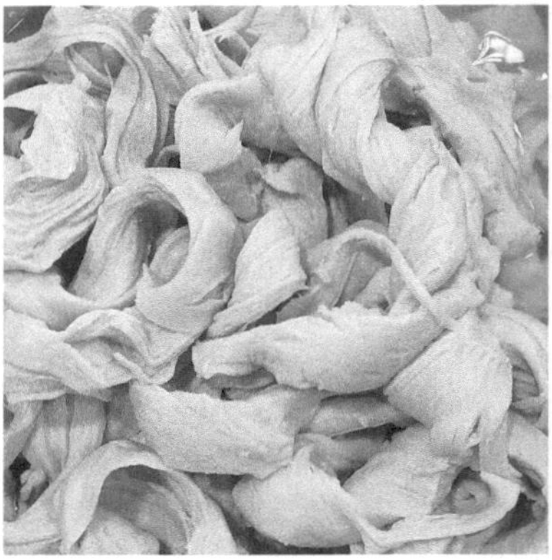

Seitan [i4]

Für Frauen mit polyzystischem Ovarialsyndrom (PCOS) zeigt eine kohlenhydratreduzierte Ernährung positive Effekte auf die Fruchtbarkeit [s37]. In der praktischen Umsetzung bedeutet dies, raffinierte Kohlenhydrate durch Vollkornprodukte zu ersetzen und den Zuckerkonsum deutlich zu reduzieren. Stattdessen sollten komplexe Kohlenhydrate wie Quinoa, Vollkornreis oder Süßkartoffeln bevorzugt werden. Die Gewichtskontrolle ist ein weiterer wichtiger Aspekt, da sowohl Unter- als auch Übergewicht die Fruchtbarkeit beeinträchtigen können [s40]. Ein Body-Mass-Index (BMI) von maximal 25 kg/m^2 wird als optimal angesehen [s39]. Bei Übergewicht kann bereits eine moderate Gewichtsreduktion von 5-10% die Fruchtbarkeit deutlich verbessern [s41]. Zusätzlich zur Ernährungsumstellung ist es wichtig, auf ausreichende Flüssigkeitszufuhr zu achten. Wasser sollte die Hauptquelle sein, während zuckerhaltige Getränke und Alkohol vermieden werden sollten [s41]. Ein praktischer Ansatz ist es, eine Wasserflasche griffbereit zu haben und sich Erinnerungen im Smartphone zu setzen. Die Ernährungsumstellung sollte von moderater körperlicher Aktivität begleitet werden. 30-45 Minuten Bewegung täglich unterstützen nicht nur die Gewichtskontrolle, sondern verbessern auch

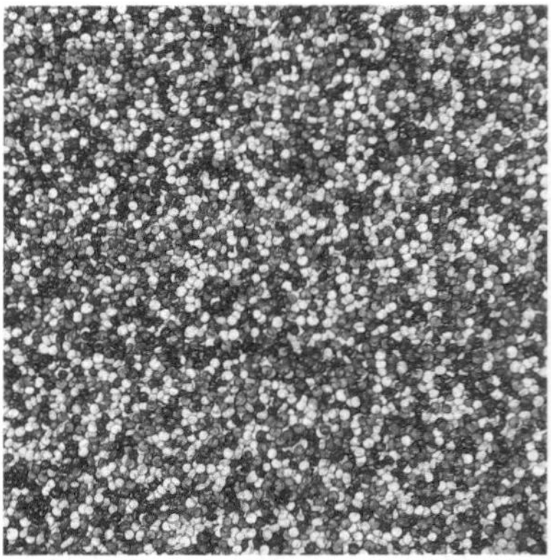

Quinoa [i5]

die Fruchtbarkeit [s39]. Dies kann durch einen täglichen Spaziergang in der Mittagspause oder leichtes Yoga am Morgen umgesetzt werden. Wichtig ist auch die Vermeidung von Lebensmitteln mit hoher Pestizidbelastung [s39]. Hier empfiehlt es sich, auf saisonales und regionales Obst und Gemüse zurückzugreifen oder Bio-Produkte zu wählen, besonders bei Lebensmitteln, die häufig stark belastet sind. Eine professionelle Ernährungsberatung kann dabei helfen, die Ernährungsumstellung individuell anzupassen und langfristig erfolgreich umzusetzen [s35]. Die Beratung sollte dabei auch Aspekte wie Stressmanagement und ausreichenden Schlaf berücksichtigen, da diese Faktoren ebenfalls Einfluss auf die Fruchtbarkeit haben [s37].

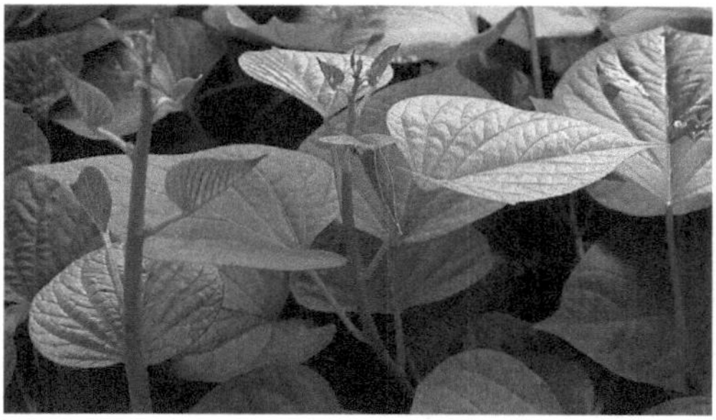

Süßkartoffeln [i6]

Glossar

Body-Mass-Index
Eine medizinische Maßzahl zur Bewertung des Körpergewichts in Relation zur Körpergröße. Die Formel lautet: Körpergewicht in kg geteilt durch (Körpergröße in m)^2

Polyzystisches Ovarialsyndrom
Eine hormonelle Störung bei Frauen, bei der sich viele kleine Zysten an den Eierstöcken bilden. Betrifft etwa 5-10% aller Frauen im gebärfähigen Alter

Quinoa
Ein glutenfreies Pseudogetreide aus Südamerika, das alle essentiellen Aminosäuren enthält und besonders reich an Mineralstoffen wie Eisen und Magnesium ist

Seitan
Ein Fleischersatz aus Weizeneiweiß (Gluten), der durch Auswaschung der Stärke aus Weizenmehl hergestellt wird. Reich an pflanzlichem Protein

1. 3. 2. Bewegung und Sport

Regelmäßige Bewegung und Sport spielen eine zentrale Rolle bei der Optimierung der Fruchtbarkeit. Wissenschaftliche Studien zeigen, dass körperliche Aktivität nicht nur die Chancen auf eine erfolgreiche Empfängnis erhöht, sondern auch das Wohlbefinden während der gesamten Schwangerschaft positiv beeinflusst [s42].

Für eine optimale Vorbereitung auf eine Schwangerschaft wird empfohlen, mindestens 30 Minuten moderate körperliche Aktivität an den meisten Tagen der Woche durchzuführen [s43]. Bei Übergewicht sollte die Bewegungszeit auf 225-300 Minuten pro Woche erhöht werden. Ein praktischer Ansatz wäre hier, den Tag mit einer 15-minütigen Yoga-Session zu beginnen und nach der Arbeit einen 30-minütigen Spaziergang einzuplanen.

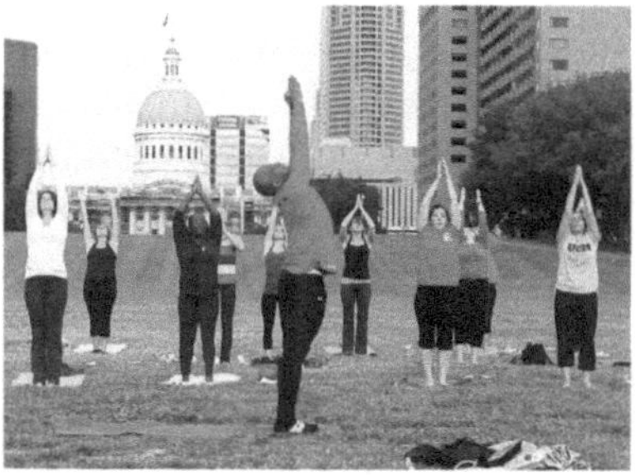

Yoga [i7]

Besonders effektiv ist ein ausgewogenes Fitnessprogramm, das verschiedene Bewegungsformen kombiniert [s44]. Hierzu gehören:
- Ausdauertraining (wie Schwimmen, Walking oder Radfahren)
- Krafttraining (mindestens zweimal pro Woche)
- Dehnübungen und Entspannungstechniken

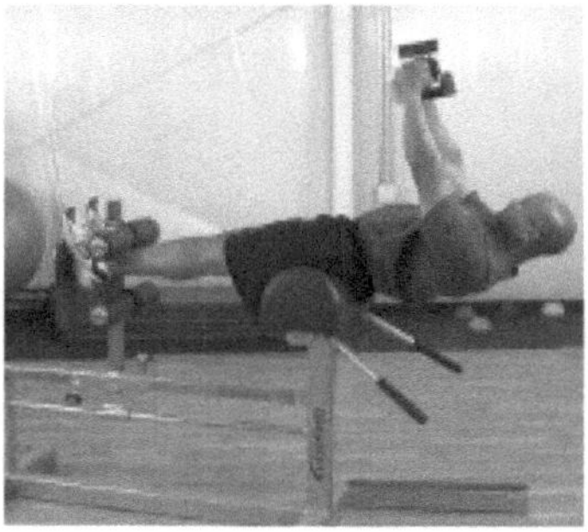

Krafttraining [i8]

Interessanterweise zeigen Studien, dass bei übergewichtigen Frauen die Fruchtbarkeit um 27% höher war, wenn sie mindestens 5 Stunden pro Woche intensive körperliche Aktivität betrieben [s45]. Dies könnte beispielsweise durch drei einstündige Einheiten Aquafitness und zwei 60-minütige Power-Walking-Sessions erreicht werden. Allerdings ist auch Vorsicht geboten: Übermäßige Bewegung kann hormonelle Ungleichgewichte verursachen und sich negativ auf die Fruchtbarkeit auswirken [s46]. Ein ausgewogenes Maß ist daher entscheidend. Regelmäßiges, moderates Training führt hingegen oft zu regelmäßigeren Menstruationszyklen, was die Chancen auf eine Empfängnis erhöht [s46].

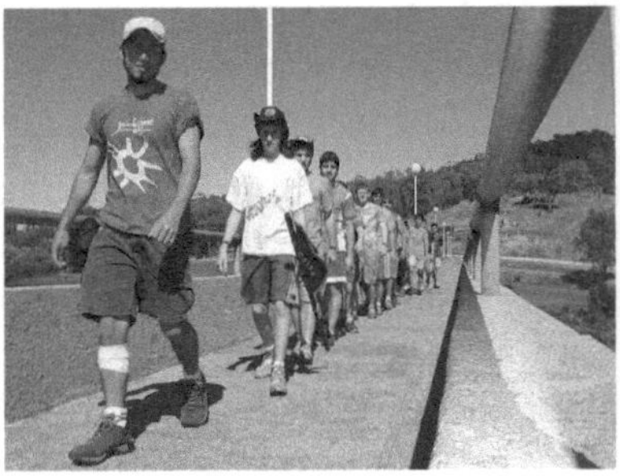

Power-Walking [i10]

Krafttraining verdient besondere Aufmerksamkeit: Zweimal wöchentlich durchgeführte Übungen mit dem eigenen Körpergewicht oder leichten Gewichten fördern nicht nur den Muskelaufbau, sondern optimieren auch den Stoffwechsel [s46]. Praktische Übungen für zu Hause sind beispielsweise:

- Kniebeugen
- Ausfallschritte
- Liegestütze an der Wand
- Bridging für den Beckenboden

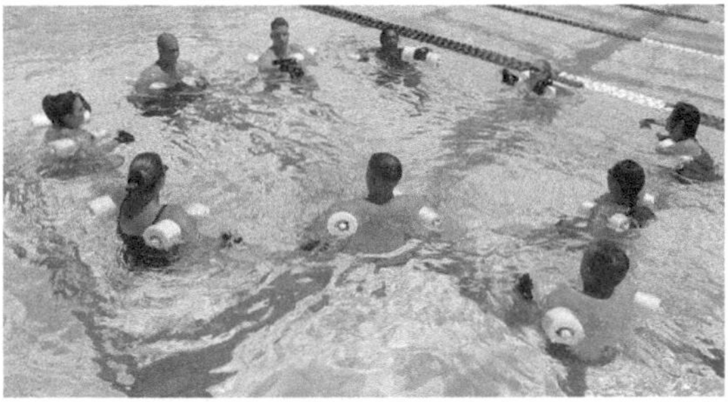

Aquafitness [i9]

Stressreduktion durch bewegungsorientierte Entspannungstechniken wie Yoga oder Meditation kann zusätzlich die emotionale Gesundheit fördern und den Weg zur Empfängnis erleichtern [s47]. Eine wöchentliche Yoga-Stunde, kombiniert mit täglichen 10-minütigen Meditationseinheiten, wäre hier ein praktikabler Ansatz.

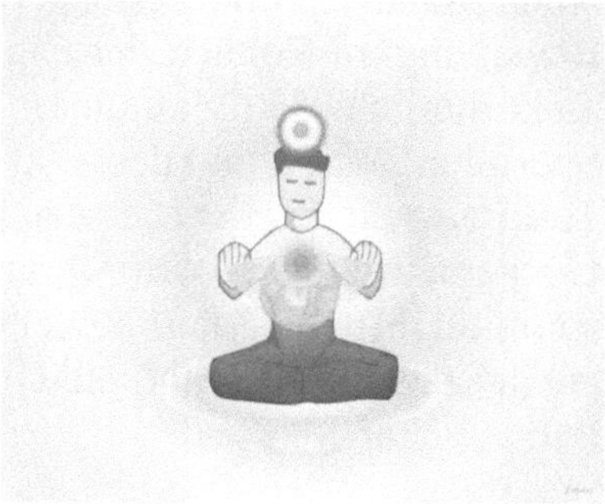

Meditation [i11]

Wichtig ist auch die Reduzierung von sitzendem Verhalten [s48]. Praktische Tipps hierfür sind:
- Telefonate im Stehen oder beim Gehen führen
- Kurze Bewegungspausen alle 60 Minuten einlegen
- Treppen statt Aufzug nutzen
- Active Commuting (z.B. mit dem Rad zur Arbeit)

Vor Beginn eines neuen Trainingsprogramms ist es essentiell, Rücksprache mit einem Arzt zu halten [s44]. Dies gilt besonders für Frauen mit Vorerkrankungen oder nach längeren Trainingspausen. Der Arzt kann dabei helfen, ein individuell angepasstes Bewegungsprogramm zu entwickeln.

Erfreulicherweise zeigen Studien, dass moderate körperliche Aktivität auch während der Schwangerschaft sicher fortgeführt werden kann [s42]. Dies ist mit niedrigeren Raten von übermäßigem Gewichtszuwachs, Schwangerschaftsdiabetes und postpartaler Depression verbunden. Geeignete Aktivitäten während der Schwangerschaft sind:
- Schwangerschaftsyoga
- Schwimmen
- Moderates Walking
- Angepasstes Beckenbodentraining

Auch Männer profitieren von regelmäßiger Bewegung im Kontext der Familienplanung, da körperliche Aktivität die Spermienqualität und den Testosteronspiegel verbessern kann [s46]. Ein gemeinsames Sportprogramm kann somit die Fruchtbarkeit beider Partner positiv beeinflussen und gleichzeitig die Partnerschaft stärken.

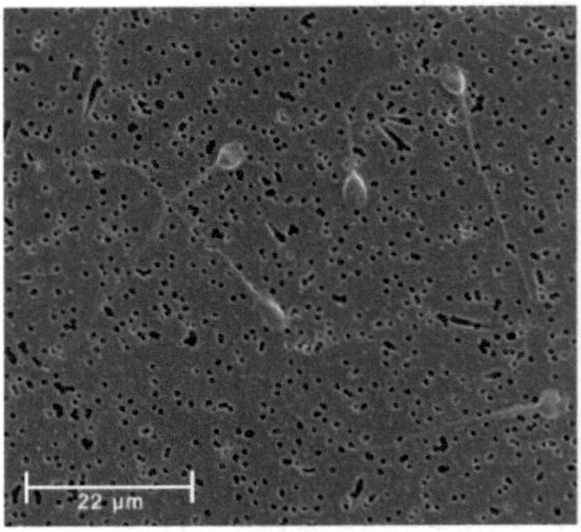

Spermienqualität [i12]

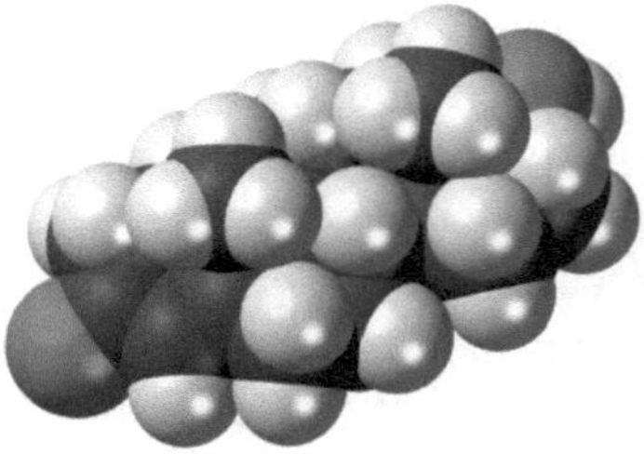

Testosteronspiegel [i13]

Glossar

Active Commuting
Eine Form der Fortbewegung, bei der der Arbeitsweg mit körperlicher Aktivität verbunden wird. Dies kann neben Radfahren auch Joggen, Inlineskaten oder zügiges Gehen sein.

1. 3. 3. Schadstoffe vermeiden

Die Vermeidung von Schadstoffen spielt eine zentrale Rolle bei der Vorbereitung auf eine Schwangerschaft, da verschiedene Umweltgifte die Fruchtbarkeit nachweislich beeinträchtigen können [s49]. Ein ganzheitlicher Ansatz zur Reduzierung der Schadstoffbelastung umfasst mehrere Lebensbereiche. In der Küche beginnt die Schadstoffvermeidung bereits bei der Aufbewahrung von Lebensmitteln. Weichmacher wie BPA und Phthalate, die aus Plastikbehältern in Lebensmittel übergehen können, wirken als endokrine Disruptoren und können die Fruchtbarkeit beeinträchtigen [s50]. Eine praktische Lösung ist die Verwendung von Glas- oder Porzellanbehältern für die Aufbewahrung und das Erhitzen von Speisen. Beim Abdecken von Lebensmitteln sollten Papiertücher oder Porzellanteller anstelle von Frischhaltefolie verwendet werden [s51]. Die Getränkeauswahl und -aufbewahrung verdient besondere Aufmerksamkeit. Wasser sollte aus Glasflaschen oder hochwertigen Hartplastikflaschen getrunken werden. Der Koffeinkonsum sollte auf maximal zwei Tassen pro Tag beschränkt werden, da ein übermäßiger Konsum mit verringerter Fruchtbarkeit in Verbindung gebracht wird [s50].

Im Haushalt lässt sich die Schadstoffbelastung durch bewusste Produktwahl deutlich reduzieren. Konventionelle Reinigungsmittel, Lufterfrischer und stark parfümierte Produkte sollten durch umweltfreundliche Alternativen ersetzt werden [s51]. Praktische Alternativen sind beispielsweise:
- Essig und Zitronensäure für die Kalkreinigung
- Natron als Reinigungsmittel
- Ätherische Öle zur natürlichen Raumbeduftung
- Mikrofiber-Tücher statt chemischer Reiniger

Die Luftqualität in Innenräumen spielt eine wichtige Rolle, da Luftschadstoffe mit Unfruchtbarkeit in Verbindung gebracht werden [s49]. Regelmäßiges Lüften, die Verwendung von Luftreinigern und Zimmerpflanzen können die Luftqualität verbessern. Besonders wichtig ist die vollständige Vermeidung von Tabakrauch, einschließlich E-Zigaretten, da diese erhebliche negative Auswirkungen auf die Fruchtbarkeit haben [s50]. Bei der Ernährung sollte der Fokus auf unverarbeiteten Lebensmitteln liegen. Konservierte und vorverpackte Produkte enthalten oft BPA und andere Schadstoffe aus den Verpackungen [s51]. Der Verzehr von fettem

Fisch und fettem Fleisch sollte eingeschränkt werden, da sich hier Pestizide, Schwermetalle und andere fettlösliche Chemikalien anreichern können [s51]. Alkoholkonsum sollte bereits vor der Schwangerschaft deutlich eingeschränkt werden. Die Empfehlung liegt bei maximal ein bis zwei Getränken pro Tag, da übermäßiger Konsum das Risiko für Unfruchtbarkeit erhöht [s50]. Während der Schwangerschaft sollte komplett auf Alkohol verzichtet werden [s52]. Ein oft übersehener Aspekt ist die Schadstoffbelastung durch Kosmetik und Körperpflegeprodukte. Hier empfiehlt sich die Verwendung von Naturkosmetik und die Vermeidung stark parfümierter Produkte. Auch bei der Kleidung sollte auf schadstoffgeprüfte Textilien geachtet werden. Vor einer geplanten Schwangerschaft ist es zudem wichtig, den Impfstatus zu überprüfen und gegebenenfalls aufzufrischen [s52]. Dies schützt nicht nur die werdende Mutter, sondern auch das ungeborene Kind vor vermeidbaren Infektionen. Die Umsetzung all dieser Maßnahmen mag zunächst überwältigend erscheinen. Ein praktischer Ansatz ist es, schrittweise vorzugehen und zunächst die wichtigsten Schadstoffquellen zu eliminieren. Mit der Zeit kann dann das Vermeidungsverhalten ausgeweitet werden. Die Investition in schadstoffarme Alternativen zahlt sich nicht nur im Hinblick auf die Fruchtbarkeit aus, sondern kommt der gesamten Gesundheit zugute.

Glossar

BPA

Bisphenol A ist eine künstlich hergestellte organische Verbindung, die in der Produktion von Kunststoffen verwendet wird. Die Substanz kann über die Nahrung in den Körper gelangen und ähnlich wie das Hormon Östrogen wirken.

Endokriner Disruptor

Substanzen, die das Hormonsystem des Körpers stören können, indem sie Hormone nachahmen, blockieren oder deren Produktion verändern. Sie können in Alltagsprodukten wie Plastik, Kosmetika oder Pestiziden vorkommen.

Phthalat

Chemische Verbindungen, die als Weichmacher in der Kunststoffherstellung eingesetzt werden. Sie können durch Hautkontakt oder über die Nahrung aufgenommen werden und das Hormonsystem beeinflussen.

Zusammenfassung - 1. 3. Lifestyle-Optimierung

- Eine gezielte Ernährungsumstellung sollte bereits drei Monate vor der geplanten Schwangerschaft beginnen.
- Die empfohlene Tagesdosis Folsäure beträgt 400 Mikrogramm bei Kinderwunsch und 600 Mikrogramm während der Schwangerschaft.
- Bei PCOS zeigt eine kohlenhydratreduzierte Ernährung positive Effekte auf die Fruchtbarkeit.
- Eine moderate Gewichtsreduktion von 5-10% kann bei Übergewicht die Fruchtbarkeit deutlich verbessern.
- Bei übergewichtigen Frauen war die Fruchtbarkeit um 27% höher mit mindestens 5 Stunden intensiver körperlicher Aktivität pro Woche.
- Für optimale Vorbereitung werden 225-300 Minuten Bewegung pro Woche bei Übergewicht empfohlen.
- Weichmacher wie BPA und Phthalate können als endokrine Disruptoren die Fruchtbarkeit beeinträchtigen.
- Der Koffeinkonsum sollte auf maximal zwei Tassen pro Tag beschränkt werden.
- Fettreiche Fische und Fleisch sollten limitiert werden, da sich dort Pestizide und Schwermetalle anreichern können.
- Zimmerpflanzen können nachweislich zur Verbesserung der Luftqualität in Innenräumen beitragen.

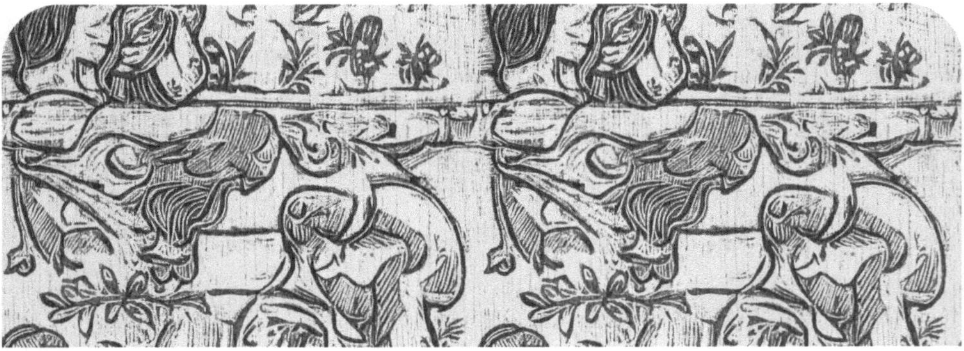

Rückblick - 1. Der Weg zum Wunschkind

- Die Entwicklung positiver Gedankenmuster reduziert nachweislich Ängste und depressive Verstimmungen bei Kinderwunschbehandlungen
- Achtsamkeitsübungen über 8-9 Wochen zeigen messbare Effekte auf das emotionale Wohlbefinden
- Das ABCD-Schema der kognitiven Verhaltenstherapie hilft bei der Umstrukturierung negativer Gedanken
- Fruchtbarkeitsbewusstseinsmethoden fördern nicht nur das Körperverständnis, sondern auch die Paarkommunikation
- Die symptothermale Methode kombiniert Basaltemperatur und Zervixschleim-Beobachtung mit 91-99% Effektivität
- Der Eisprung findet nur bei etwa 24% der Frauen am 14. Tag eines 28-Tage-Zyklus statt
- Bei der Befruchtung kommt es zu einer massiven Freisetzung von Zink, die essentiell für die Entwicklung ist
- Das Spermium liefert nicht nur DNA, sondern auch das Zentriol für die erste Zellteilung
- Folsäure sollte bereits vor der Schwangerschaft mit 400 Mikrogramm täglich supplementiert werden
- Bei übergewichtigen Frauen war die Fruchtbarkeit um 27% höher mit 5 Stunden intensiver Bewegung pro Woche
- BPA und Phthalate aus Plastikbehältern können als endokrine Disruptoren die Fruchtbarkeit beeinträchtigen
- Die Luftqualität in Innenräumen hat messbaren Einfluss auf die Fruchtbarkeit

Mit diesem Grundwissen ausgestattet, werfen wir nun einen Blick auf die konkreten Methoden, wie Sie Ihre Chancen auf eine natürliche Empfängnis aktiv steigern können.

2. Natürliche Empfängnis fördern

Der Wunsch nach einem Kind gehört zu den tiefgreifendsten Entscheidungen im Leben eines Paares. Doch wie können wir die natürlichen Prozesse unseres Körpers optimal unterstützen, um die Chancen auf eine Schwangerschaft zu erhöhen? Welche Rolle spielen dabei Ernährung, Bewegung und die emotionale Verbindung zwischen den Partnern? Die Natur hat einen erstaunlich komplexen Mechanismus für die Fortpflanzung entwickelt. Während einige Paare scheinbar mühelos schwanger werden, benötigen andere mehr Zeit und Unterstützung. Wissenschaftliche Erkenntnisse zeigen, dass verschiedene Faktoren die Fruchtbarkeit beeinflussen - von der Nährstoffversorgung über den Biorhythmus bis hin zur Qualität der Partnerschaft. Eine bewusste Vorbereitung auf die Schwangerschaft kann die Chancen auf eine erfolgreiche Empfängnis deutlich verbessern. Dabei geht es nicht nur um körperliche Aspekte, sondern auch um die mentale und emotionale Ebene. Die folgenden Kapitel zeigen praxisnah auf, wie Sie Ihren Körper und Ihre Beziehung optimal auf den Weg zum Wunschkind vorbereiten können.

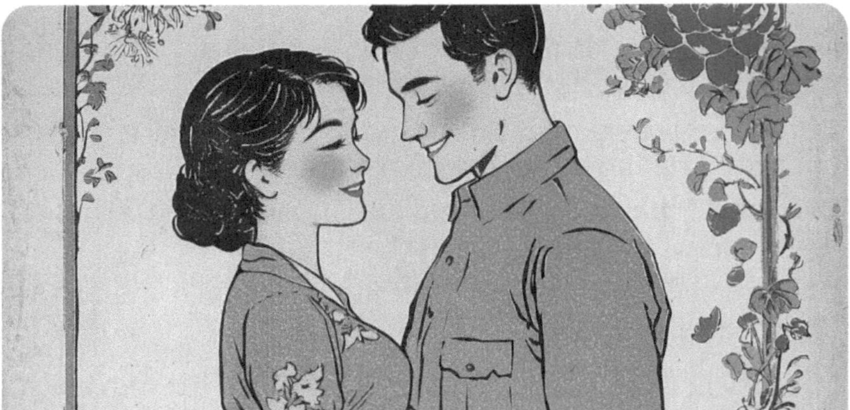

2. 1. Körperliche Vorbereitung

Wie bereitet man seinen Körper optimal auf eine Schwangerschaft vor? Was können beide Partner aktiv tun, um ihre Fruchtbarkeit zu verbessern? Diese Fragen beschäftigen viele Menschen mit Kinderwunsch, denn der Körper spielt eine entscheidende Rolle bei der erfolgreichen Empfängnis. Die körperliche Vorbereitung umfasst verschiedene Aspekte - von der Optimierung der Nährstoffversorgung über ein gesundes Gewichtsmanagement bis hin zur Stärkung des Immunsystems. Wissenschaftliche Studien zeigen, dass bereits kleine Veränderungen in diesen Bereichen die Chancen auf eine erfolgreiche Schwangerschaft deutlich erhöhen können. Besonders interessant ist dabei die Erkenntnis, dass viele dieser vorbereitenden Maßnahmen idealerweise schon drei Monate vor der geplanten Empfängnis beginnen sollten. Die folgenden Abschnitte zeigen konkret auf, welche Schritte Sie und Ihr Partner unternehmen können, um Ihren Körper bestmöglich auf eine Schwangerschaft vorzubereiten.

„Eine Gewichtsreduktion von nur 5% kann bei übergewichtigen Frauen bereits die Ovulation wiederherstellen und die Schwangerschaftschancen erhöhen."

2. 1. 1. Nährstoffversorgung optimieren

Eine optimale Nährstoffversorgung spielt eine zentrale Rolle bei der Vorbereitung auf eine Schwangerschaft - und zwar idealerweise bereits drei Monate vor der geplanten Empfängnis [s53]. Dies gilt sowohl für die künftige Mutter als auch für den Vater, da die Ernährung beider Partner die Fruchtbarkeit beeinflusst [s54]. Ein gesundes Körpergewicht bildet die Grundlage für eine erfolgreiche Empfängnis. Wissenschaftliche Studien zeigen, dass sowohl Unter- als auch Übergewicht die Fruchtbarkeit deutlich beeinträchtigen können [s53]. Als optimal gilt ein Body-Mass-Index (bmi) von maximal 25 kg/m^2 [s55]. Bei übergewichtigen Frauen kann bereits eine Gewichtsreduktion von 5% die Ovulation wiederherstellen und die Schwangerschaftschancen erhöhen [s56]. Dies lässt sich beispielsweise durch eine Kombination aus ausgewogener Ernährung und moderater Bewegung von 30-45 Minuten täglich erreichen [s55].
Besonders wichtig ist die Aufnahme von Folsäure - hier empfehlen Experten eine tägliche Supplementierung von 400 Mikrogramm bereits vor der Empfängnis [s57]. Dies reduziert nachweislich das Risiko für Neuralrohrdefekte beim Kind. Während der Schwangerschaft erhöht sich der Bedarf dann auf 600 Mikrogramm täglich [s58]. Eine "fruchtbarkeitsfördernde" Ernährung sollte sich an folgenden Grundsätzen orientieren: Reich an pflanzlichen Proteinen, arm an raffinierten Kohlenhydraten und mit Fokus auf gesunde Fette [s57]. Konkret bedeutet das: Viel saisonales Gemüse und Obst, Hülsenfrüchte, Vollkornprodukte, Nüsse sowie proteinreiche Alternativen wie Tofu oder seitan [s53]. Dabei sollte man besonders auf Lebensmittel mit geringer Pestizidbelastung achten [s55]. Ein praktischer Tipp ist hier der Kauf von Bio-Produkten oder das gründliche Waschen und Schälen von konventionellem Obst und Gemüse. Omega-3-Fettsäuren aus Meeresfrüchten sind ebenfalls wichtig, allerdings sollten Arten mit hohem Quecksilbergehalt gemieden werden [s53]. Als Alternative eignen sich kleinere Fische wie Sardinen oder Makrelen. Die mediterrane Ernährungsweise hat sich als besonders förderlich für die Fruchtbarkeit erwiesen [s56]. Für Männer ist eine ausgewogene Ernährung ebenso wichtig: Die Reduktion von zuckerhaltigen Getränken und verarbeitetem Fleisch kann die Spermienqualität verbessern [s54]. Eine Ernährung mit niedrigem glykämischen Index wird für beide Partner empfohlen, da dies die Fruchtbarkeit nachweislich steigern kann [s59]. Zu vermeiden sind stark verarbeitete Lebensmittel, Transfette, raffinierte

Kohlenhydrate sowie übermäßiger Alkohol- und Koffeinkonsum [s53]. Diese können sich negativ auf die Fruchtbarkeit auswirken [s57]. Ein praktischer Ansatz ist die Zubereitung frischer Mahlzeiten aus Grundzutaten und der Verzicht auf Fertigprodukte.

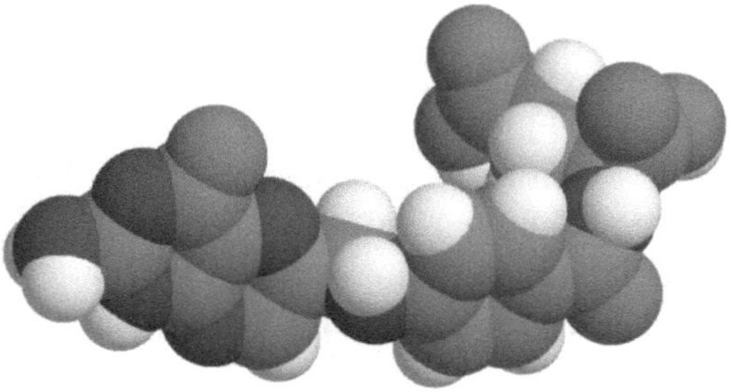

Folsäure [i14]

Die Qualität der Ernährung vor der Empfängnis hat weitreichende Folgen: Sie beeinflusst nicht nur die Chancen auf eine erfolgreiche Schwangerschaft, sondern auch die Entwicklung der Plazenta und die langfristige Gesundheit des Kindes [s60]. Besonders wichtig sind dabei Mikronährstoffe wie Eisen, Vitamin B12 und Jod [s58]. Die Eisenaufnahme lässt sich durch vitamin-C-reiche Lebensmittel verbessern - beispielsweise durch die Kombination von Vollkornbrot mit frischem Orangensaft zum Frühstück [s58]. Ein hochwertiges pränatales Multivitaminpräparat kann die Ernährung sinnvoll ergänzen [s56]. Die Einnahme sollte jedoch immer mit dem behandelnden Arzt abgesprochen werden, besonders bei Eisenpräparaten [s58].

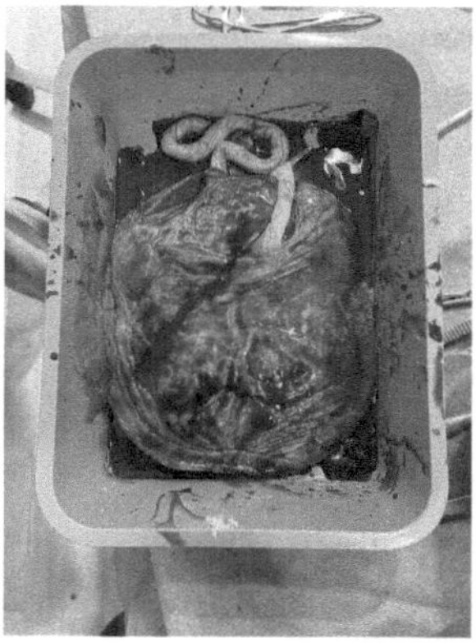

Plazenta [i15]

2. 1. 2. Gewichtsmanagement

Ein gesundes Körpergewicht spielt eine zentrale Rolle bei der Vorbereitung auf eine Schwangerschaft, da aktuelle Studien zeigen, dass mehr als die Hälfte der Frauen im gebärfähigen Alter übergewichtig (33,2%) oder adipös (22,0%) sind [s61]. Besonders bei einem BMI über 27 steigt das Risiko für Anovulation deutlich an, was die Chancen auf eine erfolgreiche Empfängnis erheblich reduziert [s62]. Für Frauen mit Polyzystischem Ovarialsyndrom (PCOS) ist ein effektives Gewichtsmanagement von besonderer Bedeutung. Wissenschaftliche Untersuchungen belegen, dass eine Gewichtsreduktion vor der Empfängnis die Lebendgeburtenrate bei PCOS-Patientinnen um das 2,5-fache erhöhen kann [s63]. Experten empfehlen daher bei Adipositas und PCOS, zunächst auf Fruchtbarkeitsbehandlungen zu verzichten und stattdessen den Fokus auf Lebensstiländerungen zu legen [s64].

Ein strukturierter Ansatz zur Gewichtsreduktion sollte folgende Komponenten umfassen:
- Eine moderate Gewichtsreduktion von etwa 7% des Körpergewichts
- Mindestens 150 Minuten moderate körperliche Aktivität pro Woche
- Eine kalorienreduzierte, ausgewogene Ernährung
- Verhaltensänderungen im Alltag [s62]

Praktisch könnte dies beispielsweise so aussehen: Morgens 30 Minuten zügiges Gehen vor der Arbeit, in der Mittagspause eine kleine Yoga-Einheit und am Wochenende eine längere Wanderung oder Radtour. Die Ernährungsumstellung sollte dabei schrittweise erfolgen, etwa durch das Ersetzen von Süßigkeiten durch Obst oder die Reduktion der Portionsgrößen mithilfe kleinerer Teller. Besonders effektiv ist es, wenn beide Partner gemeinsam an ihrer Gesundheit arbeiten. Studien zeigen, dass Paare, die zusammen Sport treiben und ihre Ernährung umstellen, deutlich erfolgreicher positive Veränderungen erreichen [s62]. Dies könnte durch gemeinsames Kochen, regelmäßige Sporttermine oder das gegenseitige Motivieren bei der Gewichtsreduktion umgesetzt werden. Die positiven Auswirkungen einer präkonzeptionellen Gewichtsreduktion gehen über die verbesserten Empfängnischancen hinaus. Neue Forschungsergebnisse belegen positive Effekte auf die Nierengesundheit der werdenden Mütter, wie eine Verringerung der Albuminurie und oxidativer Stressmarker [s65]. Interessanterweise zeigen die Studien auch, dass Gewichtsreduktion vor der Schwangerschaft vorteilhafter ist als Interventionen während der

Schwangerschaft [s65]. Bei der praktischen Umsetzung des Gewichtsmanagements ist es wichtig, realistische Ziele zu setzen und langfristig zu denken. Ein Gewichtsverlust von 0,5-1 kg pro Woche gilt als gesund und nachhaltig. Hilfreich können dabei moderne Technologien sein, wie Apps zur Ernährungsdokumentation oder Fitness-Tracker zur Bewegungsmotivation. Auch die Unterstützung durch Ernährungsberater oder Sporttherapeuten kann den Erfolg der Gewichtsreduktion positiv beeinflussen. Für Frauen mit PCOS hat sich gezeigt, dass eine umfassende Lebensstilintervention, die Ernährungsumstellung, Verhaltensänderungen und körperliche Aktivität kombiniert, zu signifikanten Verbesserungen der Ovulationsraten führt [s64]. Ein praktischer Ansatz könnte hier die Teilnahme an speziellen PCOS-Sportgruppen oder der Austausch in Selbsthilfegruppen sein, die sowohl emotionale Unterstützung als auch praktische Tipps bieten.

Glossar

Albuminurie
Eine erhöhte Ausscheidung von Eiweißen (speziell Albumin) im Urin, die auf eine mögliche Nierenfunktionsstörung hinweisen kann. Ein wichtiger Marker für die Nierengesundheit.

Anovulation
Ein Zustand, bei dem keine Eisprünge stattfinden. Dies bedeutet, dass keine reifen Eizellen aus den Eierstöcken freigesetzt werden, was eine Schwangerschaft unmöglich macht.

Polyzystisches Ovarialsyndrom
Eine hormonelle Störung bei Frauen, bei der sich viele kleine Zysten an den Eierstöcken bilden. Kann zu unregelmäßigen Zyklen, verstärkter Körperbehaarung und Fruchtbarkeitsproblemen führen.

2. 1. 3. Immunsystem stärken

Ein starkes Immunsystem ist für Frauen mit Kinderwunsch von besonderer Bedeutung, da es nicht nur die eigene Gesundheit schützt, sondern auch entscheidend für eine erfolgreiche Schwangerschaft ist [s66]. Die Interaktionen zwischen dem mütterlichen und fetalen Immunsystem spielen eine zentrale Rolle bei der Etablierung und Aufrechterhaltung einer Schwangerschaft. Regelmäßige körperliche Aktivität ist einer der effektivsten Wege, das Immunsystem zu stärken. Mindestens 30 Minuten moderate Bewegung täglich erhöht die Körpertemperatur und beschleunigt die Freisetzung von Antikörpern und weißen Blutkörperchen [s67]. Dies könnte beispielsweise durch einen morgendlichen Spaziergang vor der Arbeit, Yoga in der Mittagspause oder eine abendliche Fahrradtour umgesetzt werden.

Ausreichender Schlaf ist ebenfalls fundamental für ein gut funktionierendes Immunsystem [s68]. Experten empfehlen, einen regelmäßigen Schlafrhythmus zu etablieren und für 7-9 Stunden qualitativ hochwertigen Schlaf zu sorgen. Praktische Tipps hierfür sind:
- Ein kühles, dunkles Schlafzimmer
- Verzicht auf elektronische Geräte eine Stunde vor dem Schlafengehen
- Entspannungsrituale wie Meditation oder leichtes Dehnen
- Regelmäßige Schlafens- und Aufstehzeiten

Die Hydration spielt eine wichtige Rolle bei der Immunfunktion. Eine tägliche Aufnahme von etwa acht Gläsern Wasser wird empfohlen [s67]. Um dies im Alltag umzusetzen, können Sie:
- Eine Wasserflasche am Arbeitsplatz bereitstellen
- Erinnerungen am Smartphone einrichten
- Wasser mit Zitronenscheiben oder Kräutern aromatisieren
- Wasserreiche Lebensmittel in den Speiseplan integrieren

Interessanterweise zeigt die Forschung, dass sexuelle Aktivität positive Auswirkungen auf das Immunsystem hat. Bei sexuell aktiven Frauen wurden erhöhte Werte von Typ-2-Helfer-T-Zellen und Immunoglobulinen beobachtet, was auf eine verbesserte Immunfunktion hinweist [s69]. Diese Immunanpassungen scheinen den Körper proaktiv auf eine mögliche

Schwangerschaft vorzubereiten.

Ein wichtiger Aspekt der Immunvorbereitung ist der Impfschutz. Impfungen sind ein sicherer und effektiver Weg, das Immunsystem gezielt zu stärken [s70]. Vor einer geplanten Schwangerschaft sollten Sie mit Ihrem Arzt den Impfstatus überprüfen und gegebenenfalls auffrischen lassen. Besonders wichtig sind:
- Grippeimpfung zur Reduzierung von Schwangerschaftskomplikationen
- Keuchhustenimpfung zum Schutz des Babys
- RSV-Impfung für zusätzlichen Schutz des Neugeborenen [s71]

Die während der Schwangerschaft gebildeten Antikörper werden über die plazenta an das Baby weitergegeben und bieten diesem einen wichtigen ersten Immunschutz [s71]. Diese passive Immunität ist besonders in den ersten Lebensmonaten von großer Bedeutung.

Umwelteinflüsse und Infektionen können die Plazentafunktion und die Entwicklung des fetalen Immunsystems beeinflussen [s66]. Daher ist es ratsam:
- Stark verschmutzte Umgebungen zu meiden
- Auf gute Händehygiene zu achten
- Den Kontakt mit kranken Personen zu minimieren
- Regelmäßig zu lüften

Die mukosale Immunität im weiblichen Fortpflanzungstrakt verdient besondere Aufmerksamkeit [s66]. Eine gesunde Vaginalflora kann durch folgende Maßnahmen unterstützt werden:
- Tragen von Baumwollunterwäsche
- Vermeidung von Intimduschen
- Ausgewogene Ernährung mit probiotischen Lebensmitteln
- Stressreduktion, da Stress das Immunsystem schwächen kann

Während der frühen Schwangerschaft steigen die Hormone an, um unter anderem das Immunsystem zu stärken [s72]. Um diesen Prozess optimal zu unterstützen, ist es wichtig, bereits vor der Konzeption mit der Immunsystemstärkung zu beginnen und diese Gewohnheiten während der Schwangerschaft beizubehalten.

Zusammenfassung - 2. 1. Körperliche Vorbereitung

- Ein BMI über 27 erhöht das Risiko für Anovulation deutlich.
- Eine Gewichtsreduktion von nur 5% kann die Ovulation wiederherstellen.
- Die tägliche Supplementierung von 400 Mikrogramm Folsäure reduziert nachweislich das Risiko für Neuralrohrdefekte.
- Die mediterrane Ernährungsweise hat sich als besonders förderlich für die Fruchtbarkeit erwiesen.
- Die Eisenaufnahme lässt sich durch Vitamin-C-reiche Lebensmittel deutlich verbessern.
- Bei PCOS-Patientinnen kann eine Gewichtsreduktion die Lebendgeburtenrate um das 2,5-fache erhöhen.
- Eine präkonzeptionelle Gewichtsreduktion verbessert nachweislich die Nierengesundheit werdender Mütter.
- Sexuell aktive Frauen zeigen erhöhte Werte von Typ-2-Helfer-T-Zellen und Immunoglobulinen.
- Die mukosale Immunität im weiblichen Fortpflanzungstrakt spielt eine zentrale Rolle bei der Empfängnisbereitschaft.
- Hormone in der frühen Schwangerschaft steigen an, um das Immunsystem gezielt zu stärken.

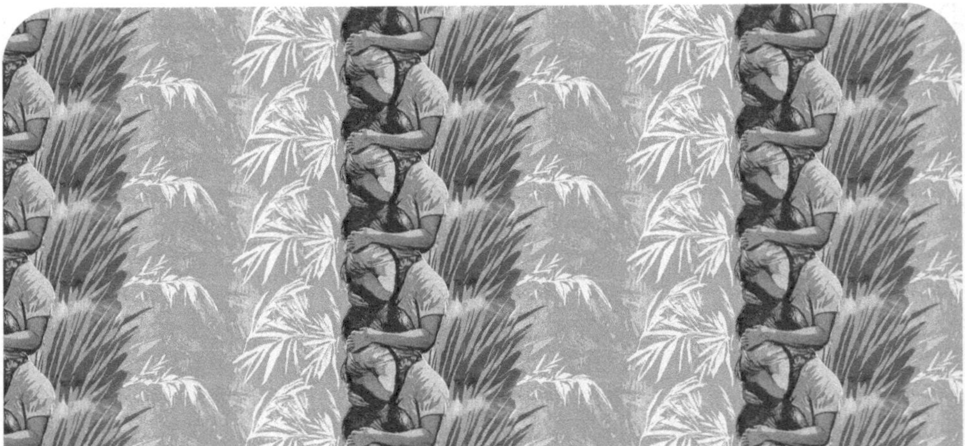

2. 2. Fruchtbarkeit steigern

Die Steigerung der Fruchtbarkeit ist für viele Paare mit Kinderwunsch ein zentrales Thema. Doch was bedeutet Fruchtbarkeit eigentlich im Detail? Welche natürlichen Faktoren beeinflussen unsere Fortpflanzungsfähigkeit und wie können wir diese positiv beeinflussen? Die Wissenschaft zeigt, dass sowohl körperliche als auch psychische Aspekte eine wichtige Rolle spielen. Von der Ernährung über den Biorhythmus bis hin zu traditionellen Heilmethoden gibt es verschiedene Ansatzpunkte, um die Fruchtbarkeit auf natürliche Weise zu unterstützen. Dabei ist es wichtig zu verstehen, dass jeder Körper individuell reagiert und unterschiedliche Methoden unterschiedlich gut wirken können. Die folgenden Abschnitte zeigen evidenzbasierte Möglichkeiten auf, wie Sie Ihre Fruchtbarkeit durch natürliche Methoden fördern können - von der gezielten Anwendung von Heilkräutern über traditionelle Medizin bis hin zur Optimierung Ihres Biorhythmus.

„Während der zweiwöchigen Wartezeit nach dem Eisprung sollten keine Kräuter oder Nahrungsergänzungsmittel eingenommen werden, die nicht ausdrücklich von medizinischem Fachpersonal empfohlen wurden.“

2. 2. 1. Heilkräuter und Tees

Heilkräuter und Tees können bei der natürlichen Unterstützung der Fruchtbarkeit eine wichtige Rolle spielen, müssen aber mit Bedacht eingesetzt werden [s73]. Die traditionelle Pflanzenheilkunde bietet dabei ein breites Spektrum an Möglichkeiten, wie beispielsweise die mexikanische Heilkunst zeigt, in der 14 verschiedene Pflanzenarten zur Förderung der Fruchtbarkeit zum Einsatz kommen [s74]. Besonders wichtig ist die richtige Dosierung und Auswahl der Kräuter. Als Faustregel gilt, dass ein bis zwei Tassen spezieller Fruchtbarkeitstees pro Tag als unbedenklich gelten. Dabei sollte jedoch der Koffeingehalt mancher Kräuter berücksichtigt werden [s73]. Um die positive Wirkung der Tees optimal zu nutzen, empfiehlt es sich, sie regelmäßig und über einen längeren Zeitraum einzunehmen. Bereiten Sie die Tees am besten frisch zu und lassen Sie sie etwa 7-10 Minuten ziehen, um die wertvollen Inhaltsstoffe optimal zu extrahieren. Während der sensiblen zweiwöchigen Wartezeit nach dem Eisprung sollten keine Kräuter oder Nahrungsergänzungsmittel eingenommen werden, die nicht ausdrücklich von medizinischem Fachpersonal empfohlen wurden [s75]. Dies gilt besonders für stark wirkende Heilkräuter, da diese möglicherweise eine beginnende Schwangerschaft beeinflussen könnten.

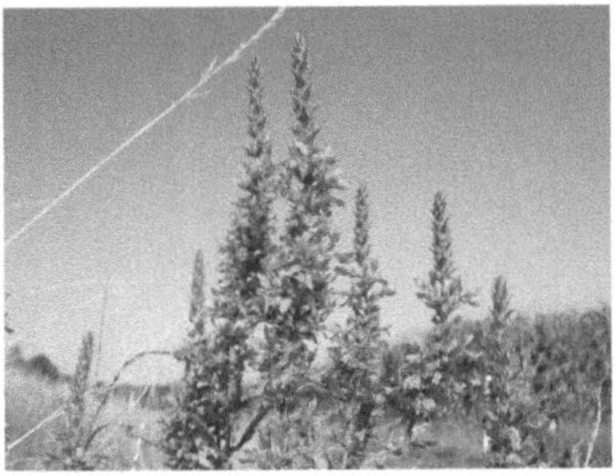

Heilkräuter [i16]

Sobald eine Schwangerschaft eingetreten ist, müssen die verwendeten Kräutertees besonders sorgfältig ausgewählt werden. Als unbedenklich gelten beispielsweise Minze, Melisse und Ingwer [s75]. Letzterer hat sich besonders bei Schwangerschaftsübelkeit als hilfreich erwiesen [s74]. Für einen wohlschmeckenden und wirksamen Ingwertee können Sie etwa 2-3 dünne Scheiben frischen Ingwer mit kochendem Wasser übergießen und 10 Minuten ziehen lassen. Bei der Verwendung von Heilkräutern zur Fruchtbarkeitsförderung ist es wichtig, mögliche Wechselwirkungen mit Medikamenten zu beachten [s73]. Erstellen Sie am besten eine Liste aller Medikamente und Nahrungsergänzungsmittel, die Sie einnehmen, und besprechen Sie diese mit Ihrem Arzt oder einer qualifizierten Heilpraktikerin. Für die Zubereitung der Tees empfiehlt sich die Verwendung hochwertiger, möglichst biologisch angebauter Kräuter. Diese können Sie entweder als fertige Teemischungen kaufen oder selbst zusammenstellen. Achten Sie beim Kauf auf vertrauenswürdige Quellen und Qualitätssiegel. Lose Kräuter sollten in luftdicht verschlossenen Behältern an einem dunklen, kühlen Ort aufbewahrt werden, um ihre Wirksamkeit zu erhalten. Um die beste Wirkung zu erzielen, trinken Sie die Tees am besten zwischen den Mahlzeiten. Vermeiden Sie es, den heißen Tee mit Milch oder Zucker zu versehen, da dies die Aufnahme der wirksamen Inhaltsstoffe beeinträchtigen könnte. Stattdessen können Sie den Tee mit einem Teelöffel Honig süßen, wenn Sie möchten. Dokumentieren Sie Ihre Erfahrungen mit verschiedenen Teesorten in einem Tagebuch. So können Sie besser nachvollziehen, welche Kräuter Ihnen besonders gut bekommen und welche Sie vielleicht weniger gut vertragen. Notieren Sie dabei auch eventuelle Nebenwirkungen oder Veränderungen in Ihrem Zyklus. Bedenken Sie, dass Heilkräuter und Tees eine unterstützende Maßnahme darstellen und keine Garantie für eine erfolgreiche Empfängnis sind. Sie sollten immer als Teil eines ganzheitlichen Ansatzes zur Fruchtbarkeitsförderung betrachtet

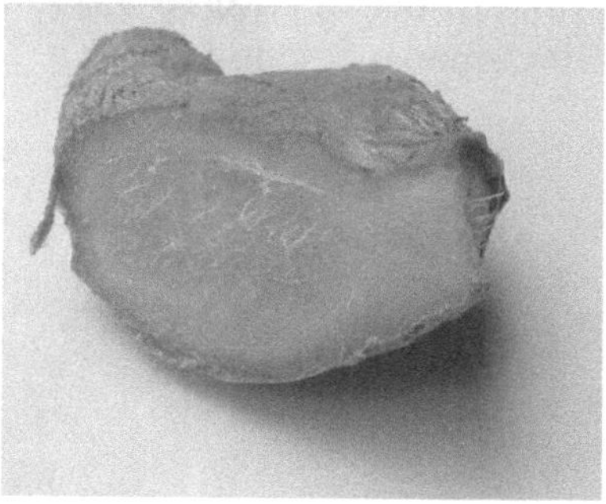

Ingwer [i17]

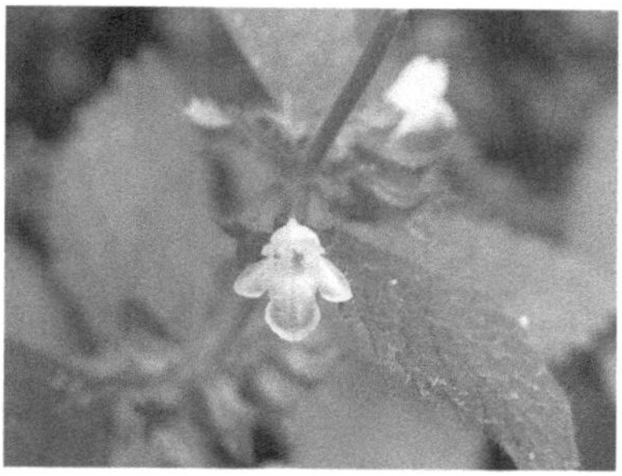

Melisse [i18]

werden, der auch eine ausgewogene Ernährung, ausreichend Bewegung und Stressmanagement umfasst.

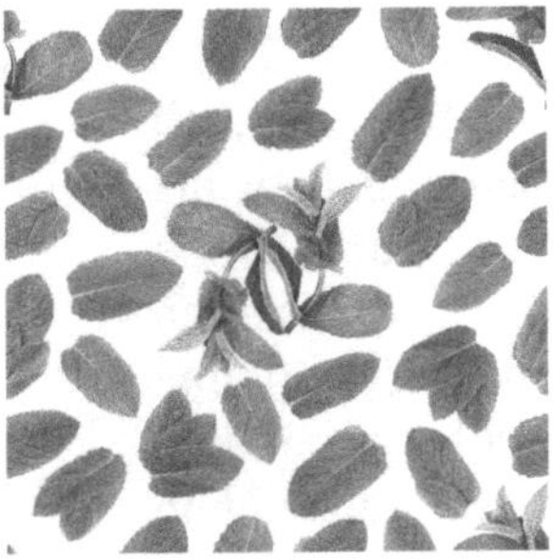

Minze [i19]

2. 2. 2. Traditionelle Medizin

Die traditionelle Medizin bietet vielfältige Ansätze zur Unterstützung der Fruchtbarkeit, die sich über Jahrtausende entwickelt haben. Besonders die Traditionelle Chinesische Medizin (TCM) hat sich als wirksame ergänzende Therapieform etabliert [s76]. Der ganzheitliche Ansatz der TCM berücksichtigt dabei nicht nur körperliche Aspekte, sondern auch das emotionale Wohlbefinden der Patienten [s77].

Akupunktur als eine der Hauptsäulen der TCM gewinnt im westlichen Raum zunehmend an Bedeutung. Wissenschaftliche Studien belegen ihre Wirksamkeit bei der Behandlung von Fruchtbarkeitsstörungen [s76]. Die feinen Nadeln werden dabei an spezifischen Körperpunkten gesetzt, um die Durchblutung der Fortpflanzungsorgane zu verbessern und Stress zu reduzieren [s78]. Für optimale Ergebnisse empfehlen Experten, mit der Akupunkturbehandlung bereits drei bis sechs Monate vor einer geplanten Schwangerschaft zu beginnen. Ein weiterer wichtiger Aspekt der traditionellen Medizin ist die Verwendung von pflanzlichen Heilmitteln. Diese können die antioxidative Abwehr des Körpers stärken und hormonelle Ungleichgewichte ausgleichen [s79]. Dabei ist es wichtig zu wissen, dass die Wirkung dieser natürlichen Substanzen individuell sehr unterschiedlich sein kann und eng mit Faktoren wie Alter, Bildungsniveau und Dauer der Unfruchtbarkeit zusammenhängt [s80]. Die mexikanische traditionelle Medizin (MTM) verfügt über einen besonders reichhaltigen Erfahrungsschatz in der Anwendung von Heilpflanzen. Mit über 185 verschiedenen Pflanzenarten aus mehr als 60 Familien bietet sie ein breites Spektrum an Behandlungsmöglichkeiten [s81]. Besonders in ländlichen Gebieten spielt diese Form der Medizin eine wichtige Rolle bei der Behandlung von Fruchtbarkeitsstörungen.

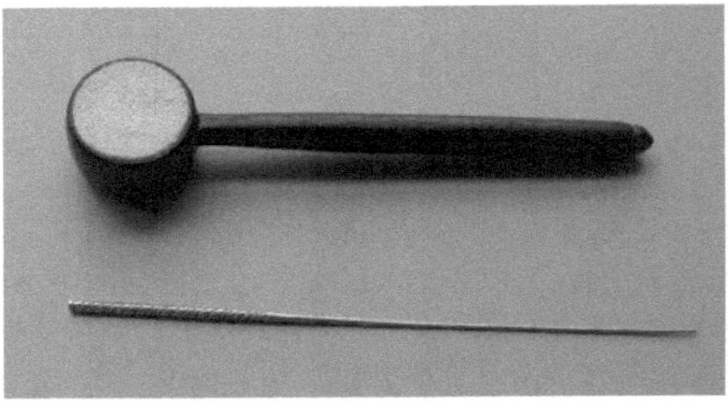

Akupunktur [i20]

Ein ganzheitlicher Ansatz umfasst auch Körper-Geist-Praktiken wie Yoga und Meditation. Diese Techniken können nachweislich den Stress reduzieren und dadurch die hormonelle Balance positiv beeinflussen [s78]. Für die Yoga-Praxis eignen sich besonders Asanas (Körperhaltungen), die die Durchblutung im Beckenbereich fördern. Es wird empfohlen, zwei- bis dreimal wöchentlich für 30-45 Minuten zu üben. Die präkonzeptionelle Planung spielt in der traditionellen Medizin eine zentrale Rolle. Dabei geht es nicht nur um die Optimierung der Fruchtbarkeit, sondern auch um die Vorbereitung auf eine gesunde Schwangerschaft [s77]. Ein typischer Behandlungsplan erstreckt sich über mehrere Monate und kann verschiedene Therapieformen kombinieren. Auch die männliche Fruchtbarkeit wird in der traditionellen Medizin berücksichtigt. Akupunktur und Kräutertherapie können verschiedene Spermienparameter verbessern [s77]. Dabei ist es wichtig, dass beide Partner in die Behandlung einbezogen werden, um die Erfolgschancen zu optimieren. Bei der Anwendung traditioneller Heilmethoden ist jedoch Vorsicht geboten. Einige natürliche Produkte können unerwünschte Nebenwirkungen haben oder sogar toxisch wirken [s79]. Daher ist es unerlässlich, sich von qualifizierten Therapeuten beraten zu lassen und die Behandlung mit eventuell laufenden schulmedizinischen Therapien abzustimmen [s78]. Für den größtmöglichen Erfolg empfiehlt sich eine Kombination verschiedener traditioneller Heilmethoden unter professioneller Anleitung. Dabei sollten regelmäßige Kontrollen erfolgen und die Behandlung

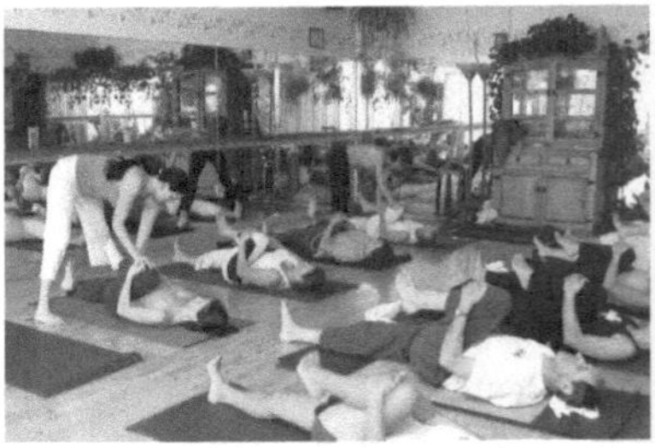

Asanas [i21]

bei Bedarf angepasst werden. Ein Therapietagebuch kann helfen, Fortschritte zu dokumentieren und die Wirksamkeit der verschiedenen Maßnahmen zu evaluieren.

Glossar

Asanas
Sanskrit-Begriff für Körperstellungen im Yoga, die durch präzise Ausrichtung und bewusste Atmung gekennzeichnet sind und unterschiedliche Schwierigkeitsgrade aufweisen können.

Traditionelle Chinesische Medizin
Ein jahrtausendealtes Medizinsystem aus China, das auf der Lehre von Yin und Yang sowie den fünf Elementen basiert und verschiedene Behandlungsmethoden wie Akupunktur, Kräuterheilkunde und Ernährungslehre umfasst.

2. 2. 3. Biorhythmus optimieren

Der natürliche Biorhythmus spielt eine zentrale Rolle bei der Fruchtbarkeit. Die Optimierung dieses körpereigenen Taktes kann die Chancen auf eine Schwangerschaft deutlich erhöhen [s82]. Besonders interessant ist dabei die Verbindung zwischen dem weiblichen Menstruationszyklus und dem Mondzyklus, die beide etwa 28-30 Tage dauern [s82]. Diese natürliche Synchronisation deutet auf eine tiefe Verbindung zwischen körperlichen Prozessen und natürlichen Rhythmen hin.

Ein gesunder Schlaf-Wach-Rhythmus bildet das Fundament für ein ausgeglichenes Hormonsystem [s83]. Schlafstörungen können den Hormonhaushalt empfindlich stören und sollten daher gezielt angegangen werden. Praktische Maßnahmen für einen erholsamen Schlaf umfassen:
- Einhalten regelmäßiger Schlafenszeiten, auch am Wochenende
- Schaffen einer entspannenden Abendroutine (z.B. leichte Dehnübungen, Meditation)
- Verzicht auf blaues Licht von elektronischen Geräten mindestens eine Stunde vor dem Schlafengehen
- Optimierung der Schlafumgebung (Temperatur um 18°C, absolute Dunkelheit)
- Leichte Abendmahlzeit spätestens 3 Stunden vor dem Schlafengehen

Die Durchblutung der Fortpflanzungsorgane spielt eine wichtige Rolle für die Fruchtbarkeit. Akupunktur kann hier unterstützend wirken, indem sie die Blutzirkulation in den Eierstöcken verbessert [s83]. Dies führt zu einer optimalen Versorgung der Eizellen und Follikel mit Nährstoffen und Hormonen. Um diesen Effekt zu verstärken, empfehlen sich ergänzende Maßnahmen wie:
- Regelmäßige moderate Bewegung, vorzugsweise an der frischen Luft
- Wechselduschen zur Anregung der Durchblutung
- Vermeidung von langem Sitzen durch regelmäßige Bewegungspausen
- Sanfte Massage des Unterbauchs mit wärmenden Ölen

Die Beachtung des individuellen Mondrhythmus kann die Erfolgschancen einer Empfängnis zusätzlich erhöhen [s82]. Dabei ist es hilfreich, sowohl die hormonelle Fruchtbarkeitsphase als auch den persönlichen "lunar peak" zu berücksichtigen. Führen Sie dazu am besten einen detaillierten Zykluskalender, in dem Sie zusätzlich die Mondphasen vermerken.

Zur Harmonisierung der Hormone während des Zyklus können verschiedene natürliche Ansätze kombiniert werden [s83]. Wichtig ist dabei ein ganzheitlicher Ansatz, der Körper und Geist gleichermaßen einbezieht. Praktische Umsetzungsmöglichkeiten sind:
- Tägliche Achtsamkeitsübungen zur Stressreduktion
- Anpassung der Ernährung an die Zyklusphasen
- Bewegungsformen, die den natürlichen Rhythmus unterstützen (z.B. Yoga, Qi Gong)
- Ausreichend Ruhephasen zur körperlichen Regeneration

Die Optimierung des Biorhythmus erfordert Geduld und Konstanz. Führen Sie ein Tagebuch, in dem Sie Ihre Beobachtungen zu Schlafqualität, Energie, Stimmung und Zyklusbesonderheiten festhalten. Diese Aufzeichnungen können wertvolle Hinweise auf individuelle Muster und Zusammenhänge geben und helfen, die persönliche Fruchtbarkeit besser zu verstehen und zu unterstützen. Beachten Sie, dass die Anpassung des Biorhythmus ein gradueller Prozess ist, der mehrere Monate in Anspruch nehmen kann. Setzen Sie sich realistische Ziele und bleiben Sie konsistent in der Umsetzung der gewählten Maßnahmen. Die Integration dieser natürlichen Rhythmen in den Alltag kann nicht nur die Fruchtbarkeit fördern, sondern auch das allgemeine Wohlbefinden steigern.

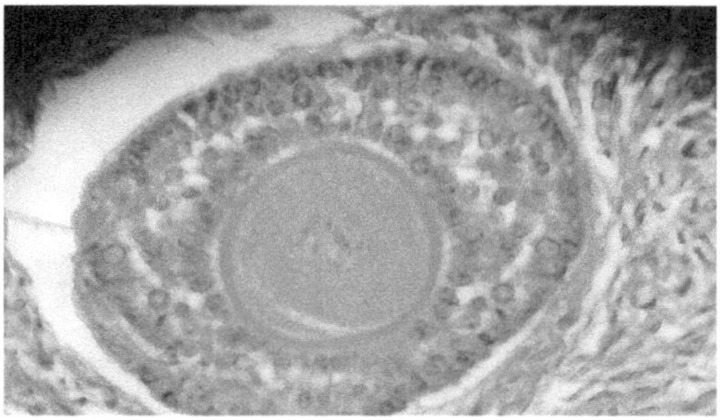

Follikel [i22]

Glossar

Biorhythmus
Die innere biologische Uhr des Körpers, die verschiedene Körperfunktionen über 24 Stunden und längere Zeiträume steuert. Wird durch das Zusammenspiel von Hormonen und äußeren Einflüssen wie Licht reguliert.

Follikel
Kleine Bläschen in den Eierstöcken, in denen die Eizellen heranreifen. Jeder Follikel enthält eine einzelne Eizelle und produziert wichtige Hormone für den weiblichen Zyklus.

Qi Gong
Traditionelle chinesische Bewegungskunst, die durch sanfte, fließende Bewegungen, Atemübungen und Meditation die Lebensenergie (Qi) im Körper harmonisiert und stärkt.

Zusammenfassung - 2. 2. Fruchtbarkeit steigern

- Die TCM nutzt über 185 verschiedene Pflanzenarten aus mehr als 60 Familien zur Fruchtbarkeitsförderung.
- Akupunktur sollte idealerweise 3-6 Monate vor einer geplanten Schwangerschaft beginnen.
- Die Wirkung pflanzlicher Heilmittel korreliert mit Faktoren wie Alter, Bildungsniveau und Dauer der Unfruchtbarkeit.
- Während der zweiwöchigen Wartezeit nach dem Eisprung sollten keine Kräuter ohne ärztliche Empfehlung eingenommen werden.
- Der weibliche Menstruationszyklus und der Mondzyklus sind mit 28-30 Tagen natürlich synchronisiert.
- Akupunktur verbessert nachweislich die Blutzirkulation in den Eierstöcken und optimiert die Nährstoffversorgung der Follikel.
- Für Fruchtbarkeitstees gilt eine Dosierung von 1-2 Tassen täglich als unbedenklich, mit einer Ziehzeit von 7-10 Minuten.
- Die mexikanische Heilkunst verwendet 14 spezifische Pflanzenarten zur Förderung der Fruchtbarkeit.
- Ingwer hat sich besonders bei Schwangerschaftsübelkeit als wirksam erwiesen.
- Die Kombination von Akupunktur und Kräutertherapie kann verschiedene Spermienparameter beim Mann verbessern.

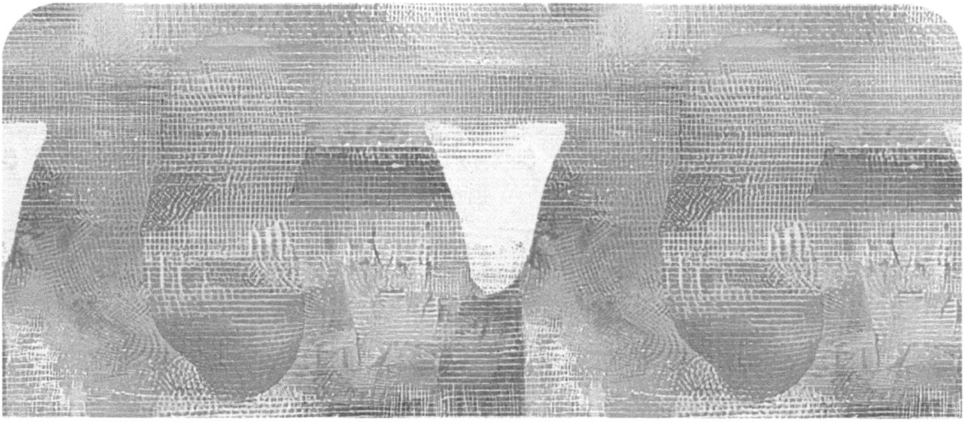

2. 3. Partnerschaftliche Aspekte

Der Weg zum Wunschkind stellt Paare vor besondere Herausforderungen, die weit über die biologischen Aspekte hinausgehen. Wie verändert sich die Beziehungsdynamik, wenn der gemeinsame Kinderwunsch in den Fokus rückt? Welchen Einfluss hat die emotionale Verbindung zwischen den Partnern auf die Chancen einer natürlichen Empfängnis? Die partnerschaftlichen Aspekte beim Thema Kinderwunsch umfassen verschiedene Ebenen - von der bewussten Gestaltung der Intimität über das optimale Timing der Vereinigung bis hin zur Stärkung der emotionalen Bindung. Wissenschaftliche Studien zeigen dabei einen deutlichen Zusammenhang zwischen der Qualität der Partnerschaft und dem Erfolg bei der Familienplanung. Die folgenden Abschnitte beleuchten konkrete Strategien und praktische Ansätze, mit denen Paare ihre Beziehung während der Kinderwunschzeit aktiv gestalten und vertiefen können.

> *„Paare, die eine starke emotionale Verbindung pflegen, zeigen eine höhere Bereitschaft, verantwortungsvoll mit ihrer reproduktiven Gesundheit umzugehen."*

2. 3. 1. Intimität gestalten

Die Gestaltung von Intimität ist ein zentraler Aspekt einer erfüllenden Partnerschaft, besonders wenn ein Kinderwunsch besteht. Intimität entwickelt sich nicht von selbst, sondern muss bewusst aufgebaut und gepflegt werden [s84]. Dies gilt besonders in Zeiten, in denen Paare versuchen, schwanger zu werden, da hier oft zusätzliche Herausforderungen entstehen können. Eine gesunde intime Beziehung basiert auf mehreren Grundpfeilern: gegenseitigem Vertrauen, Respekt, offener Kommunikation und der Fähigkeit, Grenzen zu setzen und zu respektieren [s85]. Diese Aspekte werden besonders wichtig, wenn der Wunsch nach einem Kind die Beziehungsdynamik verändert. Paare, die eine starke emotionale Verbindung pflegen, zeigen eine höhere Bereitschaft, verantwortungsvoll mit ihrer reproduktiven Gesundheit umzugehen [s85].
Die eheliche Zufriedenheit kann während der Planungsphase und Schwangerschaft durchaus schwanken [s86]. Um die Beziehungsqualität zu erhalten, ist es ratsam, regelmäßige "Beziehungszeiten" einzuplanen - beispielsweise gemeinsame Spaziergänge oder Gespräche ohne Ablenkung durch Medien. Das Teilen von tiefen Gedanken und Gefühlen kann dabei eine besonders bereichernde Erfahrung sein [s84]. Ein oft übersehener Aspekt ist die nicht-sexuelle Intimität. Paare können ihre Verbundenheit durch sanfte Berührungen, Umarmungen oder gemeinsames Kuscheln stärken [s87]. Diese Formen der Nähe sind besonders wichtig, wenn der Geschlechtsverkehr durch den Fokus auf die Fruchtbarkeit möglicherweise als mechanisch empfunden wird. Bei auftretenden Schwierigkeiten ist offene Kommunikation entscheidend [s88]. Wenn beispielsweise Erektionsprobleme auftreten oder die Empfängnis länger auf sich warten lässt, sollten beide Partner ihre Sorgen und Ängste teilen können. Ein praktischer Ansatz ist es, regelmäßige "Check-in-Gespräche" zu etablieren, bei denen beide Partner ihre Gefühle und Bedürfnisse ausdrücken können. Besondere Aufmerksamkeit verdient der Aspekt der Entscheidungsfreiheit in der Familienplanung. Studien zeigen, dass Frauen, die in ihrer Beziehung Kontrolle über reproduktive Entscheidungen haben, bessere Chancen auf

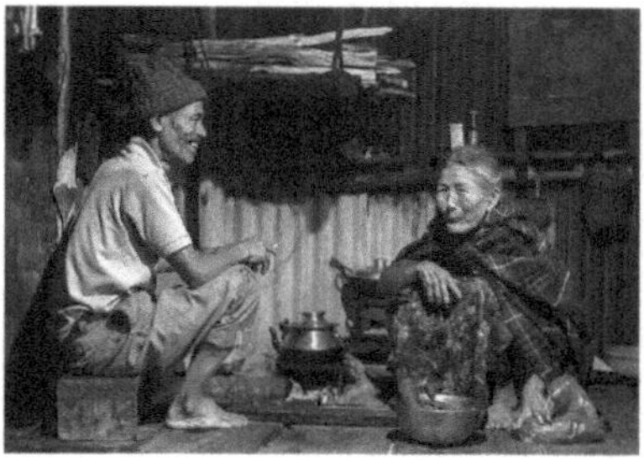

Beziehungszeiten [i23]

eine geplante Schwangerschaft haben [s89]. Es ist daher wichtig, dass beide Partner gleichberechtigt in Entscheidungsprozesse eingebunden sind. Die Qualität der Beziehung bleibt während der Schwangerschaft meist stabil, unabhängig von der Art der Empfängnis [s86]. Um diese Stabilität zu fördern, können Paare gemeinsam Entspannungsübungen praktizieren, zusammen Geburtsvorbereitungskurse besuchen oder ein "Schwangerschaftstagebuch" führen, in dem beide ihre Gedanken und Gefühle festhalten. Bei gesundheitlichen Fragen sollten Paare nicht zögern, professionelle Hilfe in Anspruch zu nehmen [s88]. Dabei ist es sinnvoll, zunächst beim Mann mit weniger invasiven Untersuchungen zu beginnen. Die Behandlung möglicher Fruchtbarkeitsprobleme kann nicht nur die Chancen auf eine Schwangerschaft erhöhen, sondern auch die Intimität in der Beziehung positiv beeinflussen. Für die Zeit nach der Geburt ist es wichtig, bereits während der Schwangerschaft Strategien zu entwickeln, wie die Intimität erhalten werden kann [s87]. Dies kann bedeuten, ein Unterstützungsnetzwerk aufzubauen, das später Auszeiten zu zweit ermöglicht, oder gemeinsam zu besprechen, wie beide Partner ihre Bedürfnisse nach Nähe und Intimität auch mit Baby kommunizieren und erfüllen können.

2. 3. 2. Timing der Vereinigung

Das optimale Timing der Vereinigung ist ein entscheidender Faktor für Paare mit Kinderwunsch. Der weibliche Körper bietet dabei ein zeitlich begrenztes "fruchtbares Fenster", das sich über sechs Tage erstreckt - die fünf Tage vor dem Eisprung sowie den Tag des Eisprungs selbst [s90]. Die höchste Wahrscheinlichkeit für eine Empfängnis besteht in den zwei Tagen vor dem Eisprung und am Tag des Eisprungs [s91]. Bei einem regelmäßigen 28-Tage-Zyklus findet der Eisprung typischerweise um den 14. Tag statt [s92]. Allerdings variiert dieser Zeitpunkt bei Frauen mit kürzeren oder längeren Zyklen. Eine praktische Faustregel zur Berechnung: Der Eisprung erfolgt etwa 14 Tage vor Beginn der nächsten Periode [s93]. Um den individuellen Zyklus besser zu verstehen, empfiehlt es sich, mindestens zwei bis drei Zyklen zu dokumentieren. Die Beschaffenheit des Zervixschleims ist ein wichtiger natürlicher Indikator für die fruchtbare Phase [s94]. Wenn der Schleim klar, dehnbar und glitschig wird - ähnlich einem rohen Eiweiß - deutet dies auf die nahende Ovulation hin. Paare können diese Beobachtung in ihre Familienplanung einbeziehen. Für eine optimale Empfängnischance wird empfohlen, während des fruchtbaren Fensters alle ein bis zwei Tage Geschlechtsverkehr zu haben [s95]. Gesundheitsdienstleister raten zu sexueller Aktivität zwischen dem 7. und 20. Tag des Menstruationszyklus [s96]. Bei unregelmäßigen Zyklen ist ein Rhythmus von Geschlechtsverkehr alle zwei bis drei Tage über den gesamten Zyklus ratsam [s93]. Ovulationstests können besonders bei unregelmäßigen Zyklen hilfreich sein [s96]. Diese Hilfsmittel können den Eisprung etwa 24-36 Stunden im Voraus ankündigen. Allerdings sollten Paare beachten, dass die Verwendung solcher Tests auch Stress erzeugen kann [s97]. Interessanterweise zeigen Studien, dass die Empfängnischancen in den ersten Monaten ungeschützten Geschlechtsverkehrs am höchsten sind. Etwa 80% der Paare werden innerhalb der ersten sechs Monate schwanger [s95]. Dies unterstreicht die Bedeutung von Geduld und Gelassenheit im Prozess. Wichtig zu wissen ist auch, dass eine Schwangerschaft selbst dann möglich ist, wenn der Geschlechtsverkehr ohne vollständige Penetration stattfindet - sofern Spermien mit der Vagina in Kontakt kommen [s92]. Bei der Verwendung von Gleitmitteln sollten ausschließlich spezielle, für die Fruchtbarkeit entwickelte Produkte verwendet werden, da herkömmliche Gleitmittel die Empfängnis beeinträchtigen können [s96]. Die höchsten

Schwangerschaftsraten wurden beobachtet, wenn Ei und Spermien innerhalb von 4 bis 6 Stunden nach der Ovulation zusammentreffen [s96]. Dies erklärt, warum regelmäßiger Geschlechtsverkehr während des fruchtbaren Fensters so wichtig ist - die Spermien sollten bereits "vor Ort" sein, wenn der Eisprung stattfindet. Entgegen mancher Vermutungen haben spezifische Sexualpositionen oder bestimmte Verhaltensweisen nach dem Geschlechtsverkehr keinen nachgewiesenen Einfluss auf die Fruchtbarkeit [s95]. Auch gibt es keine wissenschaftlichen Belege dafür, dass bestimmte Ernährungsweisen die natürliche Fruchtbarkeit signifikant verbessern können. Für Paare mit unregelmäßigen Zyklen ist es besonders wichtig, die körperlichen Anzeichen der Fruchtbarkeit zu beobachten. Die Kombination verschiedener Methoden - wie das Führen eines Zykluskalenders, die Beobachtung des Zervixschleims und eventuell die Verwendung von Ovulationstests - kann dabei helfen, das fruchtbare Fenster besser einzugrenzen [s90].

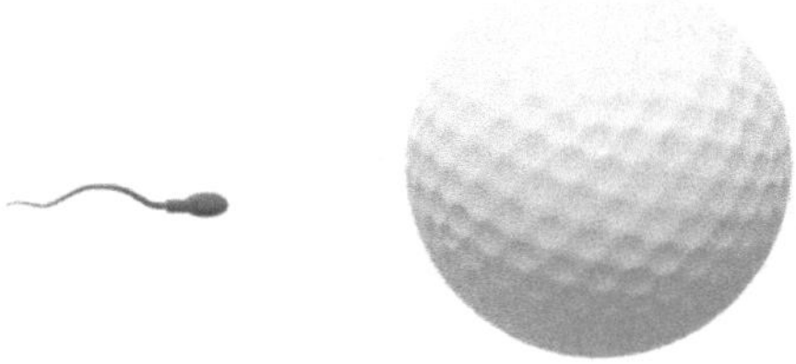

Empfängnis [i24]

Glossar

Ovulation

Der biologische Vorgang, bei dem eine reife Eizelle aus dem Eierstock in den Eileiter freigesetzt wird. Dies geschieht normalerweise einmal pro Monatszyklus.

Penetration

Das Eindringen des männlichen Glieds in die Vagina während des Geschlechtsverkehrs. Der Begriff stammt aus dem Lateinischen 'penetrare' (eindringen).

Zervixschleim

Eine natürliche Flüssigkeit, die vom Gebärmutterhals produziert wird und sich im Laufe des Menstruationszyklus in ihrer Konsistenz und Beschaffenheit verändert. Dient als natürliche Barriere oder Transportmedium für Spermien.

2. 3. 3. Emotionale Bindung stärken

Eine starke emotionale Bindung zwischen Partnern ist besonders während der Phase des Kinderwunsches und der Familienplanung von großer Bedeutung. Wissenschaftliche Erkenntnisse zeigen, dass hohe Konflikte in der Ehe die Fruchtbarkeit negativ beeinflussen können, da sie das Interesse an gemeinsamen Aktivitäten, einschließlich der Sexualität, beeinträchtigen [s98]. Um die emotionale Verbindung zu stärken, ist offene Kommunikation ein Schlüsselelement. Partner sollten sich regelmäßig Zeit nehmen, um über ihre Gefühle, Hoffnungen und auch Ängste zu sprechen [s99]. Ein praktischer Ansatz ist das Einführen eines "Beziehungs-Check-ins" - zum Beispiel ein wöchentliches Ritual, bei dem beide Partner in einer ruhigen Atmosphäre ihre Gedanken und Emotionen teilen können. Die emotionale Regulierung während der Schwangerschaft spielt eine wichtige Rolle für die Beziehungsqualität [s100]. Paare können gemeinsam Techniken zur Stressbewältigung erlernen, wie beispielsweise Achtsamkeitsübungen oder Entspannungstechniken. Diese gemeinsamen Aktivitäten können nicht nur die individuelle Belastung reduzieren, sondern auch das Gefühl der Verbundenheit stärken. Ein oft unterschätzter Aspekt ist die Bedeutung des erweiterten sozialen Umfelds. Wenn Herausforderungen in der Beziehung auftreten, kann es hilfreich sein, sich vertrauensvoll an Freunde oder Familienmitglieder zu wenden [s101]. Diese externe Perspektive kann wertvolle Einsichten bieten und die emotionale Last erleichtern. Besonders wichtig ist die Vorbereitung auf mögliche Veränderungen nach der Geburt. Die Entwicklung einer starken emotionalen Bindung kann dazu beitragen, die Kindererziehung nicht als reine Verpflichtung, sondern als Ausdruck von Liebe und Zuneigung wahrzunehmen [s98]. Ein praktischer Ansatz ist die frühzeitige Planung der Aufgabenverteilung und die Diskussion darüber, wie beide Partner sich gegenseitig unterstützen können. Kulturelle und religiöse Aspekte können ebenfalls eine positive Rolle spielen. Studien zeigen, dass kulturell-religiöse Interventionen den emotionalen Ausdruck zwischen Partnern fördern und die Beziehungsqualität verbessern können [s100]. Paare können gemeinsam erkunden, welche Traditionen oder Rituale ihre Verbindung stärken. Ein besonderes Augenmerk sollte auf die Zeit nach der Geburt gelegt werden, da hier neue Herausforderungen entstehen können. Postnatale Depression (PND) kann eine erhebliche Belastung für die Beziehung darstellen [s102]. Präventive Maßnahmen können helfen: das gemeinsame Lernen über PND, das Offenhalten der Kommunikationswege und die Entwicklung von Stressbewältigungsstrategien. Konkret bedeutet dies, regelmäßige "Auszeiten" als Paar einzuplanen und sich gegenseitig bei der Bewältigung des Alltags zu unterstützen. Die Stärkung der emotionalen Bindung erfordert auch praktische Teamarbeit im Alltag. Dies umfasst die faire Aufteilung von Schlaf, Hausarbeit und Erziehungsaufgaben sowie gegenseitige Ermutigung [s99]. Ein effektiver Ansatz ist die Erstellung eines gemeinsamen "Familienplans", der die Verantwortlichkeiten klar regelt und regelmäßig angepasst werden kann. Für eine nachhaltige Stärkung der emotionalen Bindung ist es wichtig, große Lebensentscheidungen in emotional belastenden Zeiten zu begrenzen und sich stattdessen auf die Pflege der Beziehung zu konzentrieren [s102]. Dies kann durch regelmäßige gemeinsame Aktivitäten, die beiden Partnern Freude bereiten, unterstützt werden. Bei anhaltenden Schwierigkeiten sollten Paare nicht zögern, professionelle Unterstützung in Anspruch zu nehmen. Die Begleitung durch Fachkräfte kann helfen, Kommunikationsmuster zu verbessern und neue Wege zur emotionalen Verbindung zu entdecken [s102].

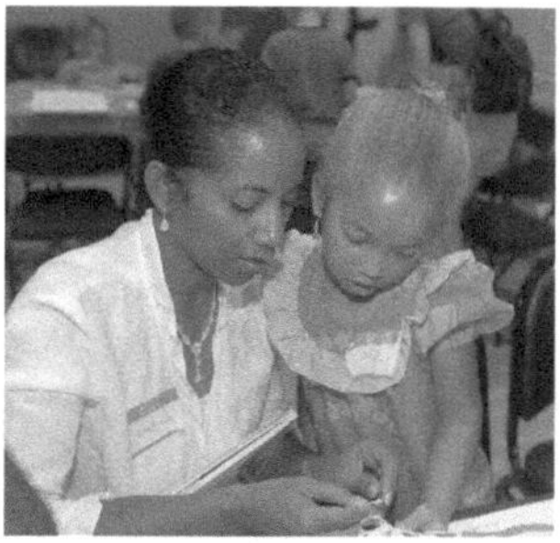

emotionale Bindung [i25]

Glossar

Postnatale Depression

Eine psychische Erkrankung, die bei Müttern oder Vätern nach der Geburt eines Kindes auftreten kann. Typische Symptome sind anhaltende Niedergeschlagenheit, Antriebslosigkeit und Erschöpfung. Tritt bei etwa 10-15% aller Mütter auf.

Zusammenfassung - 2. 3. Partnerschaftliche Aspekte

- Die Gestaltung von Intimität basiert auf Vertrauen, Respekt und der Fähigkeit, Grenzen zu setzen.
- Paare mit starker emotionaler Verbindung zeigen höhere Bereitschaft zur verantwortungsvollen reproduktiven Gesundheit.
- Nicht-sexuelle Intimität durch sanfte Berührungen ist besonders wichtig, wenn Geschlechtsverkehr mechanisch empfunden wird.
- Frauen mit Kontrolle über reproduktive Entscheidungen haben bessere Chancen auf geplante Schwangerschaft.
- Das fruchtbare Fenster erstreckt sich über sechs Tage - fünf Tage vor und den Tag des Eisprungs.
- Die höchsten Schwangerschaftsraten wurden bei Zusammentreffen von Ei und Spermien 4-6 Stunden nach Ovulation beobachtet.
- 80% der Paare werden innerhalb der ersten sechs Monate ungeschützten Verkehrs schwanger.
- Herkömmliche Gleitmittel können die Empfängnis beeinträchtigen.
- Hohe Konflikte in der Ehe können die Fruchtbarkeit durch vermindertes Interesse an gemeinsamen Aktivitäten negativ beeinflussen.
- Kulturell-religiöse Interventionen können den emotionalen Ausdruck zwischen Partnern fördern.
- Die emotionale Regulierung während der Schwangerschaft beeinflusst maßgeblich die Beziehungsqualität.

Rückblick - 2. Natürliche Empfängnis fördern

- Eine optimale Nährstoffversorgung sollte bereits drei Monate vor der geplanten Empfängnis beginnen, wobei sowohl die Ernährung der Mutter als auch des Vaters die Fruchtbarkeit beeinflusst.
- Ein BMI über 27 erhöht das Risiko für Anovulation deutlich, während eine Gewichtsreduktion von nur 5% die Ovulation wiederherstellen kann.
- Bei PCOS-Patientinnen kann eine Gewichtsreduktion vor der Empfängnis die Lebendgeburtenrate um das 2,5-fache steigern.
- Die Interaktionen zwischen mütterlichem und fetalem Immunsystem sind entscheidend für eine erfolgreiche Schwangerschaft.
- Die mukosale Immunität im weiblichen Fortpflanzungstrakt spielt eine besondere Rolle bei der Empfängnis.
- Mexikanische Heilkunst nutzt 14 verschiedene Pflanzenarten zur Förderung der Fruchtbarkeit.
- Der weibliche Biorhythmus zeigt eine natürliche Synchronisation mit dem Mondzyklus von etwa 28-30 Tagen.
- Das "fruchtbare Fenster" erstreckt sich über sechs Tage - die fünf Tage vor dem Eisprung sowie den Tag des Eisprungs selbst.
- Die höchsten Schwangerschaftsraten wurden beobachtet, wenn Ei und Spermien innerhalb von 4-6 Stunden nach der Ovulation zusammentreffen.
- Etwa 80% der Paare werden innerhalb der ersten sechs Monate ungeschützten Geschlechtsverkehrs schwanger.
- Hohe Konflikte in der Ehe können die Fruchtbarkeit durch vermindertes Interesse an gemeinsamen Aktivitäten negativ beeinflussen.

Während diese natürlichen Wege zur Empfängnis für viele Paare zum Erfolg führen, stehen manche vor besonderen Herausforderungen - wie diese gemeistert werden können, zeigt der nächste Abschnitt.

3. Besondere Herausforderungen

Der Weg zum Wunschkind stellt viele Paare vor besondere Herausforderungen, die weit über die rein medizinischen Aspekte hinausgehen. Wie lässt sich der Kinderwunsch mit einer erfüllenden Karriere vereinbaren? Welche Rolle spielt das biologische Zeitfenster bei der Familienplanung? Und wie können Paare die psychische Belastung bewältigen, wenn sich der ersehnte Nachwuchs nicht sofort einstellt? Die Komplexität dieser Fragen zeigt sich besonders im Zusammenspiel von Hormonsystem, beruflichen Anforderungen und persönlichen Lebensplänen. Während einige Paare mit hormonellen Störungen wie PCOS kämpfen, sehen sich andere mit der Aufgabe konfrontiert, Fertilitätsbehandlungen in ihren Arbeitsalltag zu integrieren. Gleichzeitig nimmt der gesellschaftliche Druck zu, sowohl beruflich erfolgreich zu sein als auch den "richtigen" Zeitpunkt für die Familienplanung zu finden. Die gute Nachricht ist: Es gibt erprobte Strategien und Unterstützungsmöglichkeiten für diese Herausforderungen. Von der medizinischen Betreuung über psychologische Begleitung bis hin zu praktischen Ansätzen für die Work-Life-Balance - die folgenden Kapitel zeigen auf, wie Sie Ihren individuellen Weg zum Wunschkind aktiv gestalten können.

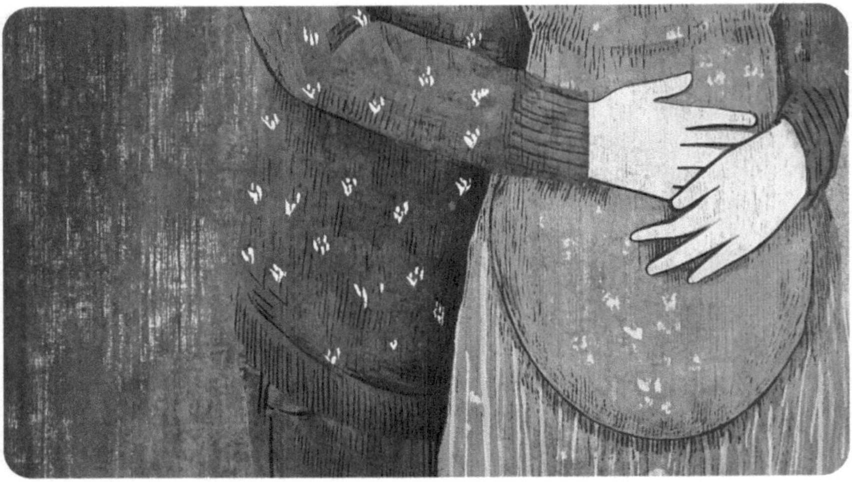

3. 1. PCOS Management

Das polyzystische Ovarialsyndrom (PCOS) stellt viele Frauen mit Kinderwunsch vor besondere Herausforderungen. Wie lässt sich der komplexe Hormonstoffwechsel bei PCOS positiv beeinflussen? Welche Rolle spielen dabei Ernährung, Bewegung und medizinische Betreuung? Und welche Strategien haben sich in der Praxis als besonders effektiv erwiesen? Die Forschung der letzten Jahre hat gezeigt, dass ein ganzheitlicher Behandlungsansatz die Chancen auf eine Schwangerschaft deutlich verbessern kann. Dabei greifen verschiedene Faktoren ineinander: Von der Regulierung des Hormonhaushalts über gezielte medizinische Unterstützung bis hin zu spezifischen Ernährungsstrategien. Besonders interessant ist die Erkenntnis, dass bereits moderate Veränderungen im Lebensstil messbare Verbesserungen der Fruchtbarkeit bewirken können. Die folgenden Abschnitte zeigen evidenzbasierte Wege auf, wie Frauen mit PCOS ihre Fruchtbarkeit aktiv unterstützen können - mit praktischen Ansätzen, die sich in den Alltag integrieren lassen.

„Eine Gewichtsreduktion von nur 5% kann zu einer deutlichen Verbesserung der hormonellen Situation bei PCOS führen.“

3. 1. 1. Hormonhaushalt regulieren

Bei der Regulierung des Hormonhaushalts im Rahmen des pcos-Managements spielen verschiedene Faktoren eine zentrale Rolle. Ein ausgewogenes Hormonsystem ist dabei essentiell für die Fruchtbarkeit und das Erreichen einer Schwangerschaft [s103]. Die Basis der Hormonregulation bildet ein ganzheitlicher Lifestyle-Ansatz. Besonders wichtig ist dabei die Ernährungsumstellung, da bereits kleine Veränderungen große Wirkung zeigen können. Eine Gewichtsreduktion von nur 5% kann beispielsweise zu einer deutlichen Verbesserung der hormonellen Situation führen [s104]. Konkret bedeutet das: Eine 80 kg schwere Frau müsste lediglich 4 kg abnehmen, um positive Effekte zu erzielen.

Die Ernährung sollte dabei anti-inflammatorisch und blutzuckerfreundlich gestaltet werden [s105]. In der Praxis heißt das:
- Komplexe Kohlenhydrate statt einfacher Zucker (z.B. Vollkornprodukte statt Weißmehl)
- Proteine zu jeder Mahlzeit (etwa eine Handvoll Nüsse zum Frühstücksmüsli)
- Gesunde Fette wie Olivenöl oder fetter Fisch
- Reichlich Gemüse und Obst für wichtige Antioxidantien

Die mediterrane Ernährung oder die DASH-Diät haben sich als besonders vorteilhaft erwiesen [s106]. Ein typischer Tag könnte so aussehen: Zum Frühstück Haferflocken mit Beeren und Mandeln, mittags ein Vollkornwrap mit Hummus und Gemüse, abends Lachs mit Quinoa und gedünstetem Brokkoli.

Bewegung spielt ebenfalls eine zentrale Rolle bei der Hormonregulation [s107]. Empfohlen wird eine Kombination aus:
- Ausdauertraining (3-4x pro Woche je 30 Minuten)
- Krafttraining (2-3x pro Woche)
- HIIT (High Intensity Interval Training) für verbesserte Insulinsensitivität

Stress kann den Hormonhaushalt erheblich stören [s105]. Daher sind Entspannungstechniken wichtig:
- Regelmäßige Meditation (bereits 10 Minuten täglich können helfen)
- Yoga-Übungen
- Progressive Muskelentspannung
- Ausreichend Schlaf (7-9 Stunden)

Ein oft übersehener Aspekt ist die Exposition gegenüber endokrinen Disruptoren [s105]. Praktische Maßnahmen zur Reduktion:
- Verwendung von Glascontainern statt Plastik
- Verzicht auf BPA-haltige Produkte
- Biologische Kosmetika bevorzugen
- Filtered Wasser trinken

Die medikamentöse Unterstützung kann je nach individueller Situation sinnvoll sein [s108]. Häufig werden eingesetzt:
- Hormonelle Verhütungsmittel zur Zyklusregulation
- Metformin zur Verbesserung der Insulinsensitivität
- Ovulationsinduzierende Medikamente

Wichtig ist das regelmäßige Monitoring des Hormonstatus [s103]. Empfohlen wird:
- Führen eines Zykluskalenders
- Regelmäßige Blutuntersuchungen
- Dokumentation von Symptomen
- Basaltemperaturmessung

Alternative Therapieansätze wie Akupunktur können unterstützend wirken [s105]. Diese sollten jedoch immer in Absprache mit dem behandelnden Arzt erfolgen. Die Dauer der Interventionen spielt eine wichtige Rolle - längerfristige Änderungen zeigen bessere Ergebnisse als kurzfristige Maßnahmen [s106]. Es empfiehlt sich daher, die Lifestyle-Änderungen als dauerhafte Umstellung zu betrachten und nicht als vorübergehende Diät.

Besonders wichtig ist die Individualisierung der Maßnahmen [s106]. Was bei einer Patientin gut funktioniert, muss nicht für alle optimal sein. Daher sollte die Therapie in enger Abstimmung mit dem behandelnden Team erfolgen und regelmäßig angepasst werden.

3. 1. 2. Medizinische Unterstützung

Die medizinische Unterstützung bei pcos erfordert einen umfassenden und individualisierten Behandlungsansatz, der von einem spezialisierten Ärzteteam begleitet werden sollte [s109]. Da PCOS nicht heilbar ist, konzentriert sich die Behandlung auf das Management der Symptome und die Verbesserung der Fruchtbarkeit [s110]. Für Frauen mit Kinderwunsch steht die Ovulationsinduktion im Mittelpunkt der Behandlung. Als erste Wahl wird häufig Clomifen eingesetzt, das die monatliche Eireifung anregt [s110]. Die Behandlung sollte dabei sorgfältig überwacht werden, beispielsweise durch regelmäßige Ultraschalluntersuchungen zur Kontrolle der Follikelreifung. Ein typischer Behandlungszyklus dauert etwa 5-7 Tage, wobei die Medikation meist am 3.-5. Zyklustag beginnt. Interessanterweise hat die Forschung gezeigt, dass eine vorherige Hormonbehandlung vor der Ovulationsinduktion kontraproduktiv sein kann [s111]. Frauen, die direkt mit der Ovulationsinduktion begannen, hatten eine viermal höhere Schwangerschaftswahrscheinlichkeit. Konkret wurden Geburtenraten von 20% ohne vorherige Hormonbehandlung im Vergleich zu 5% mit Hormonbehandlung beobachtet [s111].

Bei ausbleibender Wirkung der ersten Medikation kann metformin zur Verbesserung der Insulinsensitivität eingesetzt werden [s110]. Die Kombination verschiedener Medikamente hat sich dabei als besonders effektiv erwiesen [s112]. Ein praktischer Behandlungsplan könnte wie folgt aussehen:

- Beginn mit Clomifen für 3-6 Zyklen
- Bei ausbleibendem Erfolg: Hinzunahme von Metformin
- Regelmäßige Kontrollen alle 4-6 Wochen
- Führen eines Zykluskalenders zur Dokumentation

Sollten orale Medikamente nicht den gewünschten Erfolg bringen, können Gonadotropin-Injektionen in Betracht gezogen werden [s110]. Diese Behandlung erfordert eine noch engmaschigere Überwachung, da das Risiko von Mehrlingsschwangerschaften erhöht ist. Typischerweise erfolgen die Injektionen täglich, begleitet von regelmäßigen Ultraschallkontrollen.

Bei anhaltender Erfolglosigkeit der Ovulationsinduktion können assistierte Reproduktionstechniken wie die invitrofertilisation (IVF) erwogen werden [s113]. Dieser Prozess umfasst:
- Hormonelle Stimulation der Eierstöcke
- Entnahme reifer Eizellen
- Befruchtung im Labor
- Embryotransfer

Als letzte Option steht ein minimal-invasiver chirurgischer Eingriff zur Verfügung, das sogenannte "Ovarian Drilling" [s110]. Diese Methode wird jedoch nur in ausgewählten Fällen empfohlen, wenn andere Therapieoptionen ausgeschöpft sind.

Neben der Fruchtbarkeitsbehandlung können zusätzliche medizinische Maßnahmen erforderlich sein, um andere PCOS-Symptome zu behandeln [s114]. Dazu gehören:
- Medikamente gegen Hautprobleme
- Professionelle Haarentfernung
- Hormonelle Verhütungsmittel zur Regulierung des Zyklus und Verbesserung von Hautproblemen

Besonders wichtig ist die frühzeitige Konsultation eines Arztes bei Kinderwunsch [s113]. Ein präkonzeptioneller Gesundheitscheck ermöglicht die Entwicklung eines individuellen Behandlungsplans und die rechtzeitige Einleitung notwendiger Maßnahmen. Dabei sollten folgende Aspekte besprochen werden:
- Aktuelle Medikation und mögliche Anpassungen
- Zeitplan für Untersuchungen und Behandlungen
- Risikofaktoren und deren Management
- Unterstützende Maßnahmen wie Ernährungsberatung

Die Behandlung sollte von einem multidisziplinären Team begleitet werden [s114], das beispielsweise aus Gynäkologen, Endokrinologen, Ernährungsberatern und Reproduktionsmedizinern besteht. Regelmäßige Termine zur Überwachung des Behandlungsfortschritts und gegebenenfalls Anpassung der Therapie sind essentiell.

3. 1. 3. Ernährungsstrategien

Eine gezielte Ernährungsstrategie spielt eine Schlüsselrolle beim pcos-Management und der Verbesserung der Fruchtbarkeit. Dabei steht nicht eine kurzfristige Diät im Vordergrund, sondern vielmehr eine nachhaltige Ernährungsumstellung, die individuell angepasst werden sollte [s115].

Besonders effektiv haben sich kohlenhydratreduzierte Ernährungsformen erwiesen [s115]. In der praktischen Umsetzung bedeutet dies, den Fokus auf komplexe Kohlenhydrate zu legen und einfache Zucker zu reduzieren. Ein typischer Tagesplan könnte so aussehen:
- Frühstück: Proteinreiches Omelett mit Gemüse
- Zwischenmahlzeit: Handvoll Nüsse mit Beeren
- Mittagessen: Quinoa-Bowl mit gegrilltem Hähnchen und buntem Gemüse
- Abendessen: Lachs mit Brokkoli und Süßkartoffeln

Die Blutzuckerbalance spielt eine zentrale Rolle [s116]. Um diese zu optimieren, empfiehlt sich:
- Mahlzeiten mit niedrigem glykämischen Index bevorzugen
- Proteine zu jeder Mahlzeit hinzufügen
- Regelmäßige Mahlzeiten ohne lange Pausen
- Ausreichend gesunde Fette integrieren

Ein oft unterschätzter Aspekt ist die Mikronährstoffversorgung [s117]. Besondere Bedeutung haben:

- Inositol zur Verbesserung der Insulinempfindlichkeit
- Vitamin D für die hormonelle Balance
- Vitamin B12, besonders bei metformin-Einnahme
- Folsäure für die Fruchtbarkeit

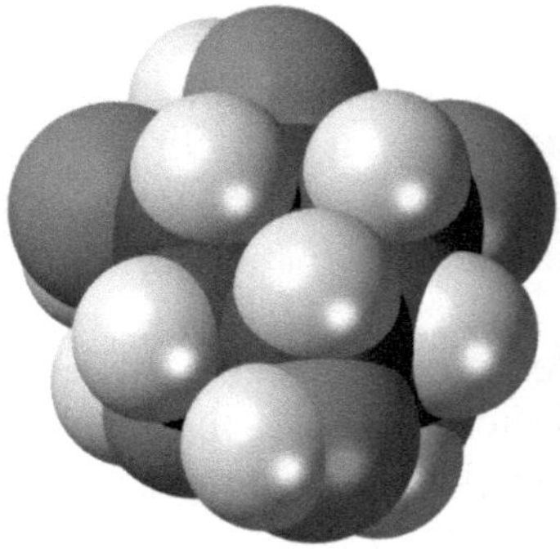

Inositol [i26]

Die Implementierung sollte schrittweise erfolgen [s118]. Ein praktischer Ansatz wäre: Woche 1: Fokus auf regelmäßige Mahlzeiten Woche 2: Integration von mehr Gemüse Woche 3: Reduzierung von raffiniertem Zucker Woche 4: Erhöhung der Proteinzufuhr Für stark übergewichtige Patientinnen kann in bestimmten Fällen auch eine bariatrische Operation in Erwägung gezogen werden [s119]. Diese Option sollte jedoch erst nach Ausschöpfung konservativer Maßnahmen diskutiert werden.

Ein professionelles Monitoring ist essentiell [s115]. Empfohlen wird:
- Regelmäßige Ernährungsberatung
- Führen eines Ernährungstagebuchs
- Kontrolle der Blutwerte
- Anpassung der Strategie nach Bedarf

Die Ernährungsumstellung sollte von weiteren Lifestyle-Maßnahmen begleitet werden [s120]:
- Stressmanagement durch bewusstes Essen
- Ausreichend Schlaf für hormonelle Balance
- Regelmäßige Bewegung
- Achtsamkeit beim Essen

Ein innovativer Ansatz ist die Einbindung digitaler Unterstützung [s121]. Dies kann beinhalten:
- Apps zur Ernährungsdokumentation
- Erinnerungssysteme für Mahlzeiten
- Online-Coaching
- Virtuelle Ernährungsberatung

Die Ernährungsstrategie sollte dabei immer als Teil eines ganzheitlichen Ansatzes verstanden werden [s120]. Wichtig ist:
- Individuelle Anpassung der Empfehlungen
- Berücksichtigung persönlicher Vorlieben
- Integration in den Alltag
- Langfristige Nachhaltigkeit

Besonders effektiv ist die Kombination verschiedener Strategien [s117]:
- Ernährungsumstellung
- Gezielte Supplementierung
- Bewegungsprogramm
- Stressmanagement

Die Erfolgsaussichten steigen durch professionelle Begleitung deutlich [s115]. Ein strukturiertes Programm sollte beinhalten:
- Regelmäßige Check-ups
- Anpassung der Strategien
- Motivation und Support
- Problemlösungsstrategien

Zusammenfassung - 3. 1. PCOS Management

- Eine Gewichtsreduktion von nur 5% kann zu einer deutlichen Verbesserung der hormonellen Situation führen
- Die mediterrane Ernährung und DASH-Diät haben sich als besonders vorteilhaft bei PCOS erwiesen
- HIIT-Training verbessert nachweislich die Insulinsensitivität bei PCOS-Patientinnen
- Frauen ohne vorherige Hormonbehandlung haben eine viermal höhere Schwangerschaftswahrscheinlichkeit bei Ovulationsinduktion
- Die Kombination von Clomifen mit Metformin zeigt bessere Erfolgsraten als Monotherapien
- Ovarian Drilling wird nur als letzte Option empfohlen, wenn andere Therapieoptionen ausgeschöpft sind
- Inositol spielt eine zentrale Rolle bei der Verbesserung der Insulinempfindlichkeit
- Bei Metformin-Einnahme ist besonders auf die Vitamin B12-Versorgung zu achten
- Die Erfolgsquote der Behandlung steigt signifikant durch multidisziplinäre Betreuung
- Digitale Unterstützungssysteme verbessern nachweislich die Adhärenz bei Ernährungsumstellung
- Längerfristige Lifestyle-Änderungen zeigen bessere Ergebnisse als kurzfristige Interventionen

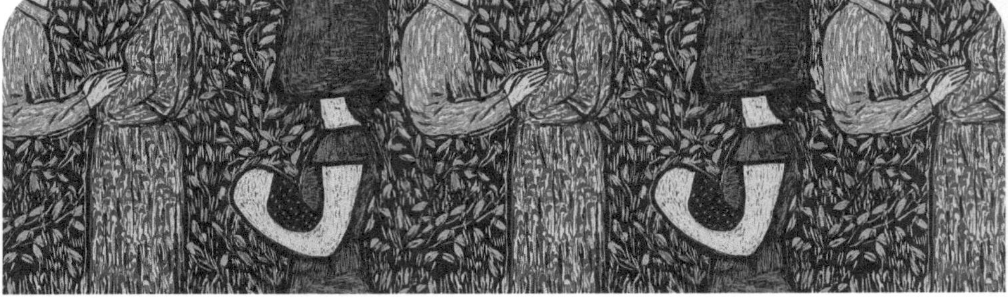

3. 2. Altersbedingte Faktoren

Die Familienplanung im fortgeschrittenen Alter stellt viele Paare vor besondere Herausforderungen. Wie wirkt sich das biologische Alter tatsächlich auf die Fruchtbarkeit aus? Welche präventiven Maßnahmen können die Chancen auf eine erfolgreiche Schwangerschaft erhöhen? Und welche Risiken gilt es zu beachten? Die moderne Lebensplanung führt dazu, dass der Kinderwunsch häufig erst später im Leben konkret wird. Dabei spielen Faktoren wie Ausbildung, Karriere und finanzielle Absicherung eine wichtige Rolle. Die biologische Uhr tickt jedoch unabhängig von persönlichen Lebensentwürfen - ein Umstand, der wissenschaftlich gut erforscht ist und konkrete Auswirkungen auf die Familienplanung hat. Die folgenden Abschnitte beleuchten detailliert die verschiedenen Aspekte altersbedingter Einflüsse auf die Fruchtbarkeit und zeigen praktische Handlungsoptionen auf, mit denen sich die Chancen auf eine erfolgreiche Schwangerschaft auch in späteren Lebensphasen optimieren lassen.

> *„Ab dem 30. Lebensjahr beginnt die weibliche Fruchtbarkeit allmählich zu sinken, wobei die monatliche Chance auf eine Schwangerschaft von ursprünglich 25-30% auf etwa 5% mit 40 Jahren sinkt."*

3. 2. 1. Biologische Zeitfenster

Das biologische Zeitfenster für eine Schwangerschaft unterliegt komplexen altersbedingten Veränderungen, die sowohl Frauen als auch Männer betreffen. Die weibliche Fruchtbarkeit erreicht ihren Höhepunkt in den frühen bis mittleren 20er Jahren, wo die monatliche Chance auf eine natürliche Schwangerschaft bei 25-30% liegt [s122]. Diese optimale Phase sollten Paare mit Kinderwunsch im Hinterkopf behalten, auch wenn die persönliche Lebensplanung möglicherweise andere Zeitpunkte vorsieht. Ab dem 30. Lebensjahr beginnt die weibliche Fruchtbarkeit allmählich zu sinken [s123]. Diese Entwicklung beschleunigt sich ab dem 35. Lebensjahr deutlich, wobei die Fruchtbarkeit bis zum 40. Lebensjahr auf etwa die Hälfte des ursprünglichen Niveaus abfällt [s124]. Konkret bedeutet dies, dass die monatliche Chance auf eine Schwangerschaft von den ursprünglichen 25-30% auf etwa 5% mit 40 Jahren sinkt [s122]. Paare sollten diese biologischen Gegebenheiten in ihre Familienplanung einbeziehen und gegebenenfalls früher als geplant mit der Umsetzung ihres Kinderwunsches beginnen. Die Qualität und Quantität der Eizellen spielt dabei eine zentrale Rolle. Mit zunehmendem Alter nimmt nicht nur die Anzahl der Eizellen ab, sondern auch deren Qualität verschlechtert sich [s125]. Dies führt zu einer erhöhten Wahrscheinlichkeit von Chromosomenanomalien, die verschiedene genetische Störungen zur Folge haben können. Frauen sollten sich dieser Zusammenhänge bewusst sein und bei Kinderwunsch regelmäßige gynäkologische Vorsorgeuntersuchungen wahrnehmen. Auch das männliche Alter spielt eine wichtige Rolle: Männer über 45 Jahre weisen eine verminderte Fruchtbarkeit auf [s122]. Die Spermienqualität nimmt ab, und es wurde ein erhöhtes Risiko für neuropsychiatrische Störungen bei den Nachkommen festgestellt [s125]. Paare sollten daher das Alter beider Partner in ihre Familienplanung einbeziehen. Die Übergangsphase zur Menopause, die Perimenopause, beginnt typischerweise zwischen 45 und 55 Jahren [s126]. In dieser Phase ist eine Schwangerschaft zwar noch möglich, aber deutlich unwahrscheinlicher. Während der Perimenopause wird empfohlen, weiterhin Verhütungsmittel zu verwenden, bis 12 aufeinanderfolgende Monate ohne Menstruation vergangen sind [s126]. Nach der Menopause ist eine natürliche Schwangerschaft nicht mehr möglich, es sei denn, es werden Fruchtbarkeitsbehandlungen mit Spender-Eizellen oder zuvor eingefrorenen Embryonen durchgeführt. Interessanterweise zeigen Studien, dass die

Wahrnehmung des idealen Schwangerschaftsalters stark von Bildung und gesellschaftlichen Faktoren beeinflusst wird [s127]. Höher gebildete Personen tendieren dazu, den Höhepunkt der Fruchtbarkeit später anzusetzen, was nicht immer mit den biologischen Realitäten übereinstimmt. Es ist daher wichtig, sich über die tatsächlichen biologischen Zeitfenster zu informieren und diese in die persönliche Lebensplanung einzubeziehen.

Für Paare mit Kinderwunsch ergeben sich aus diesen Erkenntnissen konkrete Handlungsempfehlungen:
- Frühzeitige Auseinandersetzung mit dem Thema Familienplanung, idealerweise vor dem 35. Lebensjahr
- Regelmäßige Vorsorgeuntersuchungen bei beiden Partnern
- Bei Schwierigkeiten, schwanger zu werden, rechtzeitige Konsultation eines Fertilitätsspezialisten
- Berücksichtigung der biologischen Zeitfenster bei der Karriere- und Lebensplanung
- Gegebenenfalls frühzeitige Auseinandersetzung mit alternativen Optionen wie Social Freezing oder künstlicher Befruchtung

Die biologischen Zeitfenster setzen zwar natürliche Grenzen, aber durch bewusstes Planen und rechtzeitige medizinische Beratung können Paare ihre Chancen auf eine erfolgreiche Schwangerschaft optimieren.

Glossar

Chromosomenanomalie
Abweichungen in der Anzahl oder Struktur der Chromosomen, die zu verschiedenen Entwicklungsstörungen führen können. Diese können spontan entstehen oder vererbt werden.

Perimenopause
Eine Phase im Leben einer Frau, die durch hormonelle Schwankungen gekennzeichnet ist und sich durch unregelmäßige Zyklen, Hitzewallungen und Stimmungsschwankungen äußern kann. Sie kann mehrere Jahre andauern.

Social Freezing
Eine medizinische Methode, bei der Eizellen in jüngeren Jahren entnommen und eingefroren werden, um sie zu einem späteren Zeitpunkt für eine künstliche Befruchtung zu verwenden.

3. 2. 2. Präventive Maßnahmen

Um die Chancen auf eine erfolgreiche Schwangerschaft zu optimieren, spielen präventive Maßnahmen eine zentrale Rolle. Diese sollten idealerweise schon Jahre vor dem konkreten Kinderwunsch beginnen und von beiden Partnern konsequent umgesetzt werden. Ein gesunder Lebensstil bildet das Fundament der präventiven Maßnahmen [s128]. Dies bedeutet konkret, auf eine ausgewogene Ernährung zu achten und ein gesundes Körpergewicht anzustreben. Übergewicht kann beispielsweise zu Hormonstörungen führen und den Menstruationszyklus negativ beeinflussen [s129]. In der Praxis empfiehlt sich die Zusammenstellung eines individuellen Ernährungsplans, der reich an Vollkornprodukten, Obst, Gemüse und hochwertigen Proteinen ist. Auch Untergewicht kann die Fruchtbarkeit beeinträchtigen - hier sollte mit ärztlicher Begleitung eine gesunde Gewichtszunahme angestrebt werden. Die Überwachung des Menstruationszyklus spielt eine wichtige Rolle bei den präventiven Maßnahmen [s129]. Frauen sollten ihren Zyklus dokumentieren, beispielsweise durch das Führen eines Zykluskalenders oder die Nutzung entsprechender Apps. Unregelmäßigkeiten im Zyklus können frühe Warnsignale für Fruchtbarkeitsprobleme sein und sollten mit dem Gynäkologen besprochen werden. Eine praktische Methode ist das tägliche Messen der Basaltemperatur, die Aufschluss über den Eisprung gibt. Besondere Aufmerksamkeit verdient die Prävention von Eileiterverschlüssen [s129]. Diese können durch Infektionen oder Entzündungen entstehen und die Fruchtbarkeit erheblich einschränken. Präventiv wichtig sind regelmäßige gynäkologische Vorsorgeuntersuchungen, die Behandlung von Unterleibsinfektionen und die Verwendung von Kondomen zum Schutz vor sexuell übertragbaren Krankheiten. Für Männer über 40 Jahre sind spezifische präventive Maßnahmen besonders wichtig, da in diesem Alter vermehrt DNA-Schäden im Sperma auftreten und die Spermienqualität abnimmt [s128]. Empfehlenswert sind regelmäßige andrologische Untersuchungen, die Vermeidung von Hitzeeinwirkung im Hodenbereich und der Verzicht auf schädliche Gewohnheiten wie Rauchen oder übermäßigen Alkoholkonsum. Praktische Tipps umfassen das Tragen lockerer Unterwäsche und die Vermeidung heißer Bäder oder Saunabesuche. Ein wichtiger Aspekt der Prävention betrifft die Planung des Geburtszeitpunkts [s130]. Die Gesundheitsbehörden empfehlen, elektive Entbindungen nicht vor der 39. Schwangerschaftswoche durchzuführen, da dies der optimale Zeitraum für die fetale Entwicklung ist. Paare sollten dies bei ihrer Geburtsplanung berücksichtigen und eng mit ihrem betreuenden Ärzteteam zusammenarbeiten. Präventive Maßnahmen umfassen auch die psychische Gesundheit. Stress kann sich negativ auf die Fruchtbarkeit auswirken, weshalb Entspannungstechniken wie Yoga, Meditation oder progressive Muskelentspannung in den Alltag integriert werden sollten. Ein ausgewogenes Verhältnis zwischen Arbeit und Freizeit sowie ausreichend Schlaf sind ebenfalls wichtige Faktoren.

Die Umsetzung dieser präventiven Maßnahmen erfordert Disziplin und langfristiges Engagement. Es empfiehlt sich, einen konkreten Aktionsplan zu erstellen, der realistische Ziele und Zeitrahmen enthält. Beispielsweise könnte dieser Plan folgende Punkte umfassen:
- Monatliche Vorsorgeuntersuchungen
- Wöchentliche Sporteinheiten
- Tägliche Dokumentation des Zyklus
- Regelmäßige Ernährungsberatung
- Vierteljährliche Überprüfung der gesetzten Ziele

Durch die konsequente Umsetzung dieser präventiven Maßnahmen können Paare ihre Chancen auf eine erfolgreiche Schwangerschaft deutlich verbessern und potenzielle Risikofaktoren frühzeitig erkennen und minimieren.

Glossar

Andrologisch

Medizinischer Fachbereich, der sich mit männlichen Fortpflanzungsstörungen und deren Behandlung befasst. Vergleichbar mit der Gynäkologie bei Frauen.

Basaltemperatur

Die Körpertemperatur direkt nach dem Aufwachen, gemessen unter standardisierten Bedingungen. Sie steigt nach dem Eisprung um etwa 0,2 bis 0,5 Grad Celsius an.

DNA

Desoxyribonukleinsäure - Molekül, das die Erbinformationen eines Lebewesens trägt und an die Nachkommen weitergegeben wird.

3. 2. 3. Risikominimierung

Die Minimierung von Risiken bei einer altersbedingten Schwangerschaft erfordert einen ganzheitlichen Ansatz, der sowohl medizinische als auch soziale Faktoren berücksichtigt. Bildung und sozioökonomischer Status spielen dabei eine wichtige Rolle, da höhere Bildung und ein gesichertes Einkommen als schützende Faktoren gegen Unfruchtbarkeit identifiziert wurden [s131]. Dies lässt sich praktisch nutzen, indem Paare in ihre Aus- und Weiterbildung investieren und eine stabile berufliche Situation anstreben, bevor sie eine Schwangerschaft planen. Ein besonderes Augenmerk sollte auf die Prävention von Eileiterschwangerschaften gelegt werden. Konkrete Schutzmaßnahmen umfassen die konsequente Verwendung von Kondomen zur Vermeidung sexuell übertragbarer Infektionen (STIs) und die Aufgabe des Rauchens [s132]. Für Raucherinnen empfiehlt sich die Teilnahme an professionellen Raucherentwöhnungsprogrammen, idealerweise mehrere Monate vor der geplanten Schwangerschaft. Ergänzend können Nikotinersatztherapien unter ärztlicher Aufsicht erwogen werden. Bei Frauen über 30 Jahren besteht ein erhöhtes Risiko für eine vorzeitige Ovarialinsuffizienz (POF) und damit verbundener Unfruchtbarkeit [s133]. Um dieses Risiko zu managen, sollten regelmäßige Hormontests durchgeführt werden. Ein praktischer Ansatz ist die Erstellung eines persönlichen Fruchtbarkeitskalenders, der neben der Zyklusdokumentation auch Termine für Vorsorgeuntersuchungen und Hormontests enthält. Die hormonelle Verhütung kann in der Übergangsphase zur Menopause eine doppelte Funktion erfüllen: Sie bietet nicht nur sicheren Empfängnisschutz, sondern kann auch zur Linderung von Menopausesymptomen beitragen [s134]. Die Wahl der geeigneten hormonellen Verhütungsmethode sollte in enger Abstimmung mit dem Gynäkologen erfolgen, wobei Faktoren wie persönliche Vorerkrankungen, Familiengeschichte und individuelle Verträglichkeit berücksichtigt werden müssen. Für eine effektive Risikominimierung empfiehlt sich die Entwicklung eines strukturierten Gesundheitsplans: 1. Vierteljährliche gynäkologische Untersuchungen mit Hormonstatus 2. Monatliche Selbstuntersuchung der Brust 3. Jährliche Knochendichtemessung ab 40 Jahren 4. Regelmäßige Blutdruckkontrollen 5. Genetische Beratung bei familiärer Vorbelastung

Besondere Beachtung verdient auch die psychische Komponente der Risikominimierung. Stress und Anspannung können sich negativ auf die Fruchtbarkeit auswirken. Die Integration von Stressmanagement-Techniken in den Alltag ist daher essentiell. Praktische Ansätze umfassen:
- Tägliche Meditation oder Achtsamkeitsübungen
- Regelmäßige Bewegung in moderater Intensität
- Ausreichend Schlaf (7-8 Stunden pro Nacht)
- Work-Life-Balance mit festgelegten Erholungszeiten
- Teilnahme an Paarberatungen oder Fruchtbarkeitsseminaren

Die Dokumentation aller gesundheitsbezogenen Aktivitäten und Messwerte ist ein wichtiger Bestandteil der Risikominimierung. Ein detailliertes Gesundheitstagebuch sollte geführt werden, das folgende Aspekte umfasst:
- Zyklusverläufe und Besonderheiten
- Medikamenteneinnahme
- Ernährungsprotokoll
- Bewegungsaktivitäten
- Stresslevel und emotionales Befinden

Diese systematische Herangehensweise ermöglicht es, Veränderungen frühzeitig zu erkennen und gemeinsam mit dem medizinischen Fachpersonal entsprechende Anpassungen vorzunehmen. Die regelmäßige Überprüfung und Aktualisierung des Risikomanagementplans sollte mindestens halbjährlich erfolgen, bei Bedarf auch häufiger.

Glossar

Eileiterschwangerschaft
Eine gefährliche Form der Schwangerschaft, bei der sich die befruchtete Eizelle im Eileiter statt in der Gebärmutter einnistet. Erfordert sofortige medizinische Behandlung.

Ovarialinsuffizienz
Eine Funktionsstörung der Eierstöcke, bei der die Produktion von Hormonen und Eizellen vermindert oder eingestellt ist. Kann zu Unfruchtbarkeit führen.

Zusammenfassung - 3. 2. Altersbedingte Faktoren

- Die weibliche Fruchtbarkeit erreicht ihren Höhepunkt in den frühen 20ern mit 25-30% Schwangerschaftschance pro Monat
- Ab dem 35. Lebensjahr sinkt die Fruchtbarkeit rapide auf etwa 5% monatliche Schwangerschaftschance mit 40 Jahren
- Männer über 45 Jahre zeigen eine verminderte Spermienqualität und erhöhtes Risiko für neuropsychiatrische Störungen bei Nachkommen
- Die Perimenopause beginnt typischerweise zwischen 45-55 Jahren und erfordert Verhütung bis 12 Monate ohne Menstruation
- Höher gebildete Personen tendieren zur Fehleinschätzung des optimalen Schwangerschaftsalters
- Eileiterverschlüsse durch Infektionen können die Fruchtbarkeit stark einschränken
- DNA-Schäden im Sperma treten vermehrt ab 40 Jahren auf
- Elektive Entbindungen sollten nicht vor der 39. Schwangerschaftswoche durchgeführt werden
- Bildung und sozioökonomischer Status wurden als schützende Faktoren gegen Unfruchtbarkeit identifiziert
- Bei Frauen über 30 besteht erhöhtes Risiko für vorzeitige Ovarialinsuffizienz (POF)

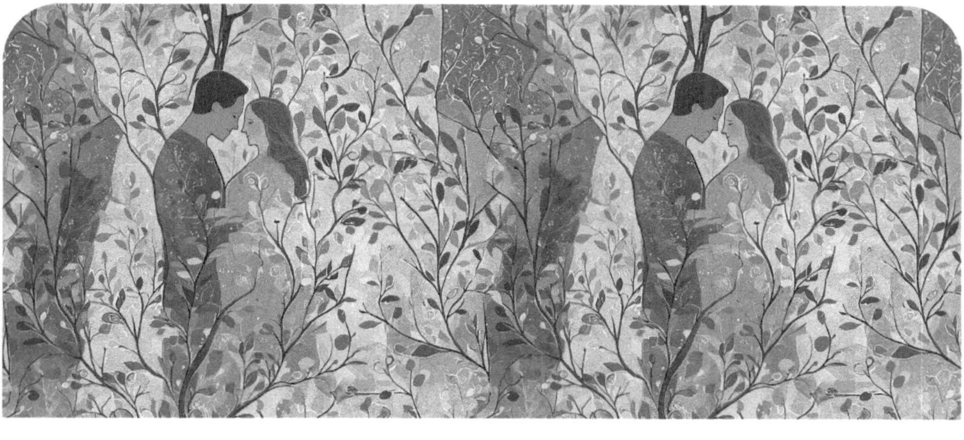

3. 3. Stressbedingte Einflüsse

Wie wirkt sich anhaltender Stress tatsächlich auf unsere Fruchtbarkeit aus? Welche Rolle spielen berufliche Belastungen, emotionale Herausforderungen und fehlende Erholungsphasen bei dem Wunsch, schwanger zu werden? Diese Fragen beschäftigen viele Paare auf ihrem Weg zum Wunschkind. Die moderne Lebensweise mit hohen beruflichen Anforderungen, ständiger Erreichbarkeit und dem Streben nach Work-Life-Balance stellt uns vor besondere Herausforderungen. Wissenschaftliche Studien zeigen dabei einen deutlichen Zusammenhang zwischen chronischem Stress und verminderter Fruchtbarkeit. Sowohl die hormonelle Balance als auch die psychische Verfassung können durch anhaltende Belastungen empfindlich gestört werden. Die gute Nachricht ist: Mit dem richtigen Verständnis für stressbedingte Einflüsse und gezielten Gegenmaßnahmen lässt sich die Ausgangssituation für eine Schwangerschaft deutlich verbessern. Die folgenden Abschnitte zeigen konkrete Wege auf, wie sich berufliche Anforderungen, psychologische Unterstützung und wichtige Regenerationsphasen optimal in den Alltag integrieren lassen.

> *„Chronischer Stress am Arbeitsplatz kann die hormonelle Balance stören und zu Problemen wie unregelmäßigen Menstruationszyklen und Ovulationsstörungen führen."*

3. 3. 1. Berufliche Balance

Die berufliche Balance spielt eine zentrale Rolle bei der Familienplanung und kann erheblichen Einfluss auf die Fruchtbarkeit haben. Chronischer Stress am Arbeitsplatz kann die hormonelle Balance stören und zu Problemen wie unregelmäßigen Menstruationszyklen und Ovulationsstörungen führen [s135]. Besonders herausfordernd wird es, wenn sich Kinderwunsch und Karriereentwicklung zeitlich überschneiden. In der modernen Arbeitswelt sind Drucksituationen, enge Deadlines und hohe Leistungserwartungen alltäglich. Diese können zusammen mit finanziellen Sorgen und anderen Lebensbelastungen zu einem toxischen Stresspegel führen [s135]. Ein konkretes Beispiel: Eine Projektmanagerin, die regelmäßig Überstunden macht und ständig erreichbar sein muss, könnte durch den anhaltenden Stress ihre Fruchtbarkeit ungewollt beeinträchtigen. Besonders komplex wird die Situation bei Fertilitätsbehandlungen. Eine invitrofertilisation (IVF) gleicht praktisch einem zweiten Vollzeitjob [s136]. Die Behandlungen erfordern regelmäßige Arzttermine, die sich nicht immer optimal mit dem Arbeitsalltag vereinbaren lassen. Hier ist eine offene Kommunikation mit dem Arbeitgeber oft unumgänglich. Ein praktischer Ansatz wäre beispielsweise, flexible Arbeitszeiten zu vereinbaren oder die Möglichkeit für Home-Office zu nutzen. Studien zeigen, dass beruflicher Stress während der Schwangerschaft mit einem erhöhten Risiko für Frühgeburten verbunden ist [s137]. Faktoren wie Arbeitsüberlastung, mangelnde Kontrolle über die eigene Arbeitssituation und zwischenmenschliche Konflikte spielen dabei eine bedeutende Rolle. Eine schwangere Führungskraft könnte beispielsweise Delegationsstrategien entwickeln und klare Grenzen für ihre Erreichbarkeit setzen. Die emotionale Belastung durch unerfüllten Kinderwunsch kann sich erheblich auf die berufliche Leistungsfähigkeit auswirken [s138]. Betroffene berichten häufig von Konzentrationsschwierigkeiten und sozialem Rückzug. Ein strukturierter Tagesablauf mit fest eingeplanten Pausen und Entspannungsphasen kann hier hilfreich sein.

Für eine bessere Work-Life-Balance empfehlen Experten verschiedene Strategien [s139]:
- Regelmäßige Meditation oder Achtsamkeitsübungen, beispielsweise durch kurze Atempausen zwischen Meetings
- Integration von Bewegung in den Arbeitsalltag, wie Spaziergänge in der Mittagspause
- Klare Priorisierung von Aufgaben und realistische Zeitplanung
- Etablierung von Grenzen zwischen Arbeit und Privatleben

Für Frauen in Fertilitätsbehandlungen ist es ratsam, einen "Plan B" für wichtige Arbeitsprojekte zu haben [s136]. Dies könnte bedeuten, eine Vertretung einzuarbeiten oder Projektfristen großzügiger zu planen. Auch die Schaffung eines unterstützenden Arbeitsumfelds ist essentiell [s137]. Arbeitgeber können dies durch familienfreundliche Policies und flexible Arbeitsmodelle fördern. Die finanzielle Komponente von Fertilitätsbehandlungen kann zusätzlichen Stress erzeugen [s138]. Eine sorgfältige finanzielle Planung und das Erkunden von Unterstützungsmöglichkeiten durch Krankenkassen oder Arbeitgeber ist empfehlenswert. Selbstfürsorge sollte dabei immer Priorität haben [s136]. Dies bedeutet auch, sich Auszeiten zu gönnen und professionelle Unterstützung in Anspruch zu nehmen, wenn der Druck zu groß wird. Ein Beispiel wäre die Teilnahme an Stressmanagement-Workshops oder die Konsultation eines Coaches für Karriere- und Lebensplanung. Die Entwicklung einer ausgewogenen beruflichen Balance erfordert oft ein Umdenken in der persönlichen Prioritätensetzung [s135]. Dies könnte bedeuten, berufliche Ziele temporär anzupassen oder neue Wege der Arbeitsorganisation zu finden. Wichtig ist dabei, dass diese Anpassungen nicht als Rückschritt, sondern als aktive Gestaltung der eigenen Work-Life-Balance verstanden werden.

Ovulationsstörung

Eine Störung des Eisprungs, bei der die Freisetzung der Eizelle aus dem Eierstock nicht oder nur unregelmäßig erfolgt. Dies kann verschiedene Ursachen haben und die Fruchtbarkeit beeinträchtigen.

3. 3. 2. Psychologische Unterstützung

Die psychologische Unterstützung spielt eine zentrale Rolle bei der Bewältigung von Fruchtbarkeitsproblemen und dem damit verbundenen emotionalen Stress. Studien zeigen, dass unfruchtbare Frauen, besonders zwischen dem zweiten und dritten Jahr des Kinderwunsches, deutlich erhöhte Stresslevel aufweisen [s140]. Diese emotionale Belastung äußert sich häufig in Gefühlen von Trauer, Schuld und dem Verlust der Kontrolle über die eigene Zukunft [s141]. kognitive_verhaltenstherapie hat sich als besonders effektive Interventionsform erwiesen [s142]. Ein praktisches Beispiel: Eine Therapeutin könnte mit ihrer Klientin negative Gedankenmuster identifizieren und diese durch konstruktivere Sichtweisen ersetzen. Etwa könnte der Gedanke "Ich versage als Frau" umgewandelt werden in "Ich gehe aktiv mit einer medizinischen Herausforderung um." Gruppentherapien und Selbsthilfegruppen bieten einen geschützten Raum für den Austausch mit anderen Betroffenen [s140]. Diese können sowohl in Person als auch online stattfinden. Der Erfahrungsaustausch mit Menschen in ähnlichen Situationen kann sehr entlastend wirken und praktische Bewältigungsstrategien aufzeigen. Eine Teilnehmerin berichtete beispielsweise: "In der Gruppe habe ich gelernt, dass meine Gefühle normal sind und ich nicht alleine bin." Besondere Aufmerksamkeit verdienen die psychologischen Nebenwirkungen von Fruchtbarkeitsmedikamenten. Diese können Stimmungsschwankungen, Ängste, Depressionen und Schlafstörungen verursachen [s143] [s141]. Ein strukturiertes Unterstützungsprogramm zur Stressbewältigung, geleitet von einem qualifizierten Coach, kann hier signifikante Verbesserungen bewirken [s144].

Für den Alltag empfehlen Experten einen "Werkzeugkasten für mentale Gesundheit" [s145]:
- Regelmäßige Entspannungsübungen wie progressive Muskelentspannung
- Tägliche Spaziergänge in der Natur
- Achtsamkeitsmeditation
- Führen eines Dankbarkeitstagebuchs
- Ausgleichende körperliche Aktivitäten

Die Übergangszeit zur Elternschaft, von der Empfängnis bis zum ersten Jahr mit dem Kind, kann erhebliche psychische Herausforderungen mit sich bringen [s146]. Hier ist es wichtig, Warnsignale wie anhaltende Traurigkeit oder übermäßige Sorgen frühzeitig zu erkennen. Eine spezialisierte psychologische Beratung kann helfen, präventiv Bewältigungsstrategien zu entwickeln. Für Paare ist es besonders wichtig, offen über ihre Gefühle zu kommunizieren [s141]. Ein strukturierter Dialog-Abend pro Woche kann helfen, Emotionen zu teilen und gemeinsame Strategien zu entwickeln. Dabei sollte auch Raum für positive Momente und Zukunftsperspektiven sein, die über das Thema Kinderwunsch hinausgehen. Komplementäre Ansätze wie Massagen oder Akupunktur können das psychische Wohlbefinden zusätzlich unterstützen [s145]. Diese Methoden helfen nicht nur bei der körperlichen Entspannung, sondern bieten auch wertvolle "Me-Time" zur mentalen Regeneration. Das Setzen gesunder Grenzen gegenüber gut gemeinten, aber möglicherweise belastenden Ratschlägen von Familie und Freunden ist essentiell [s146]. Eine klare, aber freundliche Kommunikation könnte lauten: "Ich weiß deine Anteilnahme zu schätzen, möchte aber momentan nicht über dieses Thema sprechen." Die Integration von Entspannungs- und Achtsamkeitsübungen in den Tagesablauf kann die Regelmäßigkeit des Menstruationszyklus positiv beeinflussen [s143]. Eine einfache 5-Minuten-Atemübung am Morgen oder eine kurze Meditation vor dem Schlafengehen können bereits positive Effekte haben.

3. 3. 3. Regenerationsphasen

Regenerationsphasen sind essentiell für die körperliche und mentale Erholung, besonders wenn eine Schwangerschaft angestrebt wird. Die Balance zwischen Aktivität und Regeneration spielt dabei eine zentrale Rolle für die Fruchtbarkeit [s147]. Ein konkretes Beispiel: Eine Frau, die täglich Hochleistungssport betreibt, sollte ausreichende Erholungsphasen einplanen, da übermäßiges Training zu hormonellen Ungleichgewichten führen kann [s148]. Die Regeneration des Körpers erfolgt in verschiedenen Phasen, die alle ihre spezifische Bedeutung haben. Während dieser Phasen normalisiert sich die Aktivität der Hypothalamus-Hypophysen-Nebennieren-Achse, was für die hormonelle Balance essentiell ist [s147]. Ein praktischer Tipp wäre, feste Ruhezeiten in den Tagesablauf zu integrieren, beispielsweise eine 30-minütige Mittagspause ohne Telefon oder andere Störfaktoren. Besonders wichtig ist die Beachtung der körperlichen Signale. Wenn der Körper Erschöpfungsanzeichen zeigt, sollte die Intensität der Aktivitäten reduziert werden. Ein niedriger Energievorrat kann die Fruchtbarkeit erheblich beeinträchtigen [s149]. Eine ausgewogene Ernährung und ausreichend Schlaf sind daher fundamentale Bestandteile erfolgreicher Regenerationsphasen. Für Frauen mit aktivem Lebensstil ist es wichtig, die richtige Balance zwischen Training und Erholung zu finden. Moderate Bewegung kann Stresshormone reduzieren und sich positiv auf die Fruchtbarkeit auswirken [s148]. Ein konkretes Beispiel wäre, intensive Workouts durch sanftere Aktivitäten wie Yoga oder Schwimmen zu ersetzen. Die Qualität der Regeneration spielt eine wichtige Rolle. Stille Aktivitäten wie Meditation oder bewusstes Atmen können die Erholungsphase intensivieren. Diese Praktiken helfen, die Stresshormonproduktion zu regulieren und unterstützen damit die reproduktive Gesundheit [s147]. Ein praktischer Ansatz wäre, täglich 10-15 Minuten für Achtsamkeitsübungen einzuplanen. Besondere Aufmerksamkeit verdient der Zusammenhang zwischen intensiver körperlicher Aktivität und Menstruationsstörungen. Übermäßiges Training kann zu unregelmäßigen Zyklen oder sogar zum Ausbleiben der Menstruation führen [s149]. Eine Empfehlung wäre, ein Aktivitätstagebuch zu führen und die Intensität des Trainings an den Zyklus anzupassen. Die Regeneration des Endometriums ist ein weiterer wichtiger Aspekt. Chronischer Stress kann die Dicke der Gebärmutterschleimhaut negativ beeinflussen [s147]. Entspannungstechniken und ausreichende Ruhephasen können hier unterstützend wirken. Ein praktisches Beispiel wäre die Integration von Wärmeanwendungen oder sanften Bauchmassagen in die abendliche Routine.

Für die optimale Regeneration empfehlen Experten einen strukturierten Tagesablauf mit:
- Festgelegten Ruhezeiten
- Ausgewogener Mischung aus Aktivität und Entspannung
- Regelmäßigen Mahlzeiten
- Ausreichend Schlaf (7-9 Stunden)
- Stressreduzierenden Aktivitäten

Die Einnistung und der Erhalt einer frühen Schwangerschaft können durch erhöhte Stresshormone beeinträchtigt werden [s147]. Daher ist es wichtig, in der Zeit des Kinderwunsches besonders auf ausreichende Regenerationsphasen zu achten. Ein praktischer Tipp wäre, sich während der vermuteten Einnistungsphase bewusst mehr Ruhe zu gönnen und stressige Aktivitäten zu reduzieren.

Glossar

Endometrium

Die innere Schleimhautschicht der Gebärmutter, die sich während des Menstruationszyklus auf- und abbaut. Sie ist wichtig für die Einnistung eines befruchteten Eis und die Entwicklung der Plazenta.

Hypothalamus-Hypophysen-Nebennieren-Achse

Ein komplexes System aus drei Hormondrüsen im Körper, das die Stressreaktion steuert und Hormone wie Cortisol reguliert. Störungen in diesem System können die Fruchtbarkeit beeinflussen.

Zusammenfassung - 3. 3. Stressbedingte Einflüsse

- Chronischer Arbeitsstress kann zu Ovulationsstörungen und unregelmäßigen Menstruationszyklen führen
- Eine IVF-Behandlung erfordert einen Zeitaufwand vergleichbar mit einem zweiten Vollzeitjob
- Beruflicher Stress während der Schwangerschaft erhöht nachweislich das Frühgeburtsrisiko
- Unfruchtbare Frauen zeigen besonders zwischen dem zweiten und dritten Jahr des Kinderwunsches erhöhte Stresslevel
- Kognitive Verhaltenstherapie hat sich als effektivste Interventionsform bei fruchtbarkeitsbedingtem Stress erwiesen
- Fruchtbarkeitsmedikamente können als Nebenwirkungen Depressionen und Schlafstörungen verursachen
- Die Hypothalamus-Hypophysen-Nebennieren-Achse normalisiert sich während gezielter Regenerationsphasen
- Übermäßiges körperliches Training kann zu hormonellen Ungleichgewichten und Menstruationsstörungen führen
- Chronischer Stress beeinträchtigt die Dicke des Endometriums negativ
- Erhöhte Stresshormone können die Einnistung einer frühen Schwangerschaft erschweren

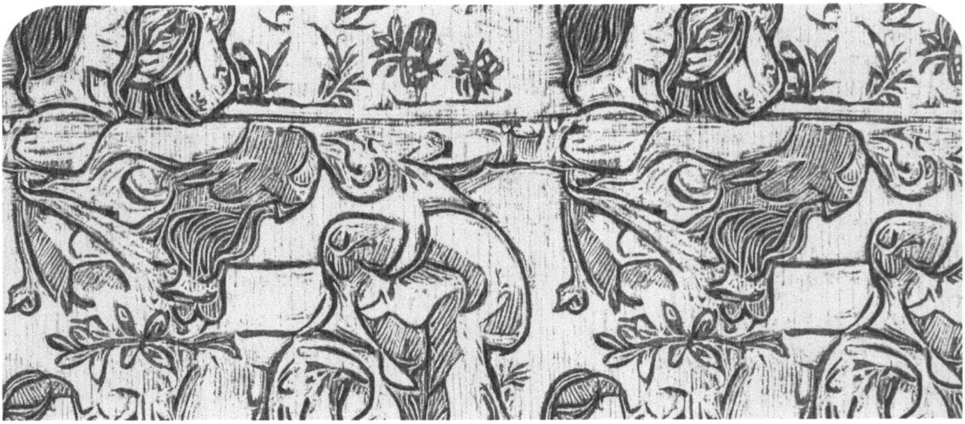

Rückblick - 3. Besondere Herausforderungen

- Eine Gewichtsreduktion von nur 5% kann die hormonelle Situation deutlich verbessern
- Die mediterrane Ernährung und DASH-Diät haben sich als besonders vorteilhaft für die Hormonregulation erwiesen
- Frauen ohne vorherige Hormonbehandlung haben eine viermal höhere Schwangerschaftswahrscheinlichkeit als mit Hormonbehandlung
- Endokrine Disruptoren in Alltagsprodukten können den Hormonhaushalt erheblich stören
- Die Fruchtbarkeit sinkt ab dem 35. Lebensjahr deutlich und fällt bis zum 40. Lebensjahr auf etwa die Hälfte des ursprünglichen Niveaus
- Männer über 45 Jahre zeigen eine verminderte Fruchtbarkeit und ein erhöhtes Risiko für neuropsychiatrische Störungen bei den Nachkommen
- Bildung und sozioökonomischer Status wurden als schützende Faktoren gegen Unfruchtbarkeit identifiziert
- Chronischer Stress kann die Dicke der Gebärmutterschleimhaut negativ beeinflussen
- Unfruchtbare Frauen zeigen besonders zwischen dem zweiten und dritten Jahr des Kinderwunsches deutlich erhöhte Stresslevel
- Übermäßiges Training kann zu hormonellen Ungleichgewichten und Menstruationsstörungen führen
- Die Hypothalamus-Hypophysen-Nebennieren-Achse spielt eine zentrale Rolle bei der hormonellen Balance und Stressregulation

Die vielfältigen Herausforderungen auf dem Weg zum Wunschkind werfen die Frage auf, welche medizinischen Möglichkeiten moderne Behandlungsmethoden bieten können.

4. Medizinische Aspekte

Der Weg zum Wunschkind führt heute durch ein komplexes Netzwerk medizinischer Möglichkeiten. Während frühere Generationen oft dem Zufall vertrauten, stehen werdenden Eltern mittlerweile vielfältige Optionen zur Verfügung - von präventiven Untersuchungen bis hin zu alternativen Heilmethoden. Doch welche dieser Möglichkeiten sind wirklich sinnvoll? Wie lässt sich zwischen notwendiger Vorsorge und übertriebener Intervention unterscheiden? Die medizinischen Aspekte der Familienplanung werfen auch ethische Fragen auf: Wie weit sollten technische Eingriffe in den natürlichen Prozess gehen? Welche Risiken sind wir bereit einzugehen? Und wie finden wir die richtige Balance zwischen schulmedizinischen und ganzheitlichen Ansätzen? Dieses Kapitel beleuchtet die verschiedenen medizinischen Facetten auf dem Weg zum Wunschkind - von gynäkologischen Checks über Laboruntersuchungen bis hin zu komplementären Therapieansätzen. Es liefert evidenzbasierte Informationen als Grundlage für informierte Entscheidungen in einer der wichtigsten Lebensphasen.

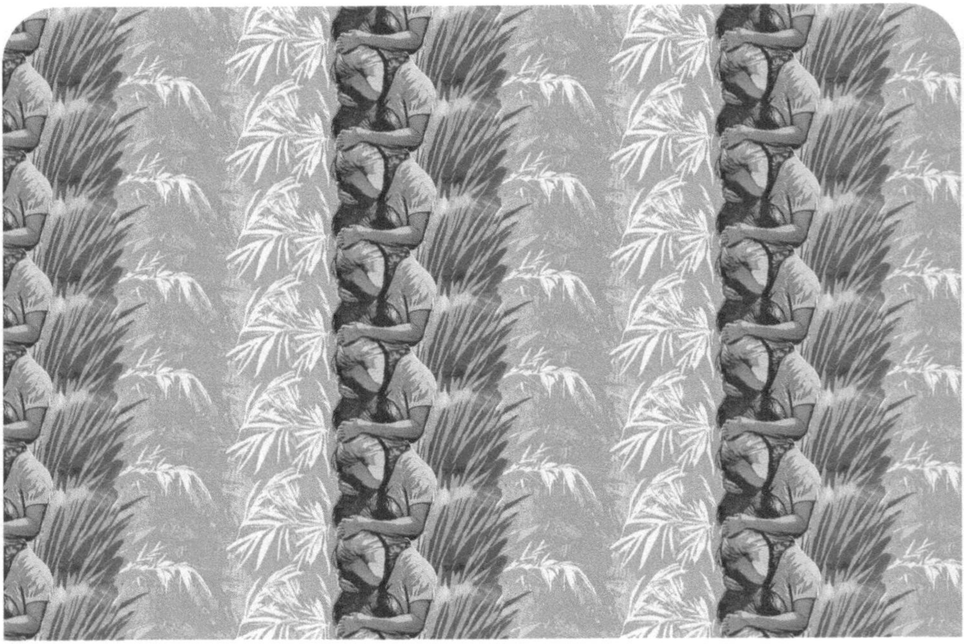

4. 1. Vorsorgeuntersuchungen

Die Planung einer Schwangerschaft wirft viele Fragen auf: Welche medizinischen Untersuchungen sind wirklich notwendig? Wann ist der optimale Zeitpunkt für welchen Check? Und wie lässt sich das eigene Gesundheitsrisiko am besten einschätzen? Vorsorgeuntersuchungen bilden das medizinische Fundament für eine gesunde Schwangerschaft. Sie umfassen verschiedene Bereiche - von der gynäkologischen Grunduntersuchung über spezifische Laboranalysen bis hin zur genetischen Beratung. Dabei hat sich das Konzept der Vorsorge in den letzten Jahren deutlich gewandelt: Statt starrer Routineuntersuchungen steht heute eine individualisierte, risikoangepasste Betreuung im Vordergrund. Die folgenden Abschnitte zeigen detailliert auf, welche Untersuchungen zu welchem Zeitpunkt sinnvoll sind und wie Sie diese Informationen für Ihre persönliche Familienplanung optimal nutzen können.

> *„Die erste gynäkologische Vorsorgeuntersuchung wird ab dem 21. Lebensjahr empfohlen.“*

4. 1. 1. Gynäkologische Checks

Regelmäßige gynäkologische Vorsorgeuntersuchungen sind ein essentieller Bestandteil der Gesundheitsvorsorge für Frauen, besonders wenn ein Kinderwunsch besteht. Diese Untersuchungen haben sich in den letzten Jahren deutlich gewandelt - weg von starren jährlichen Routineuntersuchungen hin zu individualisierten, alters- und risikoangepassten Vorsorgeprogrammen [s150]. Die erste gynäkologische Vorsorgeuntersuchung wird ab dem 21. Lebensjahr empfohlen [s151]. Ein typischer Vorsorgetermin beginnt mit einem ausführlichen Gespräch, bei dem die Ärztin oder der Arzt die persönliche und familiäre Krankengeschichte erfasst und aktuelle Beschwerden oder Anliegen bespricht [s150]. Dabei sollten Sie offen über Ihre Familienplanung sprechen, da dies die weitere Vorsorgeplanung maßgeblich beeinflusst.

Für Frauen zwischen 30 und 65 Jahren ist ein regelmäßiges Screening auf Gebärmutterhalskrebs vorgesehen. Dies erfolgt entweder durch einen Pap-Test alle 3 Jahre oder einen HPV-Test alle 5 Jahre. Alternativ können beide Tests kombiniert werden (Cotesting) [s152]. Wurde bereits eine Krebsvorstufe behandelt, sind engmaschigere Kontrollen über mindestens 20 Jahre erforderlich [s151]. Bei bestehendem Kinderwunsch umfasst die gynäkologische Vorsorge zusätzliche wichtige Aspekte. Hierzu gehört eine präkonzeptionelle Beratung, die biomedizinische, verhaltensbezogene und soziale Risikofaktoren identifiziert [s153]. Konkret bedeutet dies beispielsweise die Überprüfung des Impfstatus, eine Beratung zur Folsäure-Supplementierung und die Analyse von Lebensstilfaktoren wie Ernährung, Bewegung und Stressmanagement. Sobald eine Schwangerschaft eingetreten ist, wird ein engmaschiger Vorsorgeplan erstellt. In der Frühschwangerschaft erfolgen wichtige Screenings wie Tests auf Hepatitis B [s154], HIV und andere sexuell übertragbare Infektionen [s155]. Zwischen der 24. und 28. Schwangerschaftswoche wird ein Screening auf Schwangerschaftsdiabetes durchgeführt [s156]. Besonders wichtig ist auch die Kontrolle des

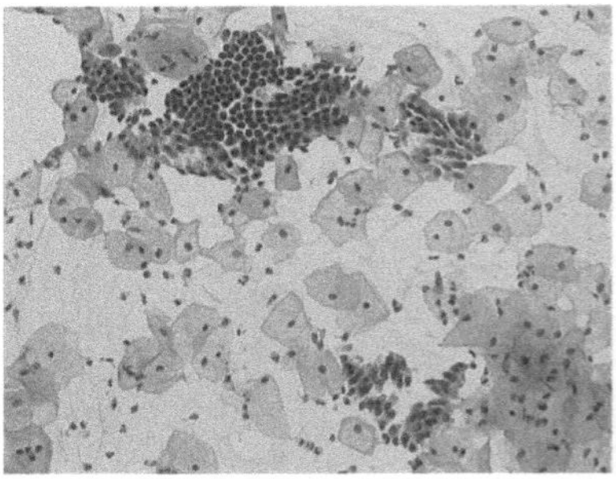

Pap-Test [i27]

Blutdrucks zur Früherkennung einer möglichen Präeklampsie [s154]. Die moderne gynäkologische Vorsorge berücksichtigt auch psychische Aspekte. So gehören Screenings auf Angststörungen und Depressionen sowohl während der Schwangerschaft als auch in der Zeit nach der Geburt zum Standard [s155]. Praktischer Tipp: Führen Sie ein Stimmungstagebuch und sprechen Sie offen mit Ihrer Ärztin oder Ihrem Arzt über psychische Belastungen. Ein weiterer wichtiger Bestandteil ist die Brustkrebs-Früherkennung. Ab dem 40. Lebensjahr werden jährliche Mammographie-Screenings empfohlen [s157]. Bei familiärer Vorbelastung kann dies auch früher notwendig sein [s152]. Zusätzlich sollten Sie die Selbstuntersuchung der Brust erlernen und monatlich durchführen. Die postpartale Vorsorge umfasst neben der körperlichen Untersuchung auch eine umfassende Stillberatung und Unterstützung bei der Rückbildung [s154]. Wichtig ist auch das Screening auf Substanzmissbrauch und die Beratung zur Raucherentwöhnung, falls notwendig [s155]. Für eine optimale Vorsorge ist es ratsam, einen festen Gynäkologen oder eine Gynäkologin zu wählen [s158]. Führen Sie einen persönlichen Vorsorgekalender und dokumentieren Sie relevante Gesundheitsdaten wie Menstruationszyklen, durchgeführte Tests und deren Ergebnisse. Dies erleichtert die Früherkennung von Veränderungen und ermöglicht eine bessere Einschätzung möglicher Risiken.

Glossar

HPV-Test

Ein molekularbiologischer Test zum Nachweis von humanen Papillomviren in Zellen des Gebärmutterhalses. HPV sind kleine DNA-Viren, von denen einige Typen Krebs verursachen können.

Pap-Test

Eine Untersuchungsmethode, bei der Zellen vom Gebärmutterhals entnommen und unter dem Mikroskop auf Veränderungen untersucht werden. Benannt nach dem Erfinder George Papanicolaou.

Präeklampsie

Eine schwangerschaftsbedingte Erkrankung, die sich durch eine Kombination aus Bluthochdruck und Eiweißausscheidung im Urin auszeichnet. Tritt typischerweise nach der 20. Schwangerschaftswoche auf.

4. 1. 2. Laboruntersuchungen

Laboruntersuchungen spielen eine zentrale Rolle bei der Vorbereitung auf eine Schwangerschaft und während der Schwangerschaft selbst. Sie helfen dabei, mögliche Gesundheitsrisiken frühzeitig zu erkennen und entsprechende Maßnahmen einzuleiten [s159]. Die erste wichtige Laboruntersuchung ist der Schwangerschaftstest selbst, der das Schwangerschaftshormon hCG nachweist [s160]. Sobald eine Schwangerschaft bestätigt ist, wird ein umfangreiches pränatelles Panel durchgeführt, das verschiedene Blutuntersuchungen umfasst [s159]. Diese Tests sollten möglichst früh im ersten Trimester erfolgen, da viele Befunde eine unmittelbare therapeutische Konsequenz haben können. Ein besonders wichtiger Bestandteil ist die Bestimmung der Blutgruppe und des Rhesus-Faktors. Bei Rhesus-negativen Frauen muss diese Untersuchung in der 28. Schwangerschaftswoche wiederholt werden [s161]. Praktischer Tipp: Lassen Sie sich Ihre Blutgruppe schriftlich bestätigen und bewahren Sie den Nachweis sorgfältig auf - dies kann in Notfallsituationen lebensrettend sein.

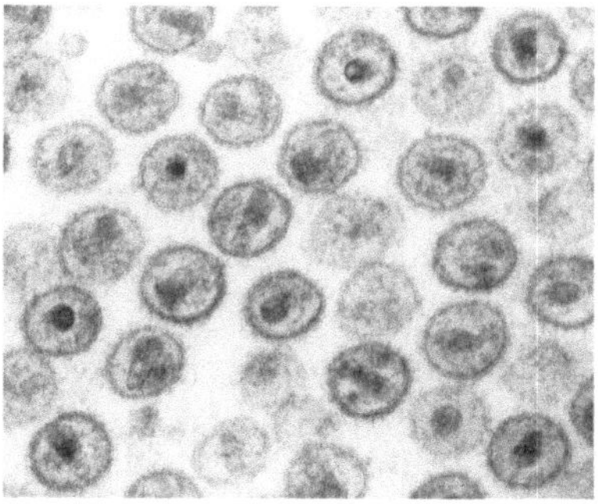

HIV [i28]

Die Basisdiagnostik umfasst außerdem ein komplettes Blutbild (CBC) zur Erkennung einer möglichen Anämie, sowie Tests auf Hepatitis B und C, HIV, Röteln-Antikörper und Syphilis [s162]. Bei der HIV-Testung wird heute ein sogenanntes Opt-out-Screening praktiziert: Der Test wird standardmäßig durchgeführt, sofern die Schwangere nicht ausdrücklich widerspricht [s163]. Besondere Aufmerksamkeit gilt auch dem Screening auf Harnwegsinfektionen durch regelmäßige Urinuntersuchungen in jedem Trimester [s162]. Ein praktischer Rat: Trinken Sie ausreichend Wasser und achten Sie auf eine gute Intimhygiene, um Infektionen vorzubeugen.

Ein weiterer wichtiger Aspekt sind die genetischen Untersuchungen. Diese werden meist um den Zeitpunkt des ersten Ultraschalls angeboten und können durch verschiedene Screening-Methoden erfolgen [s164]. Bestimmte genetische Tests sind medizinisch notwendig, wenn spezifische Risikofaktoren vorliegen. Dazu gehören Trägeruntersuchungen für:
- Spinale Muskelatrophie
- Mukoviszidose
- Hämoglobinopathien
- Fragiles X-Syndrom bei entsprechender Familiengeschichte [s165]

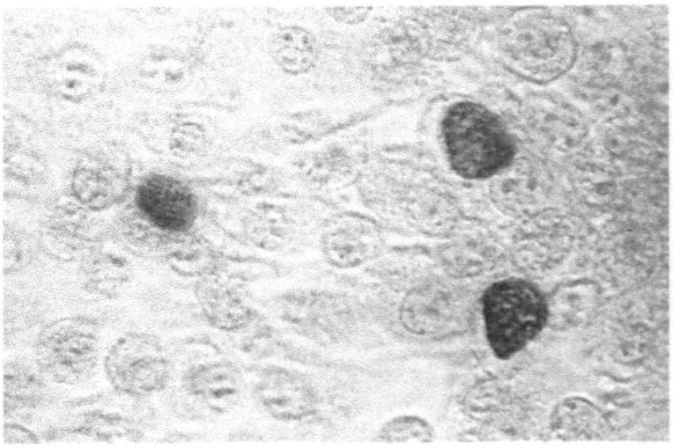

Chlamydien [i29]

Für Frauen mit erhöhtem HIV-Infektionsrisiko wird eine Wiederholung des HIV-Tests im dritten Trimester empfohlen [s163]. Gleiches gilt für Tests auf Chlamydien und Gonorrhoe bei Frauen mit erhöhtem Risiko [s162]. Ein wichtiger praktischer Hinweis: Legen Sie sich einen übersichtlichen Ordner für alle Laborergebnisse an. Notieren Sie sich Fragen, die sich aus den Befunden ergeben, und besprechen Sie diese beim nächsten Arzttermin. Viele Labore bieten heute auch digitale Portale an, über die Sie Ihre Ergebnisse einsehen können - fragen Sie aktiv danach. Für bestimmte genetische Untersuchungen, wie die präimplantatorische genetische Diagnostik (PGT), gelten besondere medizinische Notwendigkeitskriterien [s165]. Diese Option kommt beispielsweise in Betracht, wenn ein erhöhtes Risiko für schwere genetische Erkrankungen besteht. Wichtig zu wissen: Alle Laboruntersuchungen sind freiwillig und sollten nach ausführlicher Aufklärung und individueller Risikoabwägung durchgeführt werden [s161]. Lassen Sie sich Zeit, die verschiedenen Optionen mit Ihrem Behandlungsteam zu besprechen und treffen Sie informierte Entscheidungen.

Hämoglobinopathie
Erbliche Erkrankungen des roten Blutfarbstoffs, die zu Störungen der Sauerstoffversorgung im Körper führen können.

Mukoviszidose
Eine angeborene Stoffwechselerkrankung, bei der zäher Schleim verschiedene Organe beeinträchtigt und besonders Lunge und Bauchspeicheldrüse betroffen sind.

Präimplantatorische genetische Diagnostik
Ein Verfahren zur Untersuchung von Embryonen auf genetische Auffälligkeiten vor der Einpflanzung in die Gebärmutter.

Pränatelles Panel
Eine standardisierte Zusammenstellung verschiedener Laboruntersuchungen, die speziell für die frühe Schwangerschaft entwickelt wurde und als Basisscreening dient.

4. 1. 3. Genetische Beratung

Die genetische Beratung ist ein wichtiger Bestandteil der Schwangerschaftsvorsorge und wird von speziell ausgebildeten Fachkräften durchgeführt, die eng mit Gynäkologen zusammenarbeiten [s166]. Diese Beratung ist besonders relevant für Paare, die eine Schwangerschaft planen oder bereits schwanger sind und mehr über mögliche genetische Risiken erfahren möchten. Ein typischer Beratungsprozess beginnt mit der sorgfältigen Erhebung der Familiengeschichte. Die genetischen Berater erstellen dabei einen detaillierten Stammbaum über mehrere Generationen, der Erkrankungen und auffällige Gesundheitsmuster in der Familie dokumentiert [s167]. Praktischer Tipp: Informieren Sie sich bereits vor dem Beratungsgespräch bei Ihren Verwandten über bekannte Erbkrankheiten und bringen Sie entsprechende medizinische Unterlagen mit. Die moderne genetische Beratung kann mittlerweile mehr als 100 verschiedene Krankheiten und Syndrome untersuchen [s168]. Bei der Interpretation der Ergebnisse ist es wichtig zu verstehen, dass bei rezessiven Erbkrankheiten, wenn beide Eltern Träger sind, verschiedene Szenarien möglich sind: Das Kind hat eine 25-prozentige Chance, nicht betroffen zu sein, eine 50-prozentige Chance, Träger zu sein, und eine 25-prozentige Chance, die Krankheit zu entwickeln [s168].

Besonders wichtig ist die genetische Beratung in bestimmten Risikosituationen, etwa wenn:
- Abnormale Screening- oder Ultraschallergebnisse vorliegen
- Genetische Erkrankungen in der Familie bekannt sind
- Ein Partner bereits Träger einer genetischen Erkrankung ist
- Ein fortgeschrittenes Alter der Mutter vorliegt [s166]

Die Berater informieren auch über verschiedene Testmöglichkeiten. Dabei wird zwischen Screening- und Diagnosetests unterschieden [s169]. Screeningtests, wie beispielsweise nicht-invasive Pränataltests (NIPT), geben Aufschluss über das Risiko bestimmter genetischer Störungen, ohne dabei ein Fehlgeburtsrisiko zu bergen. Diagnosetests wie die Chorionzottenbiopsie oder Amniozentese können genetische Störungen zwar definitiv bestätigen, sind aber mit einem gewissen Fehlgeburtsrisiko verbunden [s169]. Ein wichtiger Aspekt der genetischen Beratung ist die psychologische

Unterstützung bei der Entscheidungsfindung [s170]. Die Berater helfen dabei, die oft komplexen medizinischen Informationen verständlich zu machen und die verschiedenen Handlungsoptionen abzuwägen. Praktischer Hinweis: Notieren Sie sich vor dem Beratungsgespräch alle Fragen und Bedenken, die Sie beschäftigen. Die genetische Beratung wird häufig von den Firmen, die das Screening durchführen, kostenfrei angeboten [s168]. Es ist ratsam, sich frühzeitig über die Kostenübernahme durch die Krankenkasse zu informieren, besonders wenn weiterführende Tests gewünscht werden. Für Paare mit bekannten genetischen Risiken können auch Optionen wie die assistierte Reproduktion mit präimplantationsdiagnostischen Verfahren besprochen werden [s171]. Diese Möglichkeiten erlauben es, bereits vor einer Schwangerschaft bestimmte genetische Erkrankungen auszuschließen. Ein praktischer Tipp für die Vorbereitung auf die genetische Beratung: Erstellen Sie eine Liste mit allen bekannten Erkrankungen in Ihrer Familie, sammeln Sie vorhandene Befunde und dokumentieren Sie Ihre persönliche Krankengeschichte. Je vollständiger diese Informationen sind, desto präziser kann die Risikoeinschätzung erfolgen.

Glossar

Amniozentese
Ein diagnostisches Verfahren, bei dem Fruchtwasser durch die Bauchdecke der Mutter entnommen wird, meist zwischen der 15. und 18. Schwangerschaftswoche.

Chorionzottenbiopsie
Eine Untersuchungsmethode, bei der zwischen der 11. und 14. Schwangerschaftswoche Gewebe aus dem Mutterkuchen entnommen wird, um chromosomale Veränderungen zu erkennen.

Präimplantationsdiagnostik
Eine genetische Untersuchung von Embryonen vor der Einpflanzung in die Gebärmutter, die im Rahmen einer künstlichen Befruchtung durchgeführt wird.

Zusammenfassung - 4. 1. Vorsorgeuntersuchungen

- Gynäkologische Vorsorge hat sich von starren jährlichen Routinen zu individualisierten, risikoangepassten Programmen entwickelt
- Zwischen 30-65 Jahren erfolgt ein Screening auf Gebärmutterhalskrebs durch Pap-Test (3-jährlich) oder HPV-Test (5-jährlich)
- Nach Behandlung von Krebsvorstufen sind 20 Jahre engmaschige Kontrollen erforderlich
- Präkonzeptionelle Beratung identifiziert biomedizinische, verhaltensbezogene und soziale Risikofaktoren
- Zwischen 24.-28. SSW erfolgt standardmäßig ein Screening auf Schwangerschaftsdiabetes
- Das pränatelle Panel umfasst Tests auf Hepatitis B/C, HIV, Röteln-Antikörper und Syphilis
- HIV-Tests werden im Opt-out-Verfahren durchgeführt
- Genetische Screenings prüfen auf Spinale Muskelatrophie, Mukoviszidose, Hämoglobinopathien und Fragiles X-Syndrom
- Bei Rhesus-negativen Frauen muss die Blutgruppenbestimmung in der 28. SSW wiederholt werden
- Präimplantatorische genetische Diagnostik (PGT) unterliegt speziellen medizinischen Notwendigkeitskriterien
- Bei rezessiven Erbkrankheiten besteht eine 25% Chance auf Erkrankung, 50% auf Trägerschaft und 25% auf Nicht-Betroffenheit
- Nicht-invasive Pränataltests (NIPT) ermöglichen risikofreie Screenings, während Chorionzottenbiopsie und Amniozentese ein Fehlgeburtsrisiko bergen

4. 2. Ergänzende Therapien

Wenn der Kinderwunsch unerfüllt bleibt, suchen viele Paare nach ergänzenden Behandlungsmöglichkeiten zur klassischen Schulmedizin. Doch welche alternativen Therapieformen können die Fruchtbarkeit tatsächlich positiv beeinflussen? Wie lässt sich ihre Wirksamkeit wissenschaftlich einordnen? Und welche Rolle spielen dabei traditionelle Heilmethoden wie Akupunktur, moderne manuelle Techniken wie die Osteopathie oder umstrittene Ansätze wie die Homöopathie? Die Forschung der letzten Jahre hat gezeigt, dass einige komplementäre Therapieformen durchaus das Potenzial haben, die Erfolgschancen einer Kinderwunschbehandlung zu erhöhen - sei es durch die Verbesserung der Durchblutung, die Harmonisierung von Körperfunktionen oder die Reduktion von behandlungsbedingtem Stress. Die folgenden Abschnitte beleuchten die wichtigsten ergänzenden Therapieformen, ihre Wirkungsweise und ihren wissenschaftlich nachgewiesenen Nutzen bei unerfülltem Kinderwunsch.

> *„Die traditionelle chinesische Akupunktur verbessert durch gezielte Nadelstimulation die Durchblutung der Fortpflanzungsorgane und kann dadurch die Erfolgsrate bei IVF-Behandlungen erhöhen.“*

4. 2. 1. Akupunktur

Die traditionelle chinesische Akupunktur gewinnt als ergänzende Therapie bei Kinderwunsch zunehmend an Bedeutung. Immer mehr Paare mit Subfertilität entscheiden sich für diese Behandlungsmethode, besonders in Kombination mit schulmedizinischen Fruchtbarkeitsbehandlungen [s172]. Ein wesentlicher Wirkmechanismus der Akupunktur liegt in der Verbesserung der Durchblutung der Fortpflanzungsorgane. Durch gezielte Nadelstimulation wird die Blutversorgung von Uterus und Eierstöcken optimiert, was deren Funktionsfähigkeit unterstützt [s173]. Dies ist besonders relevant für Frauen, die sich einer invitrofertilisation (IVF) unterziehen. Bei der Vorbereitung auf eine IVF-Behandlung empfehlen Experten, bereits einige Wochen vorher mit Akupunktursitzungen zu beginnen. Ein typischer Behandlungsplan könnte drei Sitzungen vor dem Embryotransfer und weitere drei danach umfassen [s174]. Wissenschaftliche Studien belegen die Wirksamkeit: Die klinische Schwangerschaftsrate bei IVF-Patientinnen erhöht sich signifikant durch begleitende Akupunkturbehandlungen [s175]. Besonders vielversprechend sind die Ergebnisse bei Frauen mit wiederholten erfolglosen IVF-Versuchen. Eine Meta-Analyse zeigt, dass zwei oder mehr Akupunkturbehandlungen zu deutlich besseren Ergebnissen führen als einzelne Sitzungen [s175].

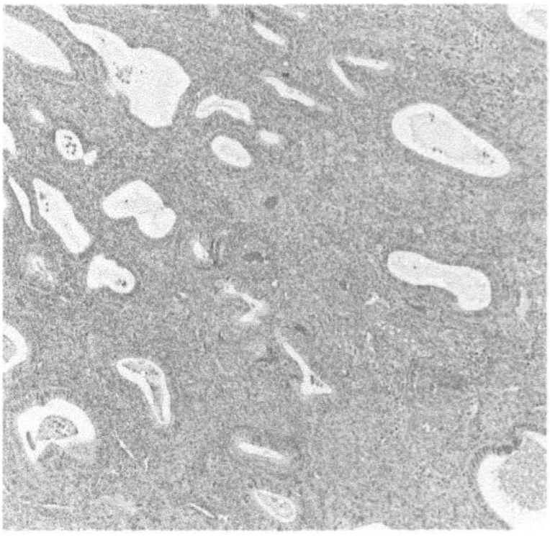

Endometrium [i30]

Ein weiterer wichtiger Aspekt ist die Verbesserung der Endometriumdicke, die für eine erfolgreiche Embryoimplantation essentiell ist. Bei Patientinnen mit wiederkehrendem Implantationsversagen konnte durch Akupunktur eine signifikante Zunahme der Gebärmutterschleimhaut erreicht werden [s176]. Die Kombination von Akupunktur mit konventionellen Hormontherapien zeigt hier besonders positive Effekte. Stress und psychische Belastungen können die Fruchtbarkeit erheblich beeinträchtigen. Akupunktur hat sich als effektive Methode zur Stressreduktion erwiesen [s177]. In der praktischen Anwendung wird empfohlen, regelmäßige Akupunktursitzungen in ruhiger Atmosphäre durchzuführen. Viele Patientinnen berichten von einer deutlichen

Entspannung bereits während der Behandlung. Eine typische Sitzung dauert etwa 30-45 Minuten, wobei die Nadeln an spezifischen Punkten platziert werden, die mit der Fruchtbarkeit in Verbindung stehen. Für Frauen mit polyzystischem_ovarialsyndrom (PCOS) bietet Akupunktur eine vielversprechende Ergänzung zur konventionellen Therapie. Die Behandlung kann zur Regulierung der Hormone beitragen und den Eisprung fördern [s178]. Ein individuell abgestimmter Behandlungsplan berücksichtigt dabei den Menstruationszyklus der Patientin. Auch während der Schwangerschaft kann Akupunktur unterstützend eingesetzt werden, etwa zur Linderung von Schwangerschaftsbeschwerden wie Übelkeit und Müdigkeit [s177]. Wichtig ist hierbei die Behandlung durch einen qualifizierten Therapeuten mit Erfahrung in der Schwangerschaftsbegleitung. Die Studienlage zeigt, dass Akupunktur die Fehlgeburtenrate reduzieren und die Wahrscheinlichkeit einer erfolgreichen Schwangerschaft erhöhen kann [s172]. Obwohl nicht alle Studien eindeutige Beweise für die Verbesserung natürlicher Schwangerschaftsraten liefern, gibt es keine Hinweise auf schädliche Wirkungen [s177].

Für die praktische Umsetzung empfiehlt sich:
- Frühzeitiger Behandlungsbeginn, idealerweise 2-3 Monate vor geplanter Konzeption
- Regelmäßige Sitzungen, mindestens 1-2 mal wöchentlich
- Abstimmung der Behandlungstermine auf den Menstruationszyklus
- Bei IVF-Behandlung: intensive Begleitung vor und nach dem Embryotransfer
- Wahl eines erfahrenen Therapeuten mit Spezialisierung auf Fruchtbarkeitsbehandlung

Die positiven Effekte der Akupunktur scheinen auf mehreren Ebenen zu wirken: physisch durch verbesserte Durchblutung und Hormonregulation, sowie psychisch durch Stressreduktion und emotionale Stabilisierung. Diese ganzheitliche Wirkung macht sie zu einer wertvollen Ergänzung im Rahmen der Kinderwunschbehandlung.

Glossar

Embryotransfer

Der medizinische Vorgang, bei dem ein oder mehrere im Labor entwickelte Embryonen durch einen dünnen Katheter in die Gebärmutter der Frau eingebracht werden.

Endometrium

Die innere Schleimhautschicht der Gebärmutter, die sich während des Menstruationszyklus auf- und abbaut. Sie ist wichtig für die Einnistung eines befruchteten Eis.

Subfertilität

Eine verminderte Fruchtbarkeit, bei der eine Schwangerschaft zwar möglich, aber erschwert ist. Der Unterschied zur Infertilität besteht darin, dass eine grundsätzliche Zeugungsfähigkeit vorhanden ist.

4. 2. 2. Homöopathie

Die Homöopathie wird von vielen Paaren mit Kinderwunsch als ergänzende Therapiemethode in Betracht gezogen, wobei die wissenschaftliche Evidenz für ihre Wirksamkeit begrenzt ist [s179]. Diese alternative Heilmethode basiert auf dem Prinzip "Ähnliches mit Ähnlichem heilen" und verwendet hochverdünnte Substanzen, die in unverdünnter Form ähnliche Symptome hervorrufen würden wie die zu behandelnde Beschwerden. Bei Fruchtbarkeitsproblemen setzen homöopathische Behandlungskonzepte häufig auf eine individuelle Analyse der Gesamtsituation. Ein erfahrener Homöopath wird dabei nicht nur die körperlichen Symptome betrachten, sondern auch emotionale und psychische Aspekte in die Behandlung einbeziehen. Die Therapie wird individuell auf die spezifische Situation der Patientin abgestimmt, wobei verschiedene homöopathische Mittel zum Einsatz kommen können. Wissenschaftliche Untersuchungen zur Wirksamkeit homöopathischer Behandlungen im Kontext der Fruchtbarkeit zeigen gemischte Ergebnisse. Die verfügbaren Studien weisen meist methodische Schwächen auf und liefern keine eindeutigen Belege für eine Verbesserung der Schwangerschafts- oder Lebendgeburtenraten [s179]. Dies bedeutet jedoch nicht zwangsläufig, dass die Methode unwirksam ist - vielmehr fehlen bislang ausreichend qualitativ hochwertige Studien, um verlässliche Aussagen treffen zu können. In der praktischen Anwendung berichten einige Frauen von positiven Erfahrungen mit homöopathischen Behandlungen [s180]. Diese subjektiven Erfahrungsberichte müssen jedoch im Kontext der wissenschaftlichen Evidenzlage betrachtet werden. Während einzelne Patientinnen eine Verbesserung ihrer Situation wahrnehmen, lässt sich dies in kontrollierten Studien bisher nicht eindeutig nachweisen [s181]. Für Paare, die sich für eine homöopathische Behandlung interessieren, empfiehlt sich folgendes Vorgehen: 1. Gründliche Recherche und Auswahl eines qualifizierten Homöopathen mit Erfahrung im Bereich Kinderwunsch 2. Offene Kommunikation mit dem behandelnden Reproduktionsmediziner über die geplante homöopathische Begleitung 3. Realistische Erwartungshaltung bezüglich der möglichen Wirkungen 4. Dokumentation des Behandlungsverlaufs und eventueller Veränderungen 5. Regelmäßige Evaluation der Therapie Die homöopathische Behandlung wird häufig als begleitende Therapie eingesetzt, beispielsweise parallel zu einer konventionellen Kinderwunschbehandlung. Dabei ist es wichtig zu beachten, dass die Homöopathie die schulmedizinische Behandlung nicht ersetzen, sondern allenfalls ergänzen sollte. Eine offene Kommunikation zwischen allen beteiligten Therapeuten ist dabei essentiell. Besonders wichtig ist der Hinweis, dass die Entscheidung für oder gegen eine homöopathische Behandlung gut überlegt sein sollte. Paare sollten sich bewusst sein, dass die wissenschaftliche Evidenz für die Wirksamkeit dieser Methode im Bereich der Fruchtbarkeitsbehandlung begrenzt ist [s179]. Gleichzeitig können die intensiven Gespräche mit dem Homöopathen und die ganzheitliche Betrachtung der Situation als unterstützend empfunden werden. Die Kosten für homöopathische Behandlungen werden in der Regel nicht von den gesetzlichen Krankenkassen übernommen und müssen selbst getragen werden. Dies sollte bei der Entscheidung für eine homöopathische Begleitung berücksichtigt werden. Eine typische Erstanamnese kann zwischen 60 und 120 Minuten dauern und wird entsprechend berechnet. Zusammenfassend lässt sich sagen, dass die Homöopathie als komplementäre Therapiemethode bei Kinderwunsch von einigen Paaren als hilfreich empfunden wird, auch wenn die wissenschaftliche Evidenz für ihre Wirksamkeit begrenzt ist. Die Entscheidung für eine homöopathische Behandlung sollte wohlüberlegt und in Absprache mit den behandelnden Ärzten getroffen werden.

Glossar

Homöopathie

Eine von Samuel Hahnemann im 18. Jahrhundert entwickelte alternative Heilmethode, die auf der Verwendung stark verdünnter Substanzen basiert. Die Grundsubstanzen werden dabei in einem speziellen Verfahren potenziert, also schrittweise verdünnt und verschüttelt.

4. 2. 3. Osteopathie

Die Osteopathie als ganzheitliche manuelle Behandlungsmethode kann bei Kinderwunsch und während der Schwangerschaft wertvolle Unterstützung bieten [s182]. Der osteopathische Ansatz betrachtet den Körper als Einheit und berücksichtigt die komplexen Wechselwirkungen zwischen allen Körpersystemen [s183]. Bei Kinderwunsch können osteopathische Behandlungen helfen, strukturelle und funktionelle Störungen zu identifizieren und zu behandeln, die möglicherweise die Fruchtbarkeit beeinträchtigen [s182]. Besonders wichtig ist dabei die Untersuchung des Beckens und der Wirbelsäule. Beispielsweise können Fehlstellungen im Beckenbereich oder Verspannungen der Beckenbodenmuskulatur die Durchblutung und Funktion der Fortpflanzungsorgane beeinträchtigen. Ein erfahrener Osteopath kann durch sanfte manuelle Techniken diese Störungen behandeln und so optimale Voraussetzungen für eine Schwangerschaft schaffen. Die osteopathische Behandlung umfasst verschiedene Techniken wie sanfte Mobilisationen, Dehnungen und spezielle Handgriffe. Eine typische Behandlung dauert etwa 45-60 Minuten und beginnt mit einer ausführlichen Anamnese. Der Therapeut tastet dabei den gesamten Körper ab, um Bewegungseinschränkungen und Gewebespannungen aufzuspüren. Besonders häufig werden dabei somatische Dysfunktionen wie das kurze Beinsyndrom oder chronische Beckenschmerzen diagnostiziert, die durch gezielte osteopathische Techniken behandelt werden können [s182]. Während der Schwangerschaft kann die Osteopathie bei verschiedenen Beschwerden unterstützend wirken. Im ersten Trimester hilft sie, den Körper auf die kommenden Veränderungen vorzubereiten. Der Therapeut arbeitet dabei besonders an der Beweglichkeit des Beckens und der Lendenwirbelsäule. Im zweiten und dritten Trimester können typische Schwangerschaftsbeschwerden wie Rundbandsyndrom, Schambeinschmerzen und Rückenschmerzen osteopathisch behandelt werden [s182]. Ein besonderer Fokus liegt auf der Vorbereitung des Beckens für die Geburt. Durch spezielle Techniken wird die Beweglichkeit der Beckengelenke verbessert, was den Geburtsvorgang erleichtern kann [s182]. Dabei ist es wichtig, dass die Behandlung sehr sanft und den Bedürfnissen der Schwangeren angepasst erfolgt. Auch nach der Geburt kann die Osteopathie wichtige Dienste leisten. Häufige Beschwerden wie Symphysenlockerung, Störungen der Kreuzdarmgelenke oder Rückenschmerzen sprechen gut auf osteopathische Behandlungen an [s182]. Die Therapie hilft dem Körper, sich nach der Geburt zu regenerieren und in seine ursprüngliche Form zurückzufinden.

Ein großer Vorteil der osteopathischen Behandlung ist, dass sie ohne Medikamente auskommt und keine teuren Geräte benötigt [s182]. Die Therapie ist sehr individuell und wird stets an die aktuelle Situation der Patientin angepasst. Für optimale Ergebnisse empfiehlt sich:
- Frühzeitige Behandlung bei Kinderwunsch, idealerweise 3-6 Monate vor geplanter Schwangerschaft
- Regelmäßige Behandlungen während der Schwangerschaft, etwa alle 4-6 Wochen
- Enge Abstimmung mit anderen behandelnden Ärzten und Therapeuten
- Wahl eines Osteopathen mit Erfahrung in der Behandlung von Schwangeren

Die präventive Wirkung der Osteopathie wird besonders geschätzt [s183]. Durch regelmäßige Behandlungen können potenzielle Probleme früh erkannt und behandelt werden, bevor sie sich manifestieren. Dies ist besonders wichtig für die Gesundheit des weiblichen Fortpflanzungssystems.

Glossar

Anamnese
Eine systematische Befragung zur Vorgeschichte der Patientin, bei der alle gesundheitlich relevanten Informationen wie frühere Erkrankungen, Beschwerden und Lebensumstände erfasst werden.

Kreuzdarmgelenk
Die Verbindungsstelle zwischen Kreuzbein und Darmbein, die eine wichtige Rolle bei der Übertragung von Kräften zwischen Wirbelsäule und Becken spielt.

somatische Dysfunktion
Eine Störung der Funktion von miteinander verbundenen Körperbestandteilen wie Knochen, Gelenken und Muskeln, die sich durch veränderte Gewebetextur, eingeschränkte Beweglichkeit und Schmerzempfindlichkeit äußert.

Symphyse
Die Symphyse ist die knorpelige Verbindung der beiden Schambeine im vorderen Beckenbereich. Eine Lockerung dieser Verbindung kann zu Instabilität und Schmerzen führen.

Zusammenfassung - 4. 2. Ergänzende Therapien

- Akupunktur verbessert nachweislich die klinische Schwangerschaftsrate bei IVF-Patientinnen durch gezielte Durchblutungsförderung der Fortpflanzungsorgane
- Zwei oder mehr Akupunkturbehandlungen zeigen deutlich bessere Ergebnisse als Einzelsitzungen bei wiederholten erfolglosen IVF-Versuchen
- Bei PCOS-Patientinnen trägt Akupunktur zur Hormonregulierung bei und kann den Eisprung fördern
- Studien belegen eine Reduzierung der Fehlgeburtenrate durch begleitende Akupunkturbehandlungen
- Die wissenschaftliche Evidenz für die Wirksamkeit der Homöopathie bei Fruchtbarkeitsproblemen ist begrenzt und zeigt methodische Schwächen in den Studien
- Osteopathische Behandlungen können somatische Dysfunktionen wie das kurze Beinsyndrom und chronische Beckenschmerzen diagnostizieren und behandeln
- Fehlstellungen im Beckenbereich und Verspannungen der Beckenbodenmuskulatur können die Durchblutung der Fortpflanzungsorgane beeinträchtigen
- Die präventive Wirkung der Osteopathie ermöglicht die Früherkennung potenzieller Probleme des weiblichen Fortpflanzungssystems
- Osteopathische Techniken verbessern gezielt die Beweglichkeit der Beckengelenke zur Geburtsvorbereitung

4. 3. Medizinische Begleitung

Die medizinische Begleitung auf dem Weg zum Wunschkind wirft viele grundlegende Fragen auf: Wann ist der richtige Zeitpunkt für den ersten Arztbesuch? Welche präventiven Maßnahmen sind sinnvoll? Und wie gestaltet sich die optimale Zusammenarbeit zwischen werdenden Eltern und dem medizinischen Fachpersonal? Die Antworten darauf sind so individuell wie die Menschen selbst. Während einige Paare bereits vor der Empfängnis ärztliche Beratung suchen, kommen andere erst bei konkreten Schwierigkeiten in die Praxis. Unabhängig vom gewählten Zeitpunkt ist jedoch klar: Eine professionelle medizinische Begleitung erhöht nachweislich die Chancen auf eine gesunde Schwangerschaft und ein gesundes Kind. Dieses Kapitel beleuchtet die verschiedenen Aspekte der medizinischen Betreuung - von der präventiven Vorsorge über Therapieoptionen bis hin zu wichtigen Verlaufskontrollen. Das Verständnis dieser Grundlagen ermöglicht es Paaren, informierte Entscheidungen für ihren persönlichen Weg zum Wunschkind zu treffen.

„Die WHO empfiehlt mindestens acht Kontakte mit medizinischem Fachpersonal während der Schwangerschaft, da häufigere Kontakte das Risiko von Totgeburten deutlich senken können.“

4. 3. 1. Ärztliche Betreuung

Die ärztliche Betreuung spielt eine zentrale Rolle bei der Planung und Vorbereitung einer Schwangerschaft. Bereits vor der Empfängnis sollten Frauen und Paare präventive medizinische Betreuung in Anspruch nehmen, da dies nachweislich zu gesünderen Schwangerschaften und Babys führt [s184]. Diese präkonzeptionelle Gesundheitsversorgung wird als unverzichtbarer Bestandteil der medizinischen Betreuung von Frauen im gebärfähigen Alter angesehen [s185]. Der erste Schritt sollte ein ausführliches Gespräch mit dem Hausarzt sein, bei dem die persönliche Gesundheitsgeschichte, der aktuelle Lebensstil und mögliche medizinische Faktoren besprochen werden, die Einfluss auf Fruchtbarkeit und Schwangerschaft haben könnten [s186]. Zum Beispiel sollten chronische Erkrankungen wie Diabetes oder Schilddrüsenprobleme vor einer Schwangerschaft optimal eingestellt werden. Die WHO hat klare Richtlinien für die Schwangerenvorsorge etabliert, die darauf abzielen, Komplikationen zu vermeiden und eine positive Schwangerschaftserfahrung zu ermöglichen [s187]. Der erste Vorsorgetermin sollte idealerweise in den ersten 12 Schwangerschaftswochen stattfinden. Danach folgen weitere Termine in der 20., 26., 30., 34., 36., 38. und 40. Woche [s187]. Bei jedem dieser Termine werden standardisierte Untersuchungen durchgeführt, darunter körperliche Untersuchungen, Gewichtskontrollen und Urinproben [s188].

Die pränatale Betreuung umfasst verschiedene Aspekte:
- Regelmäßige Blutuntersuchungen zur Überwachung wichtiger Gesundheitsparameter
- Ultraschalluntersuchungen zur Kontrolle der fetalen Entwicklung
- Beratung zu Ernährung und körperlicher Aktivität
- Screening auf Infektionskrankheiten wie HIV
- Tetanus-Impfung
- Gespräche über psychosoziale Aspekte der Schwangerschaft [s187]

Besonders wichtig ist die Zusammenarbeit verschiedener Fachrichtungen. Gynäkologen und Geburtshelfer sind spezialisiert auf Schwangerschaft und Geburt und bieten umfassende Betreuung vor, während und nach der Schwangerschaft an [s189]. Bei Bedarf erfolgen Überweisungen an weitere Spezialisten, beispielsweise bei Hochrisikoschwangerschaften oder wenn genetische Beratung notwendig ist [s189]. Für Paare mit Fruchtbarkeitsproblemen stehen spezialisierte Reproduktionsendokrinologen zur Verfügung [s186]. Diese führen weitere diagnostische Tests durch und entwickeln individuelle Behandlungspläne. Die Behandlungsoptionen zielen darauf ab, die Chancen einer erfolgreichen Befruchtung und Einnistung zu erhöhen [s186]. Viele Zentren bieten zusätzlich psychologische Unterstützung an, da unerfüllter Kinderwunsch eine große emotionale Belastung darstellen kann. Die Versicherungsabdeckung für Schwangerschaftsvorsorge variiert je nach Land und Versicherungsstatus. In vielen Ländern gibt es spezielle Programme, die schwangeren Frauen Zugang zu medizinischer Versorgung ermöglichen [s190]. Diese Programme decken häufig die gesamte Schwangerschaft plus 12 Monate nach der Entbindung ab [s190]. Es ist ratsam, sich frühzeitig über die jeweilige Kostenübernahme zu informieren, besonders bei geplanten Fruchtbarkeitsbehandlungen, da diese erhebliche Kosten verursachen können [s186]. Praktischer Tipp: Erstellen Sie eine Liste mit allen Fragen und Bedenken vor jedem Arzttermin. Führen Sie ein Schwangerschaftstagebuch, in dem Sie Symptome, Gewichtsverlauf und wichtige Messwerte dokumentieren. Dies hilft dabei, nichts Wichtiges zu vergessen und ermöglicht eine optimale Betreuung durch das medizinische Team.

Glossar

präkonzeptionell

Bezeichnet den Zeitraum vor der Empfängnis. In dieser Phase werden vorbereitende Maßnahmen getroffen, die eine gesunde Schwangerschaft begünstigen sollen. Die präkonzeptionelle Phase beginnt meist 3-6 Monate vor der geplanten Schwangerschaft.

Reproduktionsendokrinologe

Ein Facharzt, der sich auf Hormonstörungen und deren Einfluss auf die Fortpflanzungsfähigkeit spezialisiert hat. Diese Ärzte haben nach ihrer allgemeinen medizinischen Ausbildung eine mehrjährige Zusatzausbildung in Endokrinologie und Reproduktionsmedizin absolviert.

4. 3. 2. Therapieoptionen

Bei Fruchtbarkeitsproblemen stehen heute verschiedene Therapieoptionen zur Verfügung, die individuell auf die jeweilige Situation abgestimmt werden. Die Wahl der geeigneten Behandlung hängt von den diagnostizierten Ursachen, dem Alter der Patienten und weiteren persönlichen Faktoren ab [s191]. Zunächst werden oft konservative Behandlungsansätze verfolgt. Bei Frauen mit PCOS können bereits Lebensstiländerungen wie eine Gewichtsreduktion die Symptome deutlich verbessern [s192]. Auch medikamentöse Therapien kommen häufig zum Einsatz - beispielsweise Medikamente zur Stimulation des Eisprungs oder hormonelle Behandlungen [s192]. Bei der Endometriose werden häufig zunächst Schmerzmittel wie nichtsteroidale Antirheumatika (NSAIDs) eingesetzt, um die Symptome zu lindern [s193]. Operative Eingriffe können bei verschiedenen Indikationen notwendig sein. Bei Männern können chirurgische Korrekturen einer Varikozele oder von Blockaden in den Samenleitern die Fruchtbarkeit verbessern [s194]. Frauen profitieren manchmal von der operativen Behandlung einer Endometriose oder der Entfernung von Verwachsungen in der Gebärmutter [s191]. Ein praktischer Tipp: Lassen Sie sich vor einem geplanten Eingriff ausführlich über Risiken und Erfolgsaussichten aufklären und holen Sie gegebenenfalls eine zweite Meinung ein. Die assistierte Reproduktion umfasst verschiedene Methoden wie die intrauterine Insemination oder In-vitro-Fertilisation (IVF) [s195]. Bei der IVF werden Eizellen entnommen, im Labor mit Spermien befruchtet und die entstehenden Embryonen später in die Gebärmutter eingesetzt. Auch die Verwendung von Spender-Eizellen oder -Samen ist möglich [s195].

Besondere Bedeutung kommt der Fertilitätserhaltung zu, besonders bei Krebspatienten vor einer Chemotherapie. Hier gibt es verschiedene Optionen [s196]:
- Einfrieren von Eizellen oder Embryonen
- Kryokonservierung von Eierstockgewebe
- Medikamentöse Behandlung mit GnRH-Agonisten
- Ovarialabschirmung während der Strahlentherapie
- Operative Verlagerung der Eierstöcke aus dem Bestrahlungsfeld

Wichtig zu wissen: Die Kostenübernahme durch die Krankenkassen variiert je nach Behandlung und persönlicher Situation. Private Behandlungen sind möglich, können aber sehr kostspielig sein [s191]. Ein praktischer Rat: Klären Sie vor Behandlungsbeginn die Kostenübernahme mit Ihrer Versicherung und informieren Sie sich über mögliche Förderprogramme.

Viele Kliniken bieten spezialisierte Programme für verschiedene Fruchtbarkeitsprobleme an [s197]:
- Programme zur Behandlung von Endometriose
- Spezielle Zentren für männliche Fruchtbarkeit
- PCOS-Behandlungsprogramme
- Betreuung bei wiederholtem Schwangerschaftsverlust

Ein wichtiger praktischer Hinweis: Dokumentieren Sie den Verlauf Ihrer Behandlung sorgfältig. Notieren Sie Medikamenteneinnahmen, Nebenwirkungen und Behandlungsergebnisse. Dies hilft dem behandelnden Team, die Therapie optimal anzupassen. Die Erfolgsaussichten der verschiedenen Therapieoptionen sind individuell sehr unterschiedlich [s198]. Eine realistische Einschätzung der Chancen und eine offene Kommunikation mit dem Behandlungsteam sind wichtig für den Umgang mit der Situation. Viele Zentren bieten daher auch psychologische Unterstützung an, die aktiv in Anspruch genommen werden sollte.

Glossar

Endometriose

Eine chronische Erkrankung, bei der gebärmutterschleimhautähnliches Gewebe außerhalb der Gebärmutter wächst und dort Entzündungen und Verwachsungen verursachen kann.

GnRH-Agonist

Medikamente, die die Produktion von Geschlechtshormonen vorübergehend unterdrücken, um bestimmte Organe vor schädlichen Einflüssen zu schützen.

Kryokonservierung

Ein Verfahren zur Aufbewahrung von biologischem Material durch Einfrieren bei sehr tiefen Temperaturen, meist in flüssigem Stickstoff bei -196°C.

Varikozele

Eine krankhaft erweiterte Vene im Hodensack, die zu einer erhöhten Temperatur der Hoden führen und dadurch die Spermienproduktion beeinträchtigen kann.

4. 3. 3. Verlaufskontrollen

Regelmäßige Verlaufskontrollen während der Schwangerschaft sind essentiell für die Gesundheit von Mutter und Kind. Die WHO hat ihre Empfehlungen kürzlich aktualisiert und rät nun zu mindestens acht Kontakten mit medizinischem Fachpersonal während der Schwangerschaft statt der bisher empfohlenen vier Termine [s199]. Diese Erhöhung basiert auf Studien, die zeigen, dass häufigere Kontakte das Risiko von Totgeburten deutlich senken können. Die Verlaufskontrollen sollten dabei mehr als reine Routineuntersuchungen sein. Sie bieten die Möglichkeit einer aktiven Verbindung zwischen der schwangeren Frau und dem Gesundheitsdienstleister [s199]. Ein praktischer Tipp ist es, vor jedem Termin eine Liste mit Fragen und Beobachtungen vorzubereiten und ein Schwangerschaftstagebuch zu führen, in dem Symptome und Veränderungen dokumentiert werden. Besondere Aufmerksamkeit gilt Frauen mit erhöhtem Risiko, etwa nach früheren Frühgeburten oder Schwangerschaftskomplikationen. Für sie werden intensivierte Überwachungsprogramme mit zusätzlichen Kontrollterminen angeboten [s200]. Die Termine umfassen standardisierte Untersuchungen zur Bewertung der mütterlichen und fetalen Gesundheit sowie Beratung zu Ernährung und möglichen physiologischen Problemen [s199]. Ein wichtiger Bestandteil der Verlaufskontrollen sind verschiedene Screening- und Diagnostiktests. Während Screening-Tests Wahrscheinlichkeiten für bestimmte Gesundheitsprobleme beim Baby ermitteln, liefern diagnostische Tests präzisere Ergebnisse [s201]. Die Entscheidung für oder gegen bestimmte Tests liegt dabei bei der Schwangeren und ihrer Familie - nach ausführlicher Beratung durch das medizinische Personal.

Das Schwangerschaftsrisikoüberwachungsprojekt sammelt systematisch Daten zu verschiedenen Aspekten der Schwangerschaftsbetreuung [s202]. Diese umfassen:
- Demografische Informationen
- Zugang zur Schwangerschaftsvorsorge
- Versicherungsstatus
- Gesundheitsverhalten (z.B. Nikotinkonsum)
- Psychische Gesundheit
- Entwicklung und Gesundheitszustand der Säuglinge

Nach der Geburt sind mindestens zwei Nachsorgetermine vorgesehen, bei Bedarf auch mehr [s203]. Diese Termine dienen der Überwachung der Rückbildung und dem frühzeitigen Erkennen möglicher Komplikationen. Zusätzlich wird Unterstützung beim Stillen angeboten - die Kosten für zertifizierte Stillberatung werden dabei übernommen [s203]. Ein praktischer Ratschlag für werdende Mütter: Erstellen Sie einen persönlichen Vorsorgekalender mit allen geplanten Terminen und Untersuchungen. Notieren Sie sich Veränderungen, Beschwerden oder Fragen zwischen den Terminen. Dies hilft dabei, nichts Wichtiges zu vergessen und ermöglicht eine optimale Betreuung. Scheuen Sie sich auch nicht, bei Unsicherheiten oder Beschwerden zusätzliche Termine zu vereinbaren. Die Verlaufskontrollen bieten auch die Möglichkeit, psychosoziale Aspekte zu besprechen. Das medizinische Team kann bei Bedarf weitere Unterstützungsangebote vermitteln, etwa bei häuslicher Gewalt oder psychischen Belastungen [s199]. Ein offener und vertrauensvoller Austausch mit dem Betreuungsteam ist dabei sehr wichtig.

Glossar

fetal
: Bezieht sich auf das ungeborene Kind im Mutterleib nach der achten Schwangerschaftswoche bis zur Geburt

Screening-Test
: Medizinische Voruntersuchungen zur Früherkennung möglicher Gesundheitsrisiken, die nicht endgültig sind, sondern nur Hinweise auf mögliche Auffälligkeiten geben

Zusammenfassung - 4. 3. Medizinische Begleitung

- Die WHO empfiehlt mindestens acht Kontakte mit medizinischem Fachpersonal während der Schwangerschaft statt der früher üblichen vier Termine.
- Präkonzeptionelle Gesundheitsversorgung führt nachweislich zu gesünderen Schwangerschaften und Babys.
- Die ersten Vorsorgeuntersuchungen sollten in den ersten 12 Schwangerschaftswochen beginnen, gefolgt von Terminen in der 20., 26., 30., 34., 36., 38. und 40. Woche.
- Reproduktionsendokrinologen entwickeln bei Fruchtbarkeitsproblemen individuelle Behandlungspläne zur Optimierung von Befruchtung und Einnistung.
- Bei PCOS können bereits Lebensstiländerungen wie Gewichtsreduktion die Symptome deutlich verbessern.
- Die Kryokonservierung von Eierstockgewebe und GnRH-Agonisten sind wichtige Optionen zur Fertilitätserhaltung bei Krebspatientinnen.
- Operative Korrekturen einer Varikozele oder von Samenleitblockaden können die männliche Fruchtbarkeit verbessern.
- Das Schwangerschaftsrisikoprojekt erfasst systematisch demografische Daten, Versorgungszugang und Gesundheitsverhalten.
- Häufigere Vorsorgeuntersuchungen senken nachweislich das Risiko von Totgeburten.
- Die Kosten für zertifizierte Stillberatung werden von den Krankenkassen übernommen.

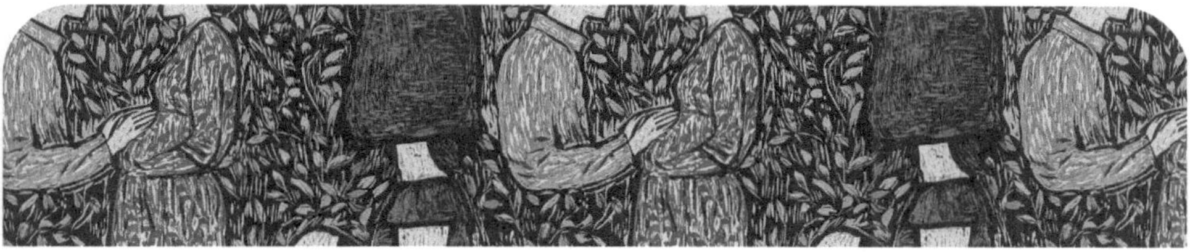

Rückblick - 4. Medizinische Aspekte

- Gynäkologische Vorsorge hat sich von starren jährlichen Routinen zu individualisierten, risikoangepassten Programmen entwickelt.
- Zwischen 30-65 Jahren erfolgt ein Screening auf Gebärmutterhalskrebs durch Pap-Test oder HPV-Test.
- Bei Kinderwunsch umfasst die Vorsorge zusätzlich präkonzeptionelle Beratung zu biomedizinischen und verhaltensbezogenen Risikofaktoren.
- Das pränatelle Panel beinhaltet umfangreiche Blutuntersuchungen im ersten Trimester mit unmittelbaren therapeutischen Konsequenzen.
- Bei Rhesus-negativen Frauen muss die Blutgruppenbestimmung in der 28. Schwangerschaftswoche wiederholt werden.
- Genetische Tests sind bei spezifischen Risikofaktoren medizinisch notwendig, etwa für Spinale Muskelatrophie oder Mukoviszidose.
- Die Osteopathie kann durch gezielte manuelle Techniken die Beweglichkeit der Beckengelenke für die Geburt verbessern.
- Akupunktur erhöht nachweislich die klinische Schwangerschaftsrate bei IVF-Patientinnen durch verbesserte Durchblutung der Fortpflanzungsorgane.
- Die WHO empfiehlt mittlerweile mindestens acht Kontakte mit medizinischem Fachpersonal während der Schwangerschaft statt der bisherigen vier.
- Verlaufskontrollen umfassen standardisierte Untersuchungen zur Bewertung der mütterlichen und fetalen Gesundheit sowie Beratung zu Ernährung.
- Nach der Geburt sind mindestens zwei Nachsorgetermine vorgesehen, die Kosten für zertifizierte Stillberatung werden übernommen.

: Während die medizinischen Aspekte nun geklärt sind, stellt sich die spannende Frage, wie der Alltag optimal auf die Familienplanung ausgerichtet werden kann.

5. Praktische Lebensgestaltung

Der Weg zum Wunschkind ist so individuell wie die Menschen, die ihn beschreiten. Wie können wir unseren Alltag optimal auf eine Schwangerschaft vorbereiten? Welche Rolle spielen dabei Bewegung, Schlaf und soziale Unterstützung? Und wie lässt sich der berufliche Alltag mit dem Kinderwunsch vereinbaren? Die praktische Lebensgestaltung umfasst zentrale Aspekte wie die Optimierung der Tagesstruktur, den Aufbau unterstützender Netzwerke und wichtige organisatorische Vorbereitungen. Dabei geht es nicht nur um körperliche Faktoren, sondern auch um die mentale und soziale Dimension der Schwangerschaftsvorbereitung. Eine durchdachte Vorbereitung kann die Chancen auf eine erfolgreiche Schwangerschaft erhöhen und gleichzeitig das Wohlbefinden in dieser besonderen Lebensphase steigern. Die folgenden Kapitel bieten konkrete Handlungsempfehlungen, wie Sie Ihren Alltag Schritt für Schritt auf den Weg zum Wunschkind ausrichten können.

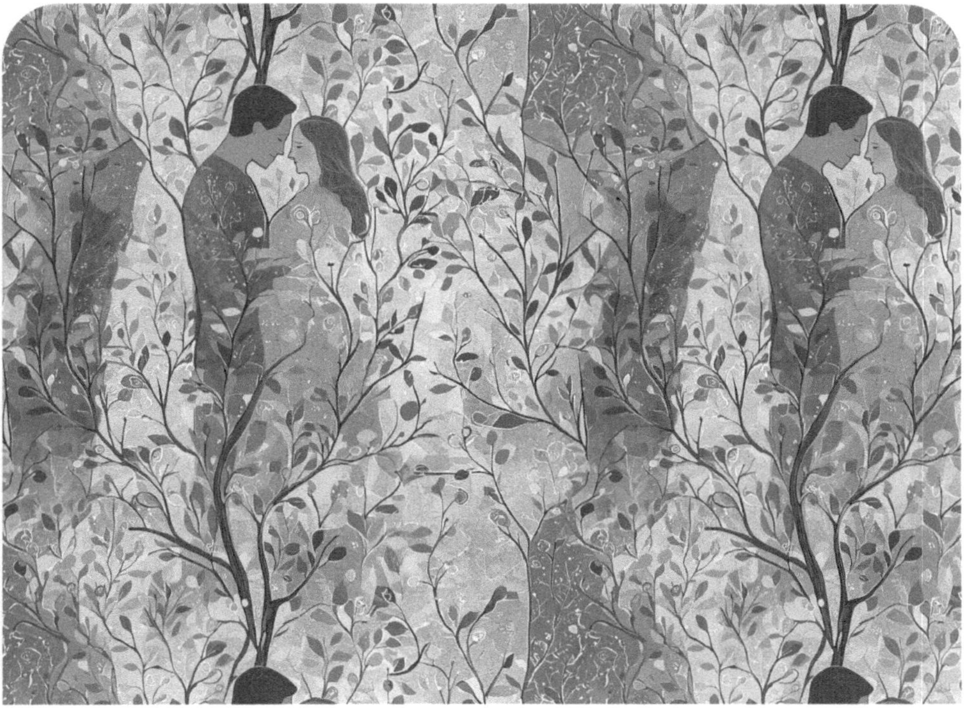

5. 1. Alltagsorganisation

Die Organisation des Alltags stellt viele Menschen vor besondere Herausforderungen, wenn sie eine Schwangerschaft planen. Wie lässt sich der oft stressige Tagesablauf so umgestalten, dass er die Fruchtbarkeit optimal unterstützt? Welche Routinen sind wirklich wichtig, und wie können diese nachhaltig in den persönlichen Lebensstil integriert werden? Die Vorbereitung auf eine Schwangerschaft erfordert häufig Anpassungen in verschiedenen Lebensbereichen - von der Tagesstruktur über Bewegungsgewohnheiten bis hin zum Schlafverhalten. Dabei geht es nicht um eine radikale Umstellung des gesamten Lebens, sondern um gezielte Veränderungen, die sich wissenschaftlich als förderlich für die Fruchtbarkeit erwiesen haben. Eine durchdachte Alltagsorganisation kann den Weg zum Wunschkind erheblich erleichtern und gleichzeitig das allgemeine Wohlbefinden steigern. Die folgenden Abschnitte zeigen konkrete Wege auf, wie Sie Ihren Alltag fruchtbarkeitsfördernd gestalten können - mit praktischen Tipps, die sich auch langfristig gut umsetzen lassen.

> *„Eine optimierte Tagesstruktur spielt eine zentrale Rolle bei der Vorbereitung auf eine Schwangerschaft und kann die Fruchtbarkeit signifikant verbessern."*

5. 1. 1. Tagesstruktur optimieren

Eine optimierte Tagesstruktur spielt eine zentrale Rolle bei der Vorbereitung auf eine Schwangerschaft. Die richtigen Routinen können die Fruchtbarkeit signifikant verbessern und gleichzeitig das körperliche und mentale Wohlbefinden steigern [s204]. Beginnen Sie den Tag idealerweise mit einer festen Aufstehzeit, die genügend Zeit für ein ausgewogenes Frühstück lässt. Integrieren Sie dabei wichtige Nährstoffe wie Folsäure, die für die Vorbereitung auf eine Schwangerschaft essentiell ist. Die empfohlene Tagesdosis von 0,4 bis 1 mg Folsäure lässt sich gut über folsäurereiche Lebensmittel wie Vollkornprodukte zum Frühstück aufnehmen [s205].

Planen Sie Ihre Mahlzeiten im Voraus und bereiten Sie gesunde Snacks vor. Ein praktischer Ansatz ist die Vorbereitung von Gemüse-Sticks und Obst am Vorabend, die Sie tagsüber griffbereit haben. Die Ernährung sollte reich an frischem Obst, Gemüse und Vollkornprodukten sein, wobei Bio-Produkte bevorzugt werden können [s205]. Ein konkreter Tagesplan könnte drei Hauptmahlzeiten und zwei kleinere Zwischenmahlzeiten umfassen.

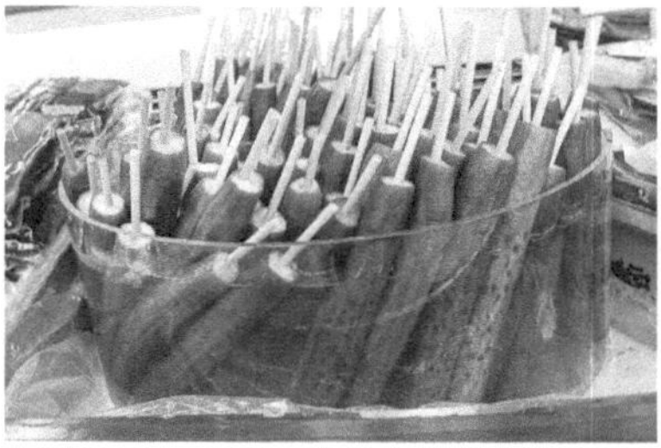

Gemüse-Sticks [i31]

Körperliche Aktivität sollte fest in den Tagesablauf integriert werden. Die empfohlenen 30 bis 45 Minuten moderate Bewegung [s205] lassen sich gut aufteilen: Beispielsweise 15 Minuten Morgengymnastik, ein 20-minütiger Spaziergang in der Mittagspause und leichte Dehnübungen am Abend. Wichtig ist dabei, die Bewegung nicht als zusätzliche Belastung, sondern als energiespendenden Teil des Tages zu sehen. Für Paare, die eine Schwangerschaft planen, ist es sinnvoll, die fruchtbaren Tage in den Tagesablauf einzuplanen. Während des fruchtbaren Fensters sollte alle ein bis zwei Tage Zeit für Intimität eingeplant werden [s205]. Dies kann bedeuten, den Arbeitstag entsprechend zu strukturieren und stressige Termine an diesen Tagen zu vermeiden. Die Gewichtskontrolle spielt eine wichtige Rolle - ein BMI von ≤ 25 kg/m^2 ist optimal für die Fruchtbarkeit [s205]. Falls eine Gewichtsreduktion notwendig ist, setzen Sie sich realistische Ziele von 0,5 bis 1 kg pro Woche [s206]. Integrieren Sie dafür regelmäßige Wiegetermine in Ihre Morgenroutine und führen Sie ein Ernährungstagebuch. Stressmanagement sollte ebenfalls Teil der täglichen

Routine sein [s204]. Reservieren Sie täglich Zeit für Entspannungsübungen, beispielsweise 15 Minuten Meditation am Morgen oder eine kurze Achtsamkeitsübung in der Mittagspause. Ein abendliches Entspannungsritual, wie ein warmes Bad oder leichte Yoga-Übungen, kann die Schlafqualität verbessern. Implementieren Sie diese Veränderungen schrittweise und am besten gemeinsam mit Ihrem Partner [s206]. Erstellen Sie einen konkreten Wochenplan, der alle wichtigen Aspekte berücksichtigt: Ernährung, Bewegung, Entspannung und Zeit für Intimität. Überprüfen Sie regelmäßig Ihre Fortschritte anhand der präkonzeptionellen Gesundheitscheckliste [s204]. Verzichten Sie auf gesundheitsschädliche Gewohnheiten wie Rauchen und Alkoholkonsum [s204]. Ersetzen Sie diese durch positive Routinen, wie einen abendlichen Kräutertee oder einen Spaziergang. Nutzen Sie Apps oder ein Tagebuch, um Ihre Fortschritte zu dokumentieren und sich für erreichte Meilensteine zu belohnen. Eine gut strukturierte Tagesroutine ermöglicht es, alle wichtigen Aspekte der Schwangerschaftsvorbereitung harmonisch in den Alltag zu integrieren, ohne dass einzelne Bereiche vernachlässigt werden. Der Schlüssel zum Erfolg liegt in der konsequenten, aber flexiblen Umsetzung und der regelmäßigen Anpassung der Routinen an individuelle Bedürfnisse und Lebensumstände.

5. 1. 2. Bewegungsroutinen

Regelmäßige Bewegung spielt eine zentrale Rolle bei der Vorbereitung auf eine Schwangerschaft und sollte gezielt in den Alltag integriert werden. Ein ausgewogener Bewegungsplan berücksichtigt dabei verschiedene Aktivitätsformen und passt sich den individuellen Bedürfnissen an. Moderate Bewegung unterstützt nachweislich die Fruchtbarkeit, indem sie hilft, die Hormone ins Gleichgewicht zu bringen [s207]. Besonders empfehlenswert sind sanfte Aktivitäten wie Schwimmen, Gehen, Yoga und Pilates. Diese Übungsformen fördern nicht nur die körperliche Fitness, sondern auch die Entspannung - ein wichtiger Aspekt beim Kinderwunsch.

Bei der Gestaltung der Bewegungsroutine ist es wichtig, auf die Signale des eigenen Körpers zu hören. Hochintensive Workouts sollten vermieden werden, da sie übermäßigen Stress verursachen und damit die Chancen auf eine Schwangerschaft möglicherweise verringern können [s207]. Stattdessen empfiehlt sich ein ausgewogener Mix aus verschiedenen Aktivitäten. Ein Beispiel für eine ausgewogene Wochenplanung könnte so aussehen:

- Montag: 30 Minuten moderates Schwimmen
- Dienstag: Sanfte Yoga-Session am Morgen
- Mittwoch: Spaziergang in der Mittagspause
- Donnerstag: Pilates-Übungen
- Freitag: Leichtes Krafttraining
- Wochenende: Aktive Freizeitgestaltung wie Wandern oder Radfahren

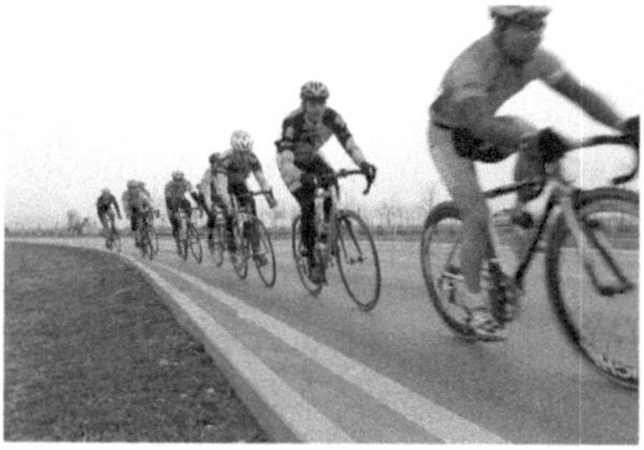

Radfahren [i32]

Besonders während der Eierstimulation ist die richtige Dosierung der Bewegung entscheidend [s208]. In dieser Phase sind sanfte Workouts durchaus förderlich für die Empfängnischancen, sollten aber unbedingt mit dem behandelnden Arzt abgestimmt werden. Nach einer Eizellentnahme oder einem embryotransfer ist dagegen absolute Ruhe angesagt, um das Risiko von Komplikationen zu minimieren [s208].

Alltägliche Aktivitäten bieten hervorragende Möglichkeiten, mehr Bewegung in den Tag zu integrieren [s209]. Praktische Ansätze sind:
- Treppe statt Aufzug nutzen
- Kurze Strecken zu Fuß oder mit dem Fahrrad zurücklegen
- Aktive Mittagspausen einlegen
- Hausarbeit bewusst als Bewegungsmöglichkeit nutzen
- Regelmäßige "Bewegungspausen" während der Arbeitszeit einlegen

Für Paare kann gemeinsame Bewegung nicht nur die Fitness fördern, sondern auch die Beziehung stärken [s210]. Planen Sie beispielsweise gemeinsame Wanderungen am Wochenende oder melden Sie sich zusammen für einen Yoga-Kurs an. Dies schafft nicht nur Motivation, sondern auch wertvolle gemeinsame Zeit.

Wer bisher wenig aktiv war, sollte langsam beginnen und die Intensität schrittweise steigern [s211]. Ein sanfter Einstieg könnte so aussehen:
- Woche 1-2: Täglich 10-15 Minuten spazieren gehen
- Woche 3-4: Dauer auf 20-25 Minuten erhöhen
- Woche 5-6: Zusätzlich leichte Dehnübungen einbauen
- Ab Woche 7: Weitere Aktivitäten wie Schwimmen oder Yoga hinzufügen

Wichtig ist auch, lange Sitzzeiten zu vermeiden [s209]. Richten Sie sich wenn möglich einen Steh-Arbeitsplatz ein oder nutzen Sie regelmäßige Bewegungspausen. Eine praktische Regel ist die "2-Stunden-Regel": Spätestens nach zwei Stunden Sitzen sollten Sie aufstehen und sich kurz bewegen. Die Bewegungsroutine sollte flexibel genug sein, um sie an verschiedene Lebensphasen anzupassen. Während der Eierstimulation oder nach reproduktionsmedizinischen Behandlungen muss das Bewegungsprogramm entsprechend modifiziert werden [s208]. Halten Sie in solchen Phasen engen Kontakt mit Ihrem medizinischen Team und passen Sie Ihre Aktivitäten deren Empfehlungen an. Dokumentieren Sie Ihre Bewegungsaktivitäten und deren Auswirkungen auf Ihr Wohlbefinden. Dies hilft nicht nur bei der Motivation, sondern gibt auch wertvolle Hinweise darauf, welche Aktivitäten Ihnen besonders gut tun. Nutzen Sie dafür beispielsweise eine Fitness-App oder führen Sie ein einfaches Bewegungstagebuch.

5. 1. 3. Schlafhygiene

Eine gute Schlafhygiene ist fundamental für die Vorbereitung auf eine Schwangerschaft und sollte nicht als Luxus, sondern als absolute Notwendigkeit betrachtet werden [s212]. Da bereits 79% der schwangeren Frauen unter Schlafstörungen leiden [s213], ist es besonders wichtig, schon vor der Schwangerschaft gesunde Schlafgewohnheiten zu etablieren. Der Schlaf-Wach-Rhythmus wird maßgeblich durch das Tageslicht beeinflusst. Verbringen Sie daher besonders in den Morgenstunden Zeit im Freien, um Ihren zirkadianen Rhythmus zu unterstützen [s214]. Ein morgendlicher Spaziergang von 15-20 Minuten kann hier bereits ausreichend sein. Integrieren Sie wenn möglich Ihre Mittagspause ins Freie oder verlegen Sie Meetings nach draußen.

Die abendliche Routine spielt eine Schlüsselrolle für erholsamen Schlaf. Etwa zwei bis drei Stunden vor dem Schlafengehen sollten Sie auf koffeinhaltige Getränke verzichten [s214]. Ersetzen Sie den Nachmittagskaffee beispielsweise durch entspannende Kräutertees wie Kamille oder Melisse. Auch elektronische Geräte sollten in den Abendstunden limitiert werden, da ihr blaues Licht die natürliche Melatoninproduktion stören kann [s214]. Aktivieren Sie den Nachtmodus Ihrer Geräte oder nutzen Sie spezielle Blaulichtfilter-Brillen.

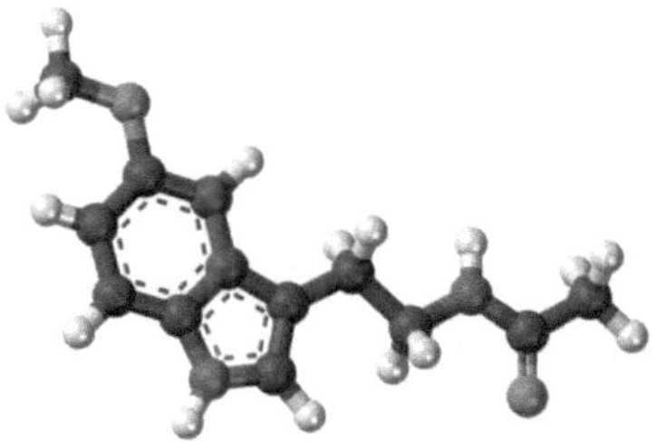

Melatonin [i33]

Entwickeln Sie ein entspannendes Abendritual, das Ihren Körper auf die Nachtruhe vorbereitet [s215]. Dies könnte beispielsweise beinhalten:
- Ein warmes Bad mit beruhigenden ätherischen Ölen
- Sanfte Dehnübungen oder Entspannungsyoga
- Meditation oder Atemübungen
- Das Führen eines Dankbarkeitstagebuchs
- Leise Musik oder Naturgeräusche

Das Schlafzimmer sollte zu einem Ort der Ruhe gestaltet werden. Achten Sie auf:
- Eine Raumtemperatur von etwa 18°C
- Komplette Dunkelheit (bei Bedarf Verdunkelungsvorhänge nutzen)
- Gute Belüftung
- Minimale Geräuschkulisse
- Bequeme, atmungsaktive Bettwäsche

Da der Körper während der Schwangerschaft häufig mehr Schlaf benötigt [s212], ist es sinnvoll, bereits im Vorfeld ausreichend Schlafzeit einzuplanen. Etablieren Sie regelmäßige Schlafenszeiten und planen Sie 7-9 Stunden für die Nachtruhe ein. Sollten Sie tagsüber müde sein, sind kurze "Power Naps" von 20-30 Minuten eine gute Option, diese sollten jedoch nicht zu spät am Tag erfolgen.

Die Schlafqualität kann durch ein Schlaftagebuch überwacht werden. Notieren Sie:
- Schlafens- und Aufstehzeiten
- Qualität des Schlafes
- Störfaktoren
- Träume
- Morgendliche Befindlichkeit

Diese Aufzeichnungen können später auch wertvoll sein, um Veränderungen während der Schwangerschaft zu dokumentieren und gegebenenfalls mit medizinischem Fachpersonal zu besprechen. Beachten Sie, dass Schlafstörungen verschiedene Ursachen haben können und manchmal medizinische Abklärung erfordern. Bei anhaltenden Problemen sollten Sie sich nicht scheuen, professionelle Hilfe in Anspruch zu nehmen, da eine gute Schlafqualität essentiell für die Fruchtbarkeit und das allgemeine Wohlbefinden ist [s215].

Glossar

Melatonin
Ein Hormon, das in der Zirbeldrüse gebildet wird und als natürlicher Schlafregulator fungiert. Die Produktion wird durch Dunkelheit gefördert und durch Licht gehemmt.

zirkadianer Rhythmus
Die innere biologische Uhr des Körpers, die einen etwa 24-stündigen Zyklus steuert und wichtige Körperfunktionen wie Hormonausschüttung, Körpertemperatur und Stoffwechsel reguliert.

Zusammenfassung - 5. 1. Alltagsorganisation

- Eine optimierte Tagesstruktur mit drei Hauptmahlzeiten und zwei Zwischenmahlzeiten verbessert nachweislich die Fruchtbarkeit
- Die empfohlene Tagesdosis von 0,4 bis 1 mg Folsäure lässt sich über folsäurereiche Vollkornprodukte zum Frühstück aufnehmen
- Ein BMI von ≤ 25 kg/m² ist optimal für die Fruchtbarkeit, bei Gewichtsreduktion sind 0,5-1 kg pro Woche realistisch
- Hochintensive Workouts können die Schwangerschaftschancen durch übermäßigen Stress verringern
- Nach Eizellentnahme oder Embryotransfer ist absolute Ruhe erforderlich zur Minimierung von Komplikationen
- 79% der schwangeren Frauen leiden unter Schlafstörungen, weshalb gesunde Schlafgewohnheiten bereits vor der Schwangerschaft etabliert werden sollten
- Blaues Licht elektronischer Geräte stört die natürliche Melatoninproduktion und sollte abends vermieden werden
- Die optimale Raumtemperatur für erholsamen Schlaf liegt bei etwa 18°C
- Power Naps sollten auf 20-30 Minuten begrenzt und nicht zu spät am Tag durchgeführt werden

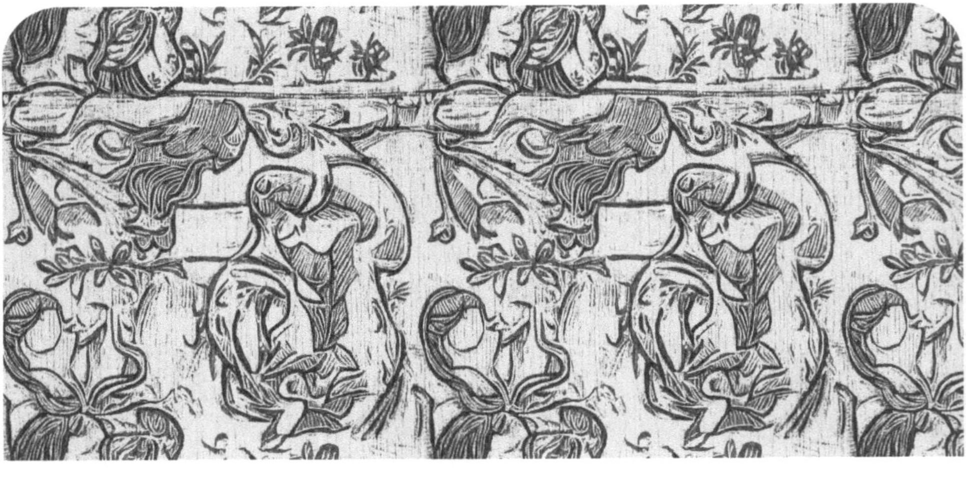

5. 2. Soziales Umfeld

Das soziale Umfeld spielt eine entscheidende Rolle auf dem Weg zum Wunschkind. Doch wie gestaltet sich die optimale Unterstützung durch Familie und Freunde? Welche Netzwerke können aufgebaut werden und welche professionellen Beratungsangebote stehen zur Verfügung? Die Forschung zeigt, dass Menschen mit einem stabilen sozialen Umfeld besser mit den emotionalen und praktischen Herausforderungen der Familienplanung umgehen können. Dabei geht es nicht nur um die reine Anzahl der Kontakte, sondern vor allem um die Qualität der Beziehungen und den offenen, vertrauensvollen Austausch. Die folgenden Abschnitte beleuchten die verschiedenen Aspekte sozialer Unterstützung - von der familiären Begleitung über den Aufbau hilfreicher Netzwerke bis hin zu professionellen Beratungsangeboten. Sie erhalten konkrete Einblicke, wie Sie Ihr persönliches Unterstützungssystem optimal gestalten können.

„Wissenschaftliche Studien belegen, dass eine funktionierende Familienstruktur und emotionale Unterstützung durch Angehörige wesentlich zum psychischen Wohlbefinden der Betroffenen beitragen können.“

5. 2. 1. Familiäre Unterstützung

Die familiäre Unterstützung spielt eine zentrale Rolle beim Thema Schwangerschaft und Kinderwunsch, besonders wenn Paare mit Herausforderungen konfrontiert sind. Wissenschaftliche Studien belegen, dass eine funktionierende Familienstruktur und emotionale Unterstützung durch Angehörige wesentlich zum psychischen Wohlbefinden der Betroffenen beitragen können [s216]. Besonders in Situationen unerfüllten Kinderwunsches ist die sensible Begleitung durch Familienmitglieder von großer Bedeutung. Die Unfruchtbarkeit wird heute als medizinische und emotionale Krise anerkannt, die tiefgreifende Auswirkungen auf das Leben der Betroffenen hat [s217]. Hier können Familienangehörige wichtige Unterstützung leisten, indem sie beispielsweise als Gesprächspartner zur Verfügung stehen oder bei der Bewältigung alltäglicher Aufgaben helfen, wenn die emotionale Belastung zu groß wird. Ein konstruktiver Umgang innerhalb der Familie zeichnet sich dadurch aus, dass die Schmerzen und der emotionale Druck der Kinderlosigkeit anerkannt werden, ohne das Thema zu tabuisieren oder zu bagatellisieren [s217]. Konkret bedeutet dies etwa, aufmerksam zuzuhören, wenn das betroffene Paar über seine Gefühle sprechen möchte, aber auch zu akzeptieren, wenn es zeitweise Abstand vom Thema braucht.

Die Forschung zeigt, dass die Familienfunktion als wichtiger Mediator zwischen sozialer Unterstützung und Angstzuständen wirkt [s216]. Um diese positive Wirkung zu entfalten, sollten Familienmitglieder:

- Offen für Gespräche sein, aber nicht drängeln
- Respektvoll mit vertraulichen Informationen umgehen
- Praktische Hilfe anbieten, ohne sich aufzudrängen
- Sich über medizinische und emotionale Aspekte der Unfruchtbarkeit informieren
- Die Grenzen des Paares respektieren

Die früh erlernten Familienmuster und Beziehungserfahrungen prägen dabei maßgeblich den Umgang mit solchen Herausforderungen [s218]. Menschen, die in ihrer Jugend eine unterstützende Familienstruktur erlebt haben, können oft besser mit Krisensituationen umgehen und verfügen über effektivere Bewältigungsstrategien. Für Paare mit Kinderwunsch ist es hilfreich, wenn sie ihre Familien aktiv in den Prozess einbinden, dabei aber klare Grenzen setzen. Sie können beispielsweise regelmäßige Familientreffen nutzen, um über ihren aktuellen Stand zu informieren, ohne dabei jeden medizinischen Detail teilen zu müssen. Dies ermöglicht es den Angehörigen, angemessen zu unterstützen, ohne zu überfordern. Die Verbesserung der Familienfunktion kann durch gezielte psychologische Interventionen gefördert werden [s216]. Dabei lernen Familien, wie sie ihre Kommunikation verbessern und ein unterstützendes Umfeld schaffen können. Dies kann in Form von Familientherapie oder Beratungsgesprächen erfolgen, bei denen alle Beteiligten ihre Perspektiven und Bedürfnisse einbringen können. Besonders wichtig ist es, dass Familienmitglieder verstehen, dass der Weg zum Wunschkind sehr individuell ist und keine vorschnellen Ratschläge oder Vergleiche hilfreich sind. Stattdessen sollten sie eine Atmosphäre schaffen, in der sich das Paar sicher und verstanden fühlt. Dies kann bedeuten, bei Familientreffen sensibel mit Themen wie Schwangerschaft und Kindern umzugehen oder alternative Gesprächsthemen anzubieten. Die familiäre Unterstützung sollte sich auch auf praktische Aspekte erstrecken, wie etwa die Begleitung zu Arztterminen oder die Entlastung im Alltag. Dabei ist es wichtig, dass die Hilfsangebote den tatsächlichen Bedürfnissen des Paares entsprechen und nicht als bevormundend empfunden werden. Ein weiterer wichtiger Aspekt ist die generationsübergreifende Perspektive: Die Art und Weise, wie Eltern ihre erwachsenen Kinder in dieser Phase unterstützen, kann als Modell für künftige Familienbeziehungen dienen [s218]. Eine gelungene Unterstützung stärkt nicht nur die aktuelle Situation, sondern schafft auch positive Muster für kommende Generationen.

5. 2. 2. Netzwerke aufbauen

Ein unterstützendes soziales Netzwerk ist besonders während der Zeit des Kinderwunsches von großer Bedeutung. Studien zeigen, dass Menschen, die gut vernetzt sind, besser mit den emotionalen und praktischen Herausforderungen dieser Lebensphase umgehen können [s219]. Dabei geht es nicht nur um die reine Anzahl sozialer Kontakte, sondern vor allem um die Qualität der Beziehungen und den offenen Austausch. Selbsthilfegruppen spielen eine zentrale Rolle beim Aufbau eines tragfähigen Netzwerks. Sie bieten einen geschützten Raum, in dem Betroffene ihre Erfahrungen teilen und von den Erkenntnissen anderer profitieren können [s220]. Ein praktischer Weg, eine passende Gruppe zu finden, ist die Recherche über Kinderwunschzentren oder spezialisierte Beratungsstellen. Viele Gruppen treffen sich regelmäßig, etwa alle zwei Wochen, was einen kontinuierlichen Austausch ermöglicht.

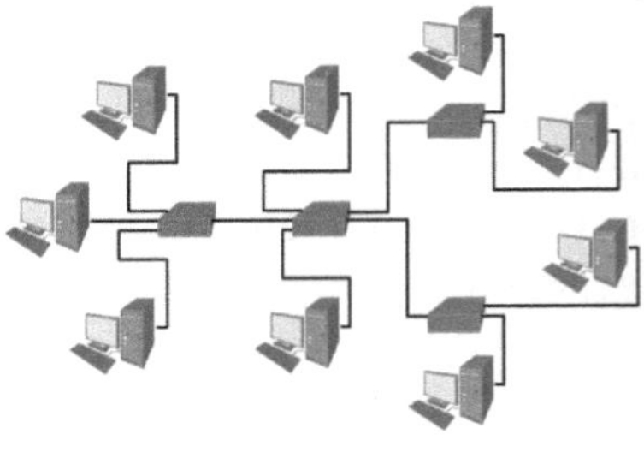

digitale Vernetzung [i34]

Die digitale Vernetzung hat in den letzten Jahren stark an Bedeutung gewonnen. Soziale Medien und Online-Foren bieten niedrigschwellige Möglichkeiten, sich mit anderen Betroffenen zu vernetzen [s221]. Dabei ist es wichtig, seriöse Plattformen zu wählen und persönliche Grenzen zu wahren. Ein praktischer Tipp ist es, zunächst als stiller Mitleser zu beginnen und erst dann aktiv zu werden, wenn man sich in der Community wohlfühlt. Die Entwicklung tiefergehender Gespräche und Beziehungen braucht Zeit und Vertrauen [s222]. Es kann hilfreich sein, zunächst mit einer kleinen Gruppe zu beginnen und diese nach und nach zu erweitern. Konkret könnte das bedeuten, sich anfangs nur mit einer oder zwei Vertrauenspersonen regelmäßig zum Austausch zu treffen und später den Kreis zu erweitern.

Beim Aufbau des Netzwerks ist es wichtig, verschiedene Ebenen der Unterstützung zu berücksichtigen:
- Emotionale Unterstützung durch einfühlsame Gespräche
- Praktische Hilfe bei alltäglichen Aufgaben
- Informationsaustausch über medizinische und organisatorische Aspekte
- Gemeinsame Aktivitäten zur Ablenkung und Entspannung

Die Forschung zeigt, dass positive Peer-Gruppen das Selbstwertgefühl stärken und wichtige Beziehungskompetenzen fördern können [s222]. Ein praktischer Ansatz ist es, regelmäßige Treffen zu organisieren, bei denen nicht nur über Kinderwunsch gesprochen wird, sondern auch andere Lebensbereiche Platz haben. Bei der Gestaltung des eigenen Netzwerks ist es wichtig, ehrlich die eigenen sozialen Bedürfnisse zu reflektieren [s219]. Nicht jeder fühlt sich in großen Gruppen wohl, manchmal ist ein kleiner, aber verlässlicher Kreis von Vertrauten hilfreicher. Ein Netzwerk-Tagebuch kann dabei unterstützen, die eigenen Erfahrungen und Bedürfnisse besser zu verstehen.

Die Integration verschiedener Unterstützungsebenen ist dabei von besonderer Bedeutung. Während die Familie oft das primäre Unterstützungsnetzwerk darstellt [s223], können Selbsthilfegruppen und digitale Communities wichtige ergänzende Funktionen erfüllen. Ein ausgewogenes Netzwerk könnte beispielsweise aus folgenden Elementen bestehen:
- Regelmäßige Treffen mit einer Selbsthilfegruppe
- Aktive Teilnahme in einer moderierten Online-Community
- Feste Verabredungen mit engen Freunden
- Regelmäßiger Austausch mit der Familie
- Professionelle Unterstützung durch Beratungsstellen

Das Teilen der eigenen Geschichte in der Gruppe kann nicht nur anderen helfen, sondern auch das eigene Wohlbefinden steigern [s220]. Dabei ist es wichtig, selbst zu bestimmen, wie viel man preisgeben möchte und welche Grenzen man setzen möchte. Die Entwicklung eines unterstützenden Netzwerks ist ein dynamischer Prozess, der sich über die Zeit verändert und an neue Bedürfnisse angepasst werden kann. Regelmäßige Reflexion und offene Kommunikation über die eigenen Bedürfnisse helfen dabei, das Netzwerk lebendig und hilfreich zu gestalten.

Glossar

Peer-Gruppe

Eine Gruppe von Menschen in ähnlicher Lebenssituation oder mit ähnlichen Erfahrungen, die sich gegenseitig unterstützen und austauschen. Der Begriff kommt aus dem Englischen 'peer' für 'Gleichgestellter'.

5. 2. 3. Beratungsangebote

Professionelle Beratungsangebote spielen eine zentrale Rolle bei der Familienplanung und dem Kinderwunsch. Sie bieten fachkundige Unterstützung in medizinischen, psychosozialen und praktischen Fragen [s224]. Die Angebote sind dabei meist niedrigschwellig und auf die individuellen Bedürfnisse der Ratsuchenden ausgerichtet. Familienplanungszentren bilden häufig die erste Anlaufstelle. Sie bieten ein umfassendes Spektrum an Leistungen - von der Beratung zu verschiedenen Verhütungsmethoden bis hin zur Unterstützung bei der Planung einer Schwangerschaft [s224]. Ein besonderer Fokus liegt dabei auf der präventiven Gesundheitsvorsorge. So werden beispielsweise Untersuchungen auf sexuell übertragbare Krankheiten und HIV-Tests angeboten, aber auch Screenings hinsichtlich möglicher Suchterkrankungen durchgeführt. Die finanzielle Zugänglichkeit spielt eine wichtige Rolle: Die Beratungsangebote sind in der Regel einkommensabhängig gestaffelt, wobei niemand aus finanziellen Gründen von der Beratung ausgeschlossen wird [s224]. Für Menschen mit niedrigem Einkommen gibt es spezielle Programme, die einen ersten Zugang zur Schwangerenvorsorge ermöglichen [s225]. Ein praktisches Beispiel ist das Pflegefamilienpartnerschaftsprogramm, das sich speziell an Erstgebärende in der frühen Schwangerschaft (bis zur 28. Woche) richtet.

Die psychosoziale Betreuung nimmt einen wichtigen Stellenwert ein [s226]. Viele Beratungsstellen bieten sowohl Einzelgespräche als auch Gruppenangebote an. Diese können verschiedene Formate umfassen, wie etwa:
- Gesprächsgruppen zum Erfahrungsaustausch
- Bewegungskurse und Entspannungsangebote wie Qigong
- Workshops zur Stressbewältigung
- Paarberatung bei Beziehungsfragen

Ein besonderes Augenmerk liegt auf der Vernetzung verschiedener Unterstützungsangebote [s227]. Die Beratungsstellen arbeiten eng mit anderen Gesundheitsfachleuten und kommunalen Einrichtungen zusammen. Dies ermöglicht eine ganzheitliche Betreuung, die über die reine Schwangerschaftsberatung hinausgeht. So können beispielsweise auch praktische Hilfen vermittelt werden, etwa bei der Suche nach geeignetem

Wohnraum oder der Beschaffung von Babyausstattung [s228]. Die Beratungsstellen entwickeln zudem spezifische Bildungsprogramme, die auf die Bedürfnisse der lokalen Gemeinschaft zugeschnitten sind [s224]. Diese können Themen wie die Planung einer gesunden Schwangerschaft oder Aufklärung über sexuelle Gesundheit umfassen. Die Programme werden oft in verschiedenen Sprachen angeboten, um möglichst viele Menschen zu erreichen. Ein wichtiger Aspekt der Beratungsarbeit ist die Entwicklung von konkreten Aktionsplänen [s227]. Diese helfen den Ratsuchenden, ihre Ziele systematisch zu verfolgen und dabei die verfügbaren Ressourcen optimal zu nutzen. Die Berater unterstützen bei der Formulierung realistischer Zwischenziele und begleiten den Prozess mit regelmäßigen Reflexionsgesprächen. Die Beratungsangebote erstrecken sich über alle Phasen der Familienplanung - von der Präkonzeption über die Schwangerschaft bis hin zur frühen Elternschaft [s226]. Dabei wird besonderer Wert auf Kontinuität gelegt. Ein praktischer Tipp ist es, sich frühzeitig über die verschiedenen Angebote zu informieren und einen festen Ansprechpartner zu etablieren, der den gesamten Prozess begleitet. Die lokalen Gesundheitsbehörden spielen eine wichtige Rolle bei der Koordination der verschiedenen Angebote [s225]. Sie können Ratsuchende gezielt an passende Dienste vermitteln und bei der Navigation durch das Gesundheitssystem unterstützen. Dies ist besonders wichtig für Menschen, die bisher wenig Erfahrung mit dem Gesundheitssystem haben oder sprachliche Barrieren überwinden müssen.

Glossar

HIV

Humanes Immundefizienz-Virus - ein Virus, der das menschliche Immunsystem angreift und ohne Behandlung zu schweren Erkrankungen führen kann.

Präkonzeption

Die Zeit vor der Empfängnis, in der sich Paare gezielt auf eine Schwangerschaft vorbereiten können, um optimale Bedingungen für eine erfolgreiche Befruchtung zu schaffen.

Qigong

Eine traditionelle chinesische Bewegungs- und Meditationsform, die durch sanfte, fließende Bewegungen, Atemübungen und Meditation das Gleichgewicht von Körper und Geist fördert.

Zusammenfassung - 5. 2. Soziales Umfeld

- Familiäre Unterstützung wirkt als wichtiger Mediator zwischen sozialer Unterstützung und Angstzuständen
- Früh erlernte Familienmuster prägen maßgeblich den Umgang mit Kinderwunsch-Herausforderungen
- Gezielte psychologische Interventionen können die Familienfunktion nachweislich verbessern
- Menschen mit guter Vernetzung bewältigen die emotionalen Herausforderungen der Kinderwunschzeit besser
- Positive Peer-Gruppen stärken das Selbstwertgefühl und fördern wichtige Beziehungskompetenzen
- Die Integration verschiedener Unterstützungsebenen von Familie bis Online-Communities ist besonders effektiv
- Familienplanungszentren bieten einkommensabhängig gestaffelte Beratungsangebote
- Das Pflegefamilienpartnerschaftsprogramm unterstützt gezielt Erstgebärende bis zur 28. Schwangerschaftswoche
- Lokale Gesundheitsbehörden koordinieren die verschiedenen Beratungsangebote und Unterstützungsdienste
- Beratungsstellen entwickeln spezifische, mehrsprachige Bildungsprogramme für lokale Gemeinschaften

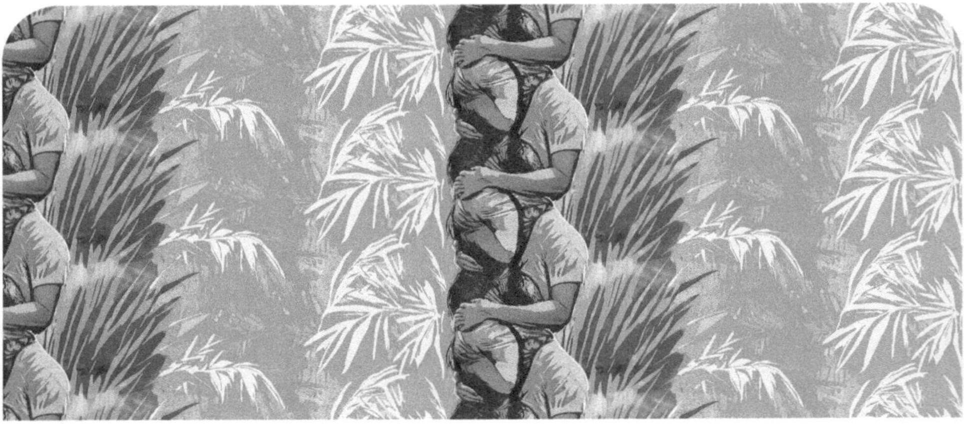

5. 3. Zukunftsplanung

Die Planung der Zukunft mit einem Kind berührt viele Lebensbereiche, die oft unterschätzt oder zu spät bedacht werden. Wie lässt sich der Beruf mit einer Schwangerschaft vereinbaren? Welche finanziellen Vorbereitungen sind sinnvoll? Und welche gesundheitlichen Aspekte sollten bereits vor der Empfängnis berücksichtigt werden? Eine durchdachte Zukunftsplanung ermöglicht es werdenden Eltern, sich besser auf die kommenden Veränderungen einzustellen und potenzielle Herausforderungen frühzeitig zu erkennen. Dabei geht es nicht nur um praktische Aspekte wie Arbeitsplatzanpassungen oder finanzielle Vorsorge, sondern auch um die medizinische Vorbereitung auf eine Schwangerschaft. Die folgenden Abschnitte bieten konkrete Handlungsempfehlungen für eine strukturierte Planung der verschiedenen Lebensbereiche - damit Sie sich bestmöglich auf den Start in einen neuen Lebensabschnitt vorbereiten können.

> *„Die Kosten für die Erziehung eines Kindes bis zum 17. Lebensjahr können sich auf bis zu 310.605 Euro belaufen.“*

5. 3. 1. Berufliche Anpassungen

Die berufliche Anpassung während der Schwangerschaft ist ein wichtiges Thema, das sowohl Arbeitnehmerinnen als auch Arbeitgeber betrifft. Das Gesetz schützt schwangere Arbeitnehmerinnen umfassend und verpflichtet Arbeitgeber zu verschiedenen Anpassungsmaßnahmen [s229]. Grundlegende Rechte und Pflichten Arbeitgeber mit sechs oder mehr Mitarbeitern müssen schwangeren Beschäftigten angemessene Anpassungen ermöglichen [s230]. Dies beginnt bereits bei der Planung: Sobald Sie von Ihrer Schwangerschaft erfahren, sollten Sie frühzeitig das Gespräch mit Ihrem Arbeitgeber suchen. Eine offene Kommunikation ermöglicht es beiden Seiten, sich auf die kommenden Veränderungen einzustellen. Wichtig ist dabei, dass Sie eine angemessene Vorankündigung geben und bei Bedarf eine medizinische Bescheinigung vorlegen können [s231]. Konkrete Arbeitsplatzanpassungen

Die möglichen Anpassungen sind vielfältig und auf individuelle Bedürfnisse ausgerichtet. Zu den häufigsten gehören:
- Modifizierte Arbeitsaufgaben und Pausenregelungen
- Flexible Arbeitszeiten

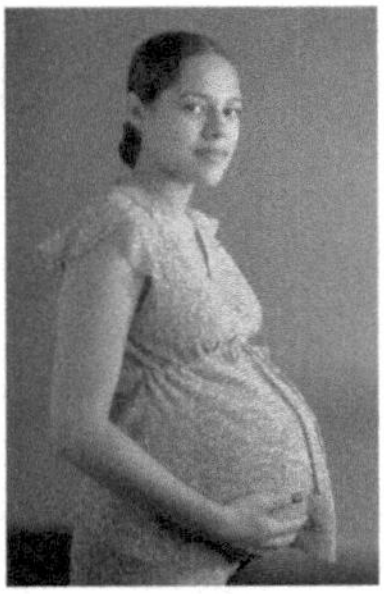

Schwangerschaft [i35]

- Unterstützung beim Stillen bzw. Abpumpen von Muttermilch
- Verbot des Hebens von Lasten über 8 Kilogramm
- Zusätzliche Toilettenpausen
- Möglichkeit zum häufigeren Sitzen [s232]

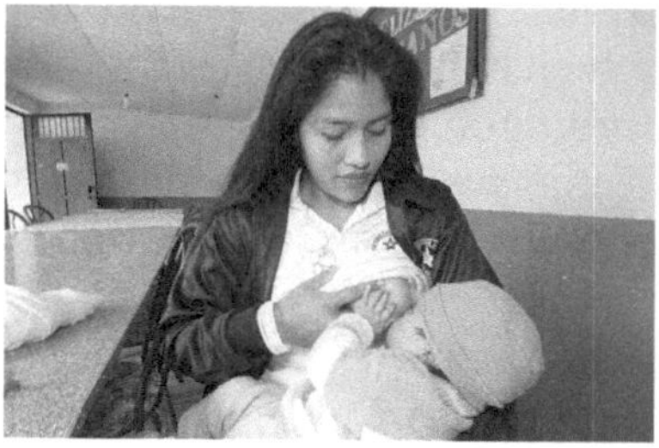

Stillen [i36]

Ein praktisches Beispiel: Eine Einzelhandelskauffrau könnte während ihrer Schwangerschaft von der Warenlagerung zur Kundenberatung wechseln, um schweres Heben zu vermeiden. Schwangerschaftsbedingter Arbeitsschutz Besonders wichtig ist der gesetzliche Schutz vor Diskriminierung. Arbeitgeber dürfen eine schwangere Mitarbeiterin nicht zwingen, Urlaub zu nehmen, wenn dies medizinisch nicht notwendig ist [s233]. Falls aus medizinischen Gründen erforderlich, muss der Arbeitgeber eine Versetzung in eine weniger anstrengende oder gefährliche Position ermöglichen [s231]. Urlaubsregelungen und Versicherungsschutz Sie haben Anspruch auf bis zu vier Monate Schwangerschafts-Behinderungsurlaub, wobei Ihr Arbeitsplatz geschützt ist [s231]. Das Familienurlaubsgesetz gewährt zusätzlich bis zu 12 Wochen geschützten Urlaub, der bei Bedarf um weitere 12 Wochen verlängert werden kann [s230]. Während dieser Zeit muss Ihr Arbeitgeber Ihre Gruppenkrankenversicherung zu den gleichen Bedingungen fortführen [s231]. Praktische Umsetzung der Anpassungen Um Anpassungen zu beantragen, empfiehlt sich folgendes Vorgehen: 1. Dokumentieren Sie Ihre spezifischen Bedürfnisse 2. Sprechen Sie frühzeitig mit Ihrem Vorgesetzten 3. Reichen Sie erforderliche medizinische Unterlagen ein 4. Bleiben Sie im kontinuierlichen Dialog über notwendige Anpassungen Besondere Regelungen für Studierende Auch schwangere Studierende haben Recht auf angemessene Anpassungen. Diese können flexible Anwesenheitszeiten, Fristverlängerungen oder die Umplanung von Prüfungen umfassen [s234]. Ein Beispiel wäre die Möglichkeit, Online-Kurse zu belegen oder Prüfungstermine zu verschieben. Informationspflicht der Arbeitgeber Arbeitgeber sind verpflichtet, ihre Mitarbeiter über ihre Rechte bezüglich Schwangerschaft am Arbeitsplatz zu informieren. Dies geschieht durch Aushänge und Aufnahme entsprechender Informationen in Mitarbeiterhandbücher [s233]. Nutzen Sie diese Informationsquellen und scheuen Sie sich nicht, bei Unklarheiten nachzufragen. Finanzielle Aspekte Während der schwangerschaftsbedingten Arbeitsunfähigkeit steht Ihnen finanzielle Unterstützung zu [s235]. Informieren Sie sich frühzeitig über Ihre Ansprüche und die notwendigen Antragsverfahren. Der interaktive Prozess zwischen Arbeitgeber und Arbeitnehmerin ist entscheidend für eine erfolgreiche Anpassung der Arbeitsbedingungen. Beide Seiten sollten dabei konstruktiv zusammenarbeiten, um praktikable Lösungen zu finden, die sowohl den Bedürfnissen der schwangeren Mitarbeiterin als auch den betrieblichen Anforderungen gerecht werden.

5. 3. 2. Finanzielle Vorsorge

Die finanzielle Vorsorge für ein Kind beginnt idealerweise schon vor der Schwangerschaft und erfordert eine sorgfältige Planung verschiedener Aspekte. Die Kosten für die Erziehung eines Kindes bis zum 17. Lebensjahr können sich auf bis zu 310.605 Euro belaufen, was durch die aktuelle Inflation noch steigen kann [s236]. Diese beträchtliche Summe macht deutlich, wie wichtig eine frühzeitige und durchdachte finanzielle Planung ist. Grundlegende Budgetplanung Ein erster wichtiger Schritt ist die Erstellung eines detaillierten Familienbudgets. Teilen Sie dabei Ihre Ausgaben in essenzielle und zusätzliche Kategorien ein [s237]. Ein praktischer Ansatz ist die Führung eines Haushaltsbuchs über mehrere Monate, um einen realistischen Überblick über Ihre Ausgaben zu bekommen. Berücksichtigen Sie dabei sowohl einmalige als auch wiederkehrende Kosten, die mit einem Baby verbunden sind [s238].

Beispiel für monatliche Zusatzkosten:
- Windeln und Pflegeprodukte
- Babynahrung
- Kinderkleidung
- Kinderbetreuung
- Erhöhte Versicherungsbeiträge

Aufbau eines Notfallfonds Ein solider Notfallfonds ist unerlässlich und sollte mindestens zwei bis fünf Monate der Lebenshaltungskosten abdecken [s236]. Praktisch bedeutet dies: Bei monatlichen Ausgaben von 3.000 Euro sollten Sie zwischen 6.000 und 15.000 Euro zurücklegen. Dieser Puffer hilft bei unerwarteten Ausgaben oder Einkommensausfällen [s239]. Versicherungsschutz optimieren Überprüfen Sie Ihre bestehenden Versicherungen und passen Sie diese an die neue Lebenssituation an:

1. Krankenversicherung: Klären Sie frühzeitig die Kostenübernahme für:
- Pränatale Untersuchungen
- Geburt und Nachsorge
- Eventuelle Komplikationen [s240]

2. Lebensversicherung: Mit der erhöhten finanziellen Verantwortung wird eine ausreichende Absicherung noch wichtiger [s241]. Berechnen Sie den benötigten Versicherungsschutz basierend auf:
- Lebenshaltungskosten der Familie
- Ausstehende Kredite
- Zukünftige Ausbildungskosten
- Inflationsausgleich

Langfristige Finanzplanung Neben den unmittelbaren Kosten ist auch die langfristige Finanzplanung wichtig. Beginnen Sie frühzeitig mit dem Aufbau eines Bildungsfonds [s238]. Ein monatlicher Sparbetrag von 100 Euro, angelegt mit 4% Rendite, ergibt nach 18 Jahren etwa 30.000 Euro für die Ausbildung Ihres Kindes. Schuldenmanagement Reduzieren Sie vor der Geburt möglichst alle hochverzinslichen Schulden [s236]. Eine praktische Strategie ist die "Schneeball-Methode": 1. Listen Sie alle Schulden nach Zinssatz auf 2. Zahlen Sie die höchstverzinsten Schulden zuerst ab 3. Nutzen Sie frei werdende Mittel für die nächste Schuldenposition Wohnraumplanung

Berücksichtigen Sie auch mögliche Änderungen beim Wohnraumbedarf [s238]. Kalkulieren Sie:
- Eventuelle Umzugskosten
- Höhere Miet- oder Finanzierungskosten
- Einrichtungskosten fürs Kinderzimmer

Finanzielle Bildung

Nutzen Sie die Vorbereitungszeit, um Ihr finanzielles Wissen zu erweitern. Wichtige Themenbereiche sind:
- Grundlegendes Geldmanagement
- Investitionsmöglichkeiten
- Steuerliche Aspekte der Familienplanung
- Altersvorsorge [s242]

Vorsorgevollmacht und Testament

Treffen Sie wichtige rechtliche Vorkehrungen für den Ernstfall:
- Erstellen Sie ein Testament
- Regeln Sie die Vormundschaft für Ihr Kind
- Dokumentieren Sie Ihre Wünsche zur Vermögensverwaltung [s241]

Die finanzielle Vorsorge erfordert Flexibilität und regelmäßige Anpassungen [s239]. Überprüfen Sie Ihre Planung mindestens vierteljährlich und passen Sie sie bei Bedarf an. Ein gut durchdachter Finanzplan gibt Ihnen die Sicherheit, sich voll und ganz auf die Freude der Schwangerschaft und die kommende Elternschaft konzentrieren zu können.

5. 3. 3. Familienplanung

Die Familienplanung ist ein umfassender Prozess, der weit vor der eigentlichen Schwangerschaft beginnt und verschiedene gesundheitliche, soziale und persönliche Aspekte umfasst. Eine sorgfältige Planung erhöht die Chancen auf eine erfolgreiche und gesunde Schwangerschaft deutlich [s243]. Gesundheitliche Vorbereitung

Ein wichtiger erster Schritt ist der praekonzeptionelle Gesundheitscheck. Dabei werden die medizinische Vorgeschichte besprochen, Blutuntersuchungen durchgeführt und individuelle Gesundheitsrisiken evaluiert [s244]. Konkret bedeutet das: Vereinbaren Sie etwa 3-6 Monate vor dem geplanten Schwangerschaftsbeginn einen Termin bei Ihrer Frauenärztin oder Ihrem Frauenarzt. Lassen Sie sich beraten zu:
- Impfstatus und eventuell notwendigen Auffrischungen
- Einnahme von Folsäure und anderen wichtigen Nährstoffen
- Bestehenden Vorerkrankungen und deren Management
- Medikamenteneinnahme und möglichen Anpassungen

Lebensstiloptimierung

Die Zeit vor der Schwangerschaft bietet die ideale Gelegenheit für gesundheitsfördernde Veränderungen. Studien zeigen, dass besonders Erstväter und Paare, die sich mit assistierter Reproduktion beschäftigen, sehr motiviert sind, ihren Lebensstil anzupassen [s245]. Wichtige Maßnahmen sind:
- Erreichen eines gesunden Körpergewichts
- Regelmäßige moderate Bewegung
- Verzicht auf Alkohol und Nikotin
- Ausgewogene Ernährung

Fruchtbarkeitsaspekte

Das Verständnis der eigenen Fruchtbarkeit ist fundamental. Ab dem 32. Lebensjahr beginnt die weibliche Fruchtbarkeit langsam zu sinken, mit einer deutlichen Beschleunigung ab 35 Jahren [s244]. Um die Chancen auf eine Schwangerschaft zu optimieren, sollten Sie:
- Ihren Menstruationszyklus dokumentieren
- Die fruchtbaren Tage identifizieren
- Geschlechtsverkehr in den fünf Tagen vor und am Tag des Eisprungs planen
- Bei ausbleibendem Erfolg nach 12 Monaten ärztliche Hilfe suchen

Verhütungsplanung

Die Wahl der richtigen Verhütungsmethode bis zum Kinderwunsch ist individuell und hängt von verschiedenen Faktoren ab [s246]. Berücksichtigen Sie dabei:
- Ihren allgemeinen Gesundheitszustand
- Familienplanung (gewünschte Kinderzahl und Abstände)
- Persönliche Präferenzen und Verträglichkeit
- Zuverlässigkeit der Methode

Unterstützungsangebote

Familienplanungsdienste bieten umfassende Unterstützung [s247]. Nutzen Sie diese Angebote für:
- Beratungsgespräche zur Familienplanung
- Schwangerschaftstests und -beratung
- Präkonzeptionelle Gesundheitsdienste
- Grundlegende Unfruchtbarkeitsberatung

Zeitliche Planung

Entwickeln Sie einen realistischen Zeitplan für Ihre Familienplanung. Berücksichtigen Sie dabei:
- Berufliche Situation und Karriereplanung
- Finanzielle Vorbereitungen
- Wohnsituation und eventuell notwendige Änderungen
- Persönliche Reife und Beziehungsstabilität

Die Familienplanung ist ein dynamischer Prozess, der regelmäßige Anpassungen erfordert. Bleiben Sie flexibel und offen für Veränderungen. Ein offener Dialog mit dem Partner und medizinischen Fachkräften ist dabei essentiell für eine erfolgreiche Umsetzung Ihrer Familienplanung.

Zusammenfassung - 5. 3. Zukunftsplanung

- Arbeitgeber mit sechs oder mehr Mitarbeitern müssen schwangeren Beschäftigten Anpassungen ermöglichen
- Das Heben von Lasten über 8 Kilogramm ist während der Schwangerschaft verboten
- Der Schwangerschafts-Behinderungsurlaub beträgt bis zu vier Monate bei geschütztem Arbeitsplatz
- Das Familienurlaubsgesetz gewährt zusätzlich bis zu 12 Wochen geschützten Urlaub
- Die Kosten für die Erziehung eines Kindes bis zum 17. Lebensjahr können bis zu 310.605 Euro betragen
- Der empfohlene Notfallfonds sollte zwei bis fünf Monate der Lebenshaltungskosten abdecken
- Ein monatlicher Sparbetrag von 100 Euro mit 4% Rendite ergibt nach 18 Jahren etwa 30.000 Euro
- Ab dem 32. Lebensjahr beginnt die weibliche Fruchtbarkeit langsam zu sinken, mit deutlicher Beschleunigung ab 35
- Bei ausbleibendem Schwangerschaftserfolg sollte nach 12 Monaten ärztliche Hilfe gesucht werden
- Die präkonzeptionelle Gesundheitsvorsorge sollte 3-6 Monate vor geplantem Schwangerschaftsbeginn starten

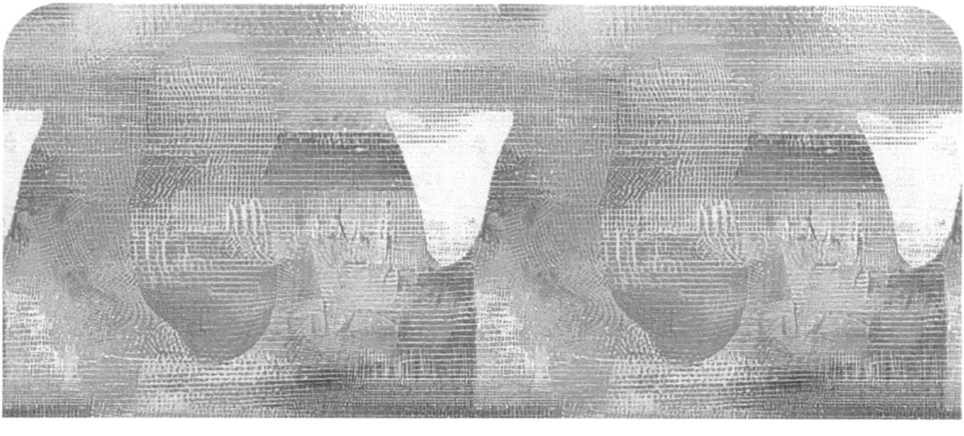

Rückblick - 5. Praktische Lebensgestaltung

- Eine optimierte Tagesstruktur mit fester Aufstehzeit und ausgewogenem Frühstück verbessert nachweislich die Fruchtbarkeit.
- Die empfohlene Tagesdosis von 0,4 bis 1 mg Folsäure lässt sich gut über Vollkornprodukte aufnehmen.
- Ein BMI von ≤ 25 kg/m² ist optimal für die Fruchtbarkeit, realistische Gewichtsreduktionsziele liegen bei 0,5-1 kg pro Woche.
- Moderate Bewegung unterstützt die Fruchtbarkeit durch Hormonbalance, während intensive Workouts kontraproduktiv sein können.
- Während der Eierstimulation sind sanfte Workouts förderlich, nach Eizellentnahme oder Embryotransfer ist absolute Ruhe nötig.
- 79% der schwangeren Frauen leiden unter Schlafstörungen, weshalb gesunde Schlafgewohnheiten vor der Schwangerschaft wichtig sind.
- Die Kosten für die Erziehung eines Kindes bis zum 17. Lebensjahr können sich auf bis zu 310.605 Euro belaufen.
- Ein Notfallfonds sollte mindestens zwei bis fünf Monate der Lebenshaltungskosten abdecken.
- Ab dem 32. Lebensjahr beginnt die weibliche Fruchtbarkeit langsam zu sinken, mit deutlicher Beschleunigung ab 35 Jahren.
- Arbeitgeber mit sechs oder mehr Mitarbeitern müssen schwangeren Beschäftigten angemessene Anpassungen ermöglichen.
- Während der schwangerschaftsbedingten Arbeitsunfähigkeit besteht Anspruch auf bis zu vier Monate geschützten Urlaub.
- Mit diesen Grundlagen für die Familienplanung stellt sich nun die spannende Frage: Wie gestaltet sich der Übergang in die neue Rolle als werdende Eltern?

6. Schwangerschaft und Elternschaft

Der Übergang zur Elternschaft gehört zu den bedeutendsten Lebensphasen eines Menschen. Doch wie bereitet man sich optimal auf diese neue Rolle vor? Was sind die ersten Anzeichen einer Schwangerschaft und wie unterscheidet man sie von anderen körperlichen Veränderungen? Welche emotionalen Herausforderungen kommen auf werdende Eltern zu und wie können sie diese gemeinsam meistern? Die Transformation von der Partnerschaft zur Familie bringt tiefgreifende Veränderungen mit sich - sowohl körperlich als auch mental. Neben der medizinischen Vorsorge und praktischen Vorbereitungen spielt besonders die emotionale Komponente eine zentrale Rolle. Wie gelingt es Paaren, ihre Beziehung während dieser intensiven Zeit zu stärken? Welche konkreten Schritte sind nötig, um den Alltag mit einem Neugeborenen vorzubereiten? Dieses Kapitel bietet evidenzbasierte Informationen und praktische Hilfestellungen für alle Aspekte der frühen Elternschaft - von den ersten Anzeichen der Schwangerschaft über die emotionale und organisatorische Vorbereitung bis hin zur konkreten Wohnungsgestaltung. Die folgenden Seiten begleiten Sie Schritt für Schritt auf Ihrem persönlichen Weg zum Wunschkind.

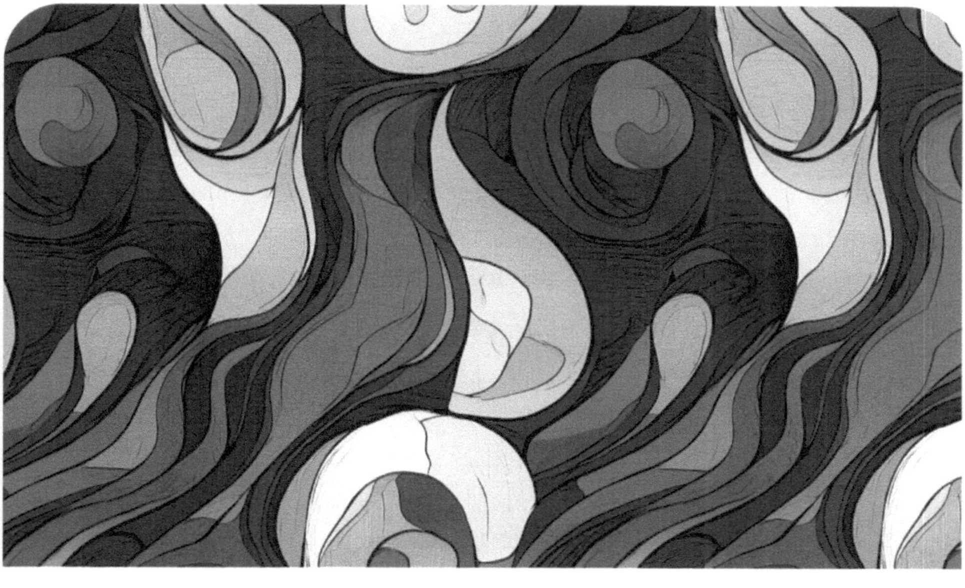

6. 1. Übergang zur Elternschaft

Der Übergang zur Elternschaft markiert einen der bedeutendsten Wendepunkte im Leben eines Menschen. Wie verändert sich die Partnerschaft, wenn aus zwei Menschen eine Familie wird? Welche körperlichen und emotionalen Anpassungen erwarten werdende Eltern bereits in der frühen Schwangerschaft? Und wie können sich Paare optimal auf ihre neue Rolle vorbereiten? Die Transformation zur Elternschaft beginnt nicht erst mit der Geburt des Kindes, sondern setzt bereits mit den ersten Anzeichen einer Schwangerschaft ein. Während der Körper der werdenden Mutter sich auf das heranwachsende Leben einstellt, durchlaufen beide Partner einen tiefgreifenden emotionalen Entwicklungsprozess. Wissenschaftliche Studien zeigen, dass eine bewusste Auseinandersetzung mit dieser Übergangsphase maßgeblich zum Gelingen der neuen Familienkonstellation beiträgt. Dieses Kapitel beleuchtet die verschiedenen Facetten des Übergangs zur Elternschaft - von den ersten körperlichen Anzeichen über die emotionale Vorbereitung bis hin zur Neugestaltung der Partnerschaft. Die folgenden Seiten bieten evidenzbasierte Einblicke und praktische Orientierung für eine der spannendsten Phasen des Lebens.

> *„Der Übergang zur Elternschaft ist eine der bedeutendsten Lebensphasen, die tiefgreifende emotionale und psychologische Veränderungen mit sich bringt.“*

6. 1. 1. Erste Anzeichen der Schwangerschaft

Die ersten Anzeichen einer Schwangerschaft können sich von Frau zu Frau stark unterscheiden, wobei einige Frauen bereits sehr früh Symptome bemerken, während andere zunächst kaum Veränderungen wahrnehmen [s248]. Das zuverlässigste und häufig erste Anzeichen ist eine ausbleibende Periode [s249]. Da viele der frühen Schwangerschaftssymptome PMS-ähnlich sein können, ist es wichtig, bei einem Verdacht einen Schwangerschaftstest durchzuführen, der das Schwangerschaftshormon HCG nachweist [s250]. In den ersten Wochen nach der Empfängnis kann es zu einer leichten Blutung kommen, der sogenannten Einnistungsblutung, die oft von milden Krämpfen begleitet wird [s251]. Diese Blutung ist meist schwächer als eine normale Menstruation und sollte nur kurz andauern. Bei anhaltenden oder starken Blutungen ist es ratsam, einen Arzt aufzusuchen. Eine der häufigsten Beschwerden ist die sogenannte "Morgenübelkeit", die entgegen ihrer Bezeichnung zu jeder Tages- und Nachtzeit auftreten kann [s248]. Sie beginnt typischerweise zwischen der 4. und 6. Schwangerschaftswoche und kann bis zur 14. Woche andauern [s252]. Um die Übelkeit zu lindern, kann es hilfreich sein, mehrere kleine Mahlzeiten über den Tag verteilt zu sich zu nehmen und morgens bereits im Bett einen kleinen Snack wie Zwieback zu essen. Extreme Müdigkeit ist ein weiteres charakteristisches Merkmal der frühen Schwangerschaft [s251]. Der Körper leistet in dieser Zeit Schwerstarbeit, um sich an die hormonellen und physischen Veränderungen anzupassen. Es ist wichtig, auf die Signale des Körpers zu hören und sich ausreichend Ruhe zu gönnen. Kurze Powernaps am Tag können helfen, die Erschöpfung zu bewältigen. Auffällige Veränderungen betreffen auch die Brüste, die größer, schwerer und empfindlicher werden können [s249]. Die Brustwarzen können sich verdunkeln, und die Venen werden oft deutlicher sichtbar. Ein gut sitzender, stützender BH kann in dieser Zeit sehr hilfreich sein, um Beschwerden zu lindern. Ein häufigeres Bedürfnis zum Wasserlassen ist ebenfalls ein typisches frühes Schwangerschaftszeichen [s249]. Dies wird durch die erhöhte Flüssigkeitsaufnahme und den Druck der wachsenden Gebärmutter auf die Blase verursacht. Es ist wichtig, trotz des häufigen Toilettengangs ausreichend zu trinken, um einer Dehydration vorzubeugen. Viele Schwangere berichten von veränderten Geschmacks- und Geruchswahrnehmungen [s248]. Plötzliche Abneigungen gegen bestimmte Lebensmittel oder ungewöhnliche Gelüste sind keine Seltenheit.

Diese Veränderungen können den Alltag durchaus herausfordernd gestalten. Es kann hilfreich sein, ein Ernährungstagebuch zu führen, um Trigger für Übelkeit zu identifizieren. Weitere häufige Beschwerden in der Frühschwangerschaft können Sodbrennen und Verstopfung sein [s251]. Diese Symptome werden durch die hormonellen Veränderungen und die verlangsamte Verdauung verursacht. Eine ballaststoffreiche Ernährung und ausreichende Bewegung können hier Linderung verschaffen. Emotionale Veränderungen gehören ebenfalls zu den frühen Schwangerschaftsanzeichen [s252]. Stimmungsschwankungen, die von überschwänglicher Freude bis zu Ängsten und Sorgen reichen, sind völlig normal. Ein offener Austausch mit dem Partner oder anderen Vertrauenspersonen kann in dieser Zeit sehr wertvoll sein. Im ersten Trimester nehmen die meisten Frauen etwa 1 bis 2 Kilogramm zu [s252], hauptsächlich bedingt durch die Bildung der plazenta, das Brustwachstum und die Zunahme des Blutvolumens. Eine ausgewogene Ernährung ist in dieser Zeit besonders wichtig, wobei extreme Diäten vermieden werden sollten.

6. 1. 2. Emotionale Vorbereitung auf das Elternsein

Der Übergang zur Elternschaft ist eine der bedeutendsten Lebensphasen, die tiefgreifende emotionale und psychologische Veränderungen mit sich bringt. Diese Phase, auch als Matrescence bekannt, beginnt bereits während der Schwangerschaft und umfasst weitreichende Anpassungsprozesse [s253]. Eine zentrale Säule der emotionalen Vorbereitung ist die Reflexion über die eigene Kindheit. Werdende Eltern sollten sich bewusst Zeit nehmen, um über ihre Erfahrungen nachzudenken: Welche Erziehungsmethoden ihrer Eltern möchten sie übernehmen, welche ablehnen? Diese Selbstreflexion kann beispielsweise durch das Führen eines Tagebuchs oder durch Gespräche mit dem Partner unterstützt werden [s253]. Die Partnerschaft erfährt während dieser Zeit oft erhebliche Veränderungen. Studien zeigen, dass viele Paare Kommunikationsprobleme und unterschiedliche Vorstellungen von Erziehung als besondere Herausforderungen erleben [s254]. Es ist daher ratsam, bereits während der Schwangerschaft regelmäßige "Beziehungsgespräche" zu etablieren. Ein praktischer Ansatz kann sein, wöchentlich eine feste Zeit für den Austausch über Ängste, Wünsche und Erwartungen einzuplanen. Besonders Väter fühlen sich in der Vorbereitungsphase häufig außen vor, da viele Angebote primär auf werdende Mütter ausgerichtet sind [s255]. Das "psychologische Nesting" - die mentale Vorbereitung auf die Vaterrolle - ist jedoch ebenso wichtig. Männer profitieren besonders vom Austausch mit anderen (werdenden) Vätern und der aktiven Einbindung in den Schwangerschaftsprozess [s256]. Geburtsvorbereitungskurse speziell für Väter oder Väter-Stammtische können hier wertvolle Unterstützung bieten. Der Aufbau eines tragfähigen Unterstützungsnetzwerks ist ein weiterer essentieller Aspekt der Vorbereitung [s253]. Dies kann durch den Besuch von Schwangerschaftsgruppen, den Austausch mit anderen werdenden Eltern oder die Einbindung von Familie und Freunden geschehen. Praktisch bedeutet das: Erstellen Sie eine Liste mit Menschen, die Sie um Hilfe bitten können, und sprechen Sie schon während der Schwangerschaft konkret über mögliche Unterstützungsbedarfe. Die Entwicklung realistischer Erwartungen ist fundamental für einen gesunden Übergang zur Elternschaft [s253]. Viele Eltern berichten von einem "Realitätsschock" nach der Geburt [s255]. Um dem vorzubeugen, kann es hilfreich sein, sich mit erfahrenen Eltern auszutauschen und deren Alltag kennenzulernen - beispielsweise durch

"Hospitationen" bei befreundeten Familien mit Babys. Die Bindung zum ungeborenen Kind aktiv zu fördern, ist ein weiterer wichtiger Aspekt der emotionalen Vorbereitung [s253]. Dies kann durch verschiedene Aktivitäten geschehen: Sprechen Sie mit dem Baby, spielen Sie ihm Musik vor oder führen Sie ein "Schwangerschaftstagebuch" mit Fotos und Erinnerungen. Bei der Diagnose einer fetalen Anomalie wird die emotionale Vorbereitung besonders komplex [s257]. Betroffene Eltern durchlaufen oft einen nicht-linearen Prozess der Anpassung, der von intensiven Gefühlen wie Schock und Trauer geprägt ist [s258]. Hier ist professionelle Unterstützung durch Psychologen oder spezialisierte Beratungsstellen besonders wichtig. Die finanzielle Planung ist ein weiterer Aspekt, der erheblichen Einfluss auf das emotionale Wohlbefinden haben kann [s254]. Es empfiehlt sich, frühzeitig ein realistisches Budget für die erste Zeit mit Kind zu erstellen und mögliche finanzielle Engpässe zu antizipieren. Abschließend ist es wichtig zu verstehen, dass die emotionale Vorbereitung auf das Elternsein ein individueller Prozess ist, der Zeit und Geduld erfordert. Es gibt kein "richtig" oder "falsch", sondern nur den eigenen Weg, der durch offene Kommunikation, aktive Vorbereitung und die Bereitschaft zur Veränderung geprägt sein sollte.

Glossar

fetale Anomalie

Eine während der Schwangerschaft festgestellte Entwicklungsabweichung oder Fehlbildung des ungeborenen Kindes, die von leichten Auffälligkeiten bis zu schwerwiegenden Entwicklungsstörungen reichen kann.

Matrescence

Ein Begriff aus der Entwicklungspsychologie, der den komplexen körperlichen, hormonellen, emotionalen und sozialen Übergang einer Frau zur Mutterschaft beschreibt - ähnlich wie die Adoleszenz den Übergang vom Kind zum Erwachsenen beschreibt.

psychologisches Nesting

Ein mentaler Vorbereitungsprozess auf die Elternrolle, bei dem sich werdende Eltern gedanklich und emotional auf ihr zukünftiges Leben mit Kind einstellen - vergleichbar mit dem physischen 'Nestbau'-Verhalten.

6. 1. 3. Von der Partnerschaft zur Familie

Der Übergang von der Partnerschaft zur Familie stellt eine der bedeutendsten Lebensphasen dar, die tiefgreifende Veränderungen in der Beziehungsdynamik mit sich bringt [s259]. Diese Transformation beginnt bereits während der Schwangerschaft und setzt sich in den ersten Jahren nach der Geburt fort. Studien zeigen, dass viele Paare in dieser Phase eine Abnahme der Beziehungszufriedenheit erleben, was die Wichtigkeit einer bewussten Gestaltung dieses Übergangs unterstreicht [s260]. Die Identität beider Partner erfährt eine grundlegende Neuausrichtung, da zu den bestehenden Rollen neue hinzukommen [s261]. Besonders die ersten zwölf Monate können herausfordernd sein, wenn Paare um ihre "alte" Beziehung trauern und verschiedene emotionale Phasen durchlaufen. Ein praktischer Ansatz ist es, regelmäßige "Beziehungs-Check-ins" zu etablieren, bei denen beide Partner offen über ihre Gefühle, Ängste und Bedürfnisse sprechen können. Die Zeitwahrnehmung verändert sich drastisch nach der Geburt eines Kindes [s259]. Um dieser Herausforderung zu begegnen, ist es ratsam, bereits während der Schwangerschaft ein Unterstützungsnetzwerk aufzubauen und praktische Vereinbarungen zu treffen, wie beispielsweise die Aufteilung von Haushaltsaufgaben und Kinderbetreuung. Für gleichgeschlechtliche Paare ergeben sich zusätzliche spezifische Herausforderungen [s262]. Sie müssen oft schon vor der Elternschaft wichtige Entscheidungen treffen, etwa bezüglich der biologischen Elternschaft oder der Rolle möglicher Spender. Interessanterweise zeigt sich, dass gleichgeschlechtliche Paare häufig eine egalitärere Aufgabenverteilung praktizieren, was sich positiv auf die Beziehungszufriedenheit auswirkt. Die emotionale Verfügbarkeit und Sensibilität gegenüber dem Kind sind zentrale Faktoren für den Aufbau einer sicheren Bindung [s263]. Gleichzeitig ist es wichtig, die Partnerschaft nicht zu vernachlässigen. Ein praktischer Tipp ist das Einplanen regelmäßiger "Date Nights", auch wenn diese zunächst nur zu Hause stattfinden. Väter fühlen sich häufig von der intensiven Mutter-Kind-Beziehung ausgeschlossen [s261]. Um dem entgegenzuwirken, sollten sie aktiv in die Pflege und Betreuung des Kindes einbezogen werden. Die Etablierung eigener Vater-Kind-Rituale, wie beispielsweise das abendliche Baden, kann dabei helfen, eine eigenständige Bindung aufzubauen. Die körperliche Intimität verändert sich zwangsläufig nach der Geburt [s264]. Es ist wichtig, darüber offen zu kommunizieren und alternative Formen der

Nähe zu finden. Kleine Gesten wie eine Umarmung oder eine Massage können die emotionale Verbindung aufrechterhalten. Viele Eltern berichten von einem Mangel an Vorbereitung auf die Realität der Elternschaft [s265]. Eine proaktive Auseinandersetzung mit den kommenden Veränderungen ist daher essentiell. Das kann durch den Besuch von Elternvorbereitungskursen, das Lesen relevanter Literatur oder den Austausch mit erfahrenen Eltern geschehen. Die Unterstützung durch Fachkräfte wird als wichtig erachtet, wobei die Kontinuität der Betreuung oft als verbesserungswürdig empfunden wird [s266]. Es empfiehlt sich, frühzeitig nach geeigneten Beratungsangeboten zu suchen und diese auch nach der Geburt weiterzuführen. Zweifel und Unsicherheiten sind in dieser Übergangsphase normal [s267]. Die Entwicklung einer neuen Art zu lieben und sich für ein Kind aufzuopfern, braucht Zeit und Geduld. Gesprächstherapie oder der Austausch in Elterngruppen können helfen, diese Gefühle einzuordnen und zu verarbeiten.

Zusammenfassung - 6. 1. Übergang zur Elternschaft

- Die Einnistungsblutung tritt in den ersten Wochen nach der Empfängnis auf und ist schwächer als eine normale Menstruation.
- Die "Morgenübelkeit" kann entgegen ihrer Bezeichnung zu jeder Tages- und Nachtzeit auftreten und beginnt typischerweise zwischen der 4. und 6. Schwangerschaftswoche.
- Im ersten Trimester nehmen Frauen etwa 1-2 kg zu, hauptsächlich durch Plazentabildung, Brustwachstum und erhöhtes Blutvolumen.
- Die Phase der "Matrescence" beschreibt den psychologischen Übergang zur Mutterschaft und beginnt bereits während der Schwangerschaft.
- Väter fühlen sich häufig außen vor, da viele Vorbereitungsangebote primär auf werdende Mütter ausgerichtet sind.
- Das "psychologische Nesting" beschreibt die mentale Vorbereitung auf die Vaterrolle.
- Bei der Diagnose einer fetalen Anomalie durchlaufen Eltern einen nicht-linearen Anpassungsprozess.
- Studien zeigen eine häufige Abnahme der Beziehungszufriedenheit in der frühen Elternschaft.
- Gleichgeschlechtliche Paare praktizieren oft eine egalitärere Aufgabenverteilung, was sich positiv auf die Beziehungszufriedenheit auswirkt.
- Die Kontinuität der fachlichen Betreuung wird von vielen Eltern als verbesserungswürdig empfunden.

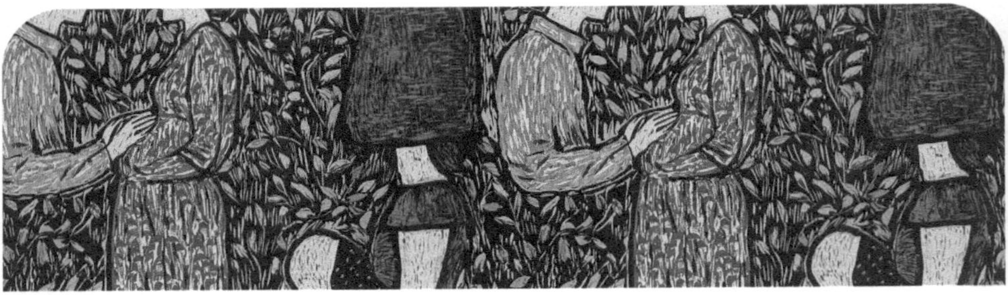

6. 2. Literatur und Ressourcen

Wie findet man in der Fülle von Informationen rund um Schwangerschaft und Kinderwunsch die wirklich wertvollen und wissenschaftlich fundierten Ressourcen? Welche Bücher bieten verlässliche Orientierung, und welche Online-Quellen sind vertrauenswürdig? Gerade in einer Zeit, in der Informationen so leicht zugänglich sind wie nie zuvor, wird die sorgfältige Auswahl geeigneter Materialien immer wichtiger. Die Suche nach fundierten Informationen kann besonders dann herausfordernd sein, wenn sehr spezifische Fragen auftauchen oder wenn die persönliche Situation von der "Norm" abweicht. Hier können gut recherchierte Literatur und seriöse Online-Ressourcen eine wichtige Brücke zwischen Arztbesuchen schlagen und dabei helfen, informierte Entscheidungen zu treffen. Die folgenden Abschnitte stellen eine sorgfältig ausgewählte Sammlung von Büchern, digitalen Ressourcen und authentischen Erfahrungsberichten vor, die auf wissenschaftlichen Erkenntnissen basieren und gleichzeitig praktische Orientierung für den Alltag bieten.

„Viele Schwangerschafts-Bücher sind auch als E-Books oder Hörbücher verfügbar, was besonders praktisch sein kann, wenn das klassische Lesen während der Schwangerschaft anstrengend ist.“

6. 2. 1. Empfohlene Bücher zum Thema

Für werdende Eltern und Menschen mit Kinderwunsch gibt es eine Vielzahl hilfreicher Bücher, die den Weg zur Schwangerschaft und durch die Schwangerschaft begleiten. Eine besonders empfehlenswerte Lektüre ist "Erwartungen besser verstehen" [s268], das mit vielen gängigen Mythen aufräumt und evidenzbasierte Informationen liefert. Das Buch erklärt beispielsweise, warum nicht jeder Zyklus gleich ist und wie man seinen individuellen Eisprung besser bestimmen kann. "Bumpin': Der moderne Leitfaden zur Schwangerschaft" [s268] bietet einen zeitgemäßen Ansatz und behandelt auch Themen wie Social Media Stress während der Schwangerschaft oder den Umgang mit gut gemeinten, aber oft überholten Ratschlägen aus dem Umfeld. Besonders wertvoll sind die integrierten Checklisten, etwa zur Vorbereitung der Erstausstattung oder zum Packen der Kliniktasche. Für Paare, die gemeinsam durch die Schwangerschaft gehen möchten, bietet "Der Schwangerschaftsleitfaden für Paare" [s268] praktische Übungen und Gesprächsanregungen. Das Buch enthält beispielsweise Kommunikationsübungen für schwierige Gespräche über Ängste und Erwartungen sowie konkrete Vorschläge, wie der Partner bei Schwangerschaftsbeschwerden unterstützen kann. Besonders wertvoll für Menschen, die sich mit Fruchtbarkeitsproblemen auseinandersetzen, ist "Leben gegen die Widrigkeiten schaffen" [s269]. Das Buch begleitet Betroffene emotional und informativ durch verschiedene Behandlungsoptionen und enthält auch Erfahrungsberichte anderer Paare. Es bietet praktische Hinweise zum Umgang mit Rückschlägen und zur Kommunikation mit Ärzten. Für Familien, die sich mit dem Thema Samenspende oder Leihmutterschaft beschäftigen, gibt es spezielle Literatur wie "Manchmal braucht es drei, um ein Baby zu machen" [s269]. Diese Bücher helfen dabei, komplexe Themen kindgerecht zu erklären und eine offene Familienkommunikation zu etablieren. Sie enthalten auch konkrete Formulierungsvorschläge für verschiedene Altersstufen.

"Geburt ohne Angst" [s268] ist ein wichtiger Begleiter für Frauen, die sich auf die Geburt vorbereiten möchten. Das Buch vermittelt nicht nur Entspannungstechniken und Atemübungen, sondern stärkt auch das Vertrauen in den eigenen Körper. Besonders hilfreich sind die enthaltenen Visualisierungsübungen und der Geburtsvorbereitungsplan. Für Eltern, die ihren Kindern die Entstehung des Lebens erklären möchten, gibt es kindgerechte Bücher wie "Mama, bin ich in deinem Bauch gewachsen?" [s269]. Diese Bücher verwenden altersgerechte Sprache und Illustrationen, um komplexe biologische Vorgänge verständlich zu machen. Sie eignen sich besonders gut als Gesprächsgrundlage zwischen Eltern und Kindern. "Mütter, Väter, Spender, Leihmütter" [s269] ist ein wichtiges Werk für Familien in besonderen Konstellationen. Es bietet nicht nur rechtliche und medizinische Informationen, sondern auch psychologische Unterstützung und praktische Tipps für den Familienalltag. Besonders wertvoll sind die enthaltenen Erfahrungsberichte und Expertenmeinungen. Das umfassende Standardwerk "Schwangerschaft, Geburt und Neugeborene" [s268] eignet sich als Nachschlagewerk für alle Phasen. Es enthält detaillierte Informationen zu körperlichen Veränderungen, Vorsorgeuntersuchungen und möglichen Komplikationen. Praktische Checklisten und Entwicklungstabellen machen es zu einem wertvollen Begleiter durch die gesamte Schwangerschaft. Viele dieser Bücher sind auch als E-Books oder Hörbücher verfügbar, was besonders in der Schwangerschaft praktisch sein kann, wenn das klassische Lesen manchmal anstrengend ist. Es empfiehlt sich, verschiedene Bücher zu kombinieren, da jedes Werk andere Schwerpunkte setzt und unterschiedliche Perspektiven bietet.

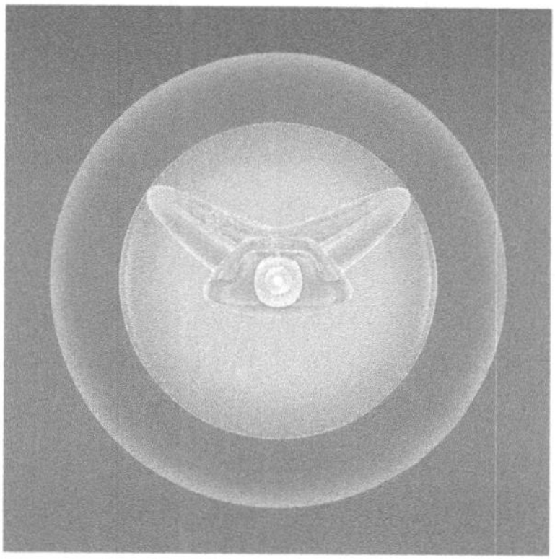

Visualisierungsübungen [i37]

6. 2. 2. Online-Ressourcen

Das Internet bietet eine Fülle von Ressourcen für Menschen mit Kinderwunsch und werdende Eltern, wobei die kritische Bewertung der Informationsquellen besonders wichtig ist [s270]. Studien zeigen, dass viele Frauen aktiv nach Online-Informationen suchen, um Wissenslücken zu schließen, die in der regulären Schwangerschaftsvorsorge entstehen können. Dabei ist es essentiell, vertrauenswürdige Quellen zu identifizieren und die gefundenen Informationen mit medizinischen Fachkräften zu besprechen. Besonders hilfreich sind die Websites von renommierten medizinischen Einrichtungen und Fachgesellschaften. Diese bieten häufig gut strukturierte Informationen zu allen Phasen von der Konzeption bis zur Geburt. Um seriöse Quellen zu erkennen, sollten Nutzer auf Kriterien wie aktuelle Datierung der Inhalte, Quellenangaben und die Nennung der Autoren samt deren Qualifikationen achten [s271]. Smartphone-Apps haben sich als praktische Begleiter etabliert. Diese können beispielsweise bei der Zyklusbeobachtung unterstützen, Entwicklungsstadien des Babys visualisieren oder Termine für Vorsorgeuntersuchungen verwalten. Bei der Auswahl einer App sollten Nutzer auf Datenschutzrichtlinien und wissenschaftliche Fundierung achten. Viele Apps bieten auch Erinnerungsfunktionen für die Einnahme von Pränatalpräparaten oder Dokumentationsmöglichkeiten für Symptome und Fragen an den behandelnden Arzt. Online-Foren und Support-Gruppen können wertvolle emotionale Unterstützung bieten, besonders bei spezifischen Herausforderungen wie Fruchtbarkeitsproblemen oder Schwangerschaftskomplikationen. Allerdings sollten medizinische Ratschläge aus diesen Quellen immer mit Vorsicht behandelt und mit Fachpersonal besprochen werden [s270]. Ein hilfreicher Ansatz ist es, Foren zunächst nur zu lesen und erst nach längerer Beobachtung aktiv teilzunehmen. Webinare und Online-Kurse von zertifizierten Anbietern können eine sinnvolle Ergänzung zur Geburtsvorbereitung sein. Diese bieten oft flexiblere Zeitmodelle als Präsenzkurse und ermöglichen es beiden Partnern, gemeinsam teilzunehmen. Viele Krankenkassen übernehmen mittlerweile auch die Kosten für digitale Geburtsvorbereitungskurse. Für Frauen mit spezifischen Gesundheitsherausforderungen, wie etwa Alkoholabhängigkeit während der Schwangerschaft, gibt es spezialisierte Online-Ressourcen und mobile Gesundheitsanwendungen [s272]. Diese können die professionelle Behandlung unterstützen und praktische

Hilfestellungen im Alltag bieten. Podcasts zu Schwangerschaft und Geburt erfreuen sich zunehmender Beliebtheit. Sie bieten oft eine Mischung aus Expertenwissen und persönlichen Erfahrungsberichten. Beim Hören von Podcasts ist es wichtig, verschiedene Perspektiven zu berücksichtigen und sich bewusst zu machen, dass jede Schwangerschaft individuell verläuft. Soziale Medien können ebenfalls nützliche Informationsquellen sein, sollten aber besonders kritisch betrachtet werden. Experten empfehlen, sich auf verifizierte Accounts von Gesundheitsorganisationen und qualifizierten Fachleuten zu konzentrieren [s271]. Das Folgen von zu vielen Schwangerschafts-Accounts kann zudem zusätzlichen Stress erzeugen. Für die Zeit nach der Geburt gibt es spezielle Online-Ressourcen, die sich mit postpartalen psychischen Erkrankungen und der Anpassung an das Leben mit Baby beschäftigen [s273]. Viele dieser Angebote beinhalten auch Selbsteinschätzungstools und direkte Kontaktmöglichkeiten zu Hilfsangeboten. Ein wichtiger Aspekt bei der Nutzung von Online-Ressourcen ist die Balance: Diese sollten als Ergänzung, nicht als Ersatz für die professionelle medizinische Betreuung gesehen werden. Es empfiehlt sich, gefundene Informationen zu notieren und beim nächsten Vorsorgetermin anzusprechen [s270].

Glossar

postpartal
Bezeichnet den Zeitraum direkt nach der Geburt eines Kindes, auch Wochenbett genannt

Pränatalpräparate
Spezielle Nahrungsergänzungsmittel für Schwangere, die wichtige Vitamine und Mineralstoffe wie Folsäure, Eisen und Jod enthalten

6. 2. 3. Erfahrungsberichte

Erfahrungsberichte von Menschen auf ihrem Weg zur Schwangerschaft bieten wertvolle Einblicke und emotionale Unterstützung für andere Betroffene. Die authentischen Geschichten zeigen die vielfältigen Herausforderungen, aber auch die Hoffnung und Freude, die dieser Prozess mit sich bringen kann [s274]. Besonders bewegend sind die Berichte von Paaren, die nach jahrelangen Schwierigkeiten erfolgreich wurden. Eine Familie beschreibt beispielsweise ihren Weg zur Elternschaft nach sechs Jahren vergeblicher Versuche: "Uns wurde gesagt, wir könnten nicht empfangen. Doch mit der richtigen medizinischen Unterstützung wurden wir mit drei wunderbaren Söhnen gesegnet." [s275] Solche Erfolgsgeschichten können anderen Mut machen, nicht aufzugeben. Die Erfahrungsberichte zeigen auch, dass das Alter kein absolutes Hindernis darstellt. Eine Frau, die mit 44 Jahren Mutter wurde, berichtet von ihrer besonderen Verbindung zu diesem Prozess - sie feiert sogar jährlich die Jahrestage ihrer Embryotransfers [s276]. Andere Mütter im fortgeschrittenen Alter betonen die Vorteile ihrer Lebenserfahrung und beruflichen Stabilität für die Kindererziehung. Ein wiederkehrendes Thema in den Berichten ist die Bedeutung der professionellen Betreuung. Viele Paare heben die einfühlsame Unterstützung durch medizinisches Personal hervor, die ihnen half, auch schwierige Phasen zu überstehen [s277]. Eine Patientin beschreibt: "Das Team half mir, meine Ängste zu überwinden. Ich fühlte mich nie allein auf dieser Reise." [s278] Besonders wertvoll sind Erfahrungsberichte von Menschen in speziellen Situationen. Eine Patientin mit Behinderung berichtet von der inklusiven, vorurteilsfreien Betreuung, die sie erhielt [s278]. Solche Geschichten können anderen in ähnlichen Situationen die Angst vor der Behandlung nehmen. Die Berichte zeigen auch die Bedeutung von Durchhaltevermögen und der Bereitschaft, verschiedene Wege zu gehen. Ein Paar beschreibt, wie sie nach drei erfolglosen Versuchen den Arzt wechselten und dann beim ersten Versuch mit dem neuen Behandlungsteam erfolgreich waren [s275]. Für viele war der Weg zur Schwangerschaft von emotionalen Höhen und Tiefen geprägt. Eine Frau berichtet von mehreren Fehlgeburten, bevor sie erfolgreich schwanger wurde [s278]. Ihre Geschichte zeigt, wie wichtig professionelle emotionale Unterstützung während der Behandlung ist.

Die Erfahrungsberichte thematisieren auch die Rolle von Unterstützungsprogrammen. Eine Frau namens Megan erzählt, wie ein solches Programm ihr das Vertrauen gab, ihre Schwangerschaft fortzuführen. Sie plant, diese Unterstützung auch bei einer weiteren Schwangerschaft in Anspruch zu nehmen [s279]. Viele Berichte betonen die Bedeutung des Austauschs mit anderen Betroffenen. Eine Mutter, die während der Pandemie schwanger wurde, fand in Online-Gruppen wichtige Unterstützung [s276]. Dies zeigt, wie wertvoll virtuelle Netzwerke sein können. Die Erfahrungsberichte machen deutlich, dass jeder Weg zur Schwangerschaft individuell ist. Sie ermutigen andere, ihre eigenen Entscheidungen zu treffen und sich die Unterstützung zu suchen, die sie benötigen [s280].

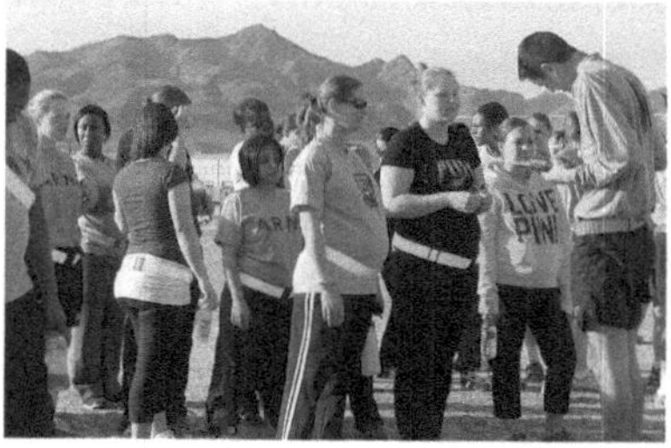

Unterstützungsprogramme [i38]

Zusammenfassung - 6. 2. Literatur und Ressourcen

- Empfohlene Bücher wie "Erwartungen besser verstehen" räumen mit gängigen Mythen auf und liefern evidenzbasierte Informationen zur Eisprungbestimmung.
- "Bumpin'" behandelt moderne Themen wie Social Media Stress während der Schwangerschaft.
- "Leben gegen die Widrigkeiten schaffen" begleitet bei Fruchtbarkeitsproblemen mit Erfahrungsberichten und praktischen Hinweisen.
- Spezielle Literatur unterstützt Familien bei Themen wie Samenspende mit konkreten Formulierungsvorschlägen für verschiedene Altersstufen.
- Studien zeigen, dass viele Frauen aktiv nach Online-Informationen suchen, um Wissenslücken der regulären Schwangerschaftsvorsorge zu schließen.
- Viele Krankenkassen übernehmen mittlerweile die Kosten für digitale Geburtsvorbereitungskurse.
- Spezielle mobile Gesundheitsanwendungen unterstützen Frauen mit Alkoholabhängigkeit während der Schwangerschaft.
- Eine Familie berichtet von erfolgreicher Elternschaft nach sechs Jahren vergeblicher Versuche.
- Eine 44-jährige Mutter feiert jährlich die Jahrestage ihrer Embryotransfers.
- Ein Paar wurde nach drei erfolglosen Versuchen beim ersten Versuch mit einem neuen Behandlungsteam erfolgreich schwanger.

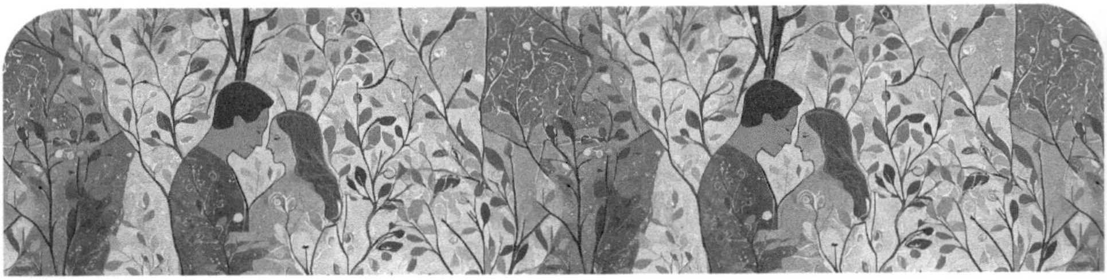

6. 3. Praktische Vorbereitung

Die praktische Vorbereitung auf ein Baby wirft viele Fragen auf: Welche Erstausstattung ist wirklich notwendig? Wie können Behördengänge effizient organisiert werden? Und wie lässt sich die Wohnung optimal an die neue Lebenssituation anpassen? Die Zeit der Schwangerschaft bietet die Chance, diese Vorbereitungen systematisch und ohne Zeitdruck anzugehen. Dabei gilt es, sowohl die unmittelbaren Bedürfnisse nach der Geburt als auch die kommenden Entwicklungsphasen des Kindes zu berücksichtigen. Eine durchdachte Planung ermöglicht es werdenden Eltern, sich später ganz auf ihr Baby konzentrieren zu können. Die folgenden Abschnitte zeigen konkret auf, welche praktischen Schritte für einen gelungenen Start ins Familienleben hilfreich sind - von der sinnvollen Grundausstattung über wichtige administrative Aufgaben bis hin zur kindgerechten Wohnungsgestaltung.

„Matratze für das Kinderbett und Autositz sollten aus Sicherheitsgründen fabrikneu sein.“

6. 3. 1. Erstausstattung planen

Die Planung der Erstausstattung für ein Baby sollte idealerweise bereits einige Monate vor dem errechneten Geburtstermin beginnen. Dies ermöglicht einen entspannten Einkauf und die Möglichkeit, von Angeboten zu profitieren. Ein wichtiger Grundsatz dabei ist, dass nicht alles neu sein muss - mit Ausnahme der Matratze für das Kinderbett und des Autositzes, die aus Sicherheitsgründen fabrikneu sein sollten [s281]. Für die Grundausstattung an Babykleidung empfiehlt sich ein gut durchdachter Basis-Bestand: Mindestens sechs Schlafanzüge und vier bis sechs Bodys mit praktischen Druckknöpfen bilden das Fundament. Ergänzt wird dies durch zwei Strickjacken aus Wolle oder Baumwolle sowie einen witterungsangepassten Schneeanzug. Kratzhandschuhe schützen das Baby vor selbst zugefügten Kratzern, während Socken oder Stiefel die Füße warm halten. Je nach Jahreszeit ist entweder ein Sonnenhut oder eine wärmende Kopfbedeckung aus Wolle oder Baumwolle unverzichtbar [s281].

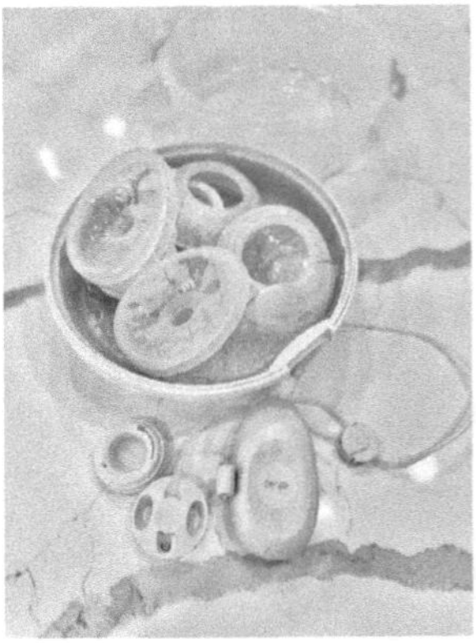

Milchpumpe [i39]

Für stillende Mütter ist eine spezielle Ausstattung erforderlich. Dazu gehören gut sitzende Still-BHs, für die eine professionelle Anpassung empfohlen wird, Stilleinlagen zur Absorption von Muttermilch, pflegende Brustwarzencreme sowie eine Milchpumpe. Mehrere Mulltücher für das Bäuerchen machen sollten ebenfalls nicht fehlen [s281]. Zur Unterstützung beim Stillen bieten viele Einrichtungen spezielle Beratungen und sogar Still-Hotlines an [s282]. Die Krankenhaustasche sollte rechtzeitig gepackt werden und folgende Dinge für die Mutter enthalten: Nachthemd, Bademantel, Hausschuhe, Still-BH, Stilleinlagen, mehrere Paar Socken und Unterwäsche, Haargummis sowie grundlegende Toilettenartikel wie Zahnbürste, Zahnpasta, Haarbürste, Lippenbalsam, Lotion und Deodorant. Für die Heimfahrt sollte bequeme, lockere Kleidung eingepackt werden [s283]. Auch an den Geburtsbegleiter muss gedacht werden: Eine Stoppuhr oder Uhr mit Sekundenzeiger, eine Telefonliste für die Geburtsankündigung, Snacks und Getränke sowie Massagegeräte und -öle zur Schmerzlinderung während der Wehen sind hier sinnvoll. Ein persönlicher Gegenstand zur Fokussierung während der Wehen kann ebenfalls hilfreich sein [s283]. Unverzichtbar sind wichtige Dokumente wie die Krankenversichertenkarte, Krankenhausaufnahmeunterlagen, medizinische Unterlagen zur Schwangerschaft, schriftlich festgehaltene Geburtswünsche und die Kontaktdaten des künftigen Kinderarztes [s283]. Für einen längeren Krankenhausaufenthalt, besonders bei Frühgeburten, sind zusätzliche Überlegungen wichtig. Obwohl die meisten Intensivstationen Kleidung bereitstellen, kann eigene Babykleidung ein Gefühl von Vertrautheit schaffen. Die Abstimmung mit dem Pflegepersonal bezüglich geeigneter Kleidung ist dabei wichtig [s284]. Ein Notizbuch und Stift helfen dabei, wichtige medizinische Informationen und persönliche Gedanken festzuhalten. Zur Personalisierung des Krankenhauszimmers können Familienfotos und Hand- oder Fußabdrücke des Babys beitragen. Für das eigene Wohlbefinden sollten nahrhafte Snacks wie Nüsse und Trockenfrüchte sowie isolierte Becher mit Deckel und Strohhalm nicht fehlen. Bücher, Zeitschriften und Musik können zudem dabei helfen, Stress

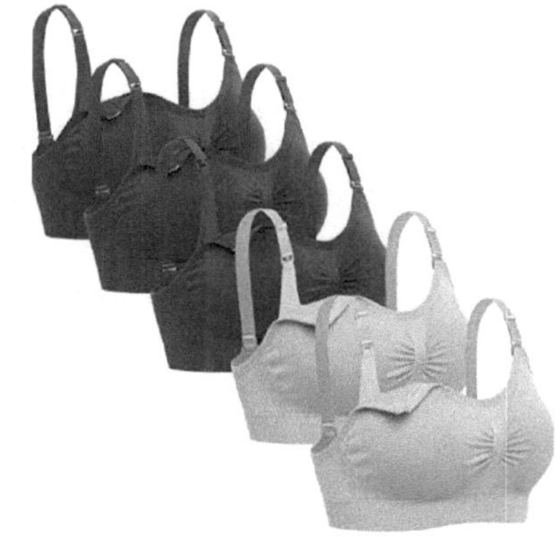

Still-BH [i40]

abzubauen [s284]. Ein wichtiger Aspekt der Vorbereitung ist auch die Teilnahme an Geburts- und Elternschaftskursen, die Themen wie späte Schwangerschaft, Geburt, Babypflege und Stillen behandeln [s282]. Diese Kurse bieten nicht nur wertvolles Wissen, sondern auch die Möglichkeit, sich mit anderen werdenden Eltern auszutauschen. Bei der Nutzung von Brunnenwasser ist es ratsam, vor der Geburt eine Wasserqualitätsanalyse durchführen zu lassen, um die Sicherheit für das Baby zu gewährleisten [s282]. Das Konzept des Rooming-in, bei dem das Baby im Zimmer der Mutter bleibt, unterstützt die frühe Bindung und erleichtert das Stillen [s282].

Glossar

Rooming-in

Ein modernes Betreuungskonzept in Krankenhäusern, bei dem Mutter und Neugeborenes rund um die Uhr zusammen in einem Zimmer untergebracht werden. Dies fördert nicht nur die Mutter-Kind-Bindung, sondern erleichtert auch das Erkennen der Hungersignale des Babys.

6. 3. 2. Behördengänge und Formalitäten

Bereits zu Beginn der Schwangerschaft ist es wichtig, sich mit den notwendigen behördlichen Angelegenheiten und Formalitäten auseinanderzusetzen. Eine frühzeitige Planung ermöglicht einen reibungslosen Ablauf und vermeidet unnötigen Stress in den letzten Schwangerschaftswochen. Ein zentraler erster Schritt ist die Kontaktaufnahme mit der Krankenversicherung. Hier sollten werdende Eltern sich über den genauen Leistungsumfang während Schwangerschaft und Geburt informieren [s285]. Viele Versicherungen bieten spezielle Schwangerschaftsprogramme an, die zusätzliche Vorsorgeuntersuchungen oder alternative Heilmethoden abdecken. Es empfiehlt sich, diese Informationen schriftlich anzufordern und sorgfältig zu dokumentieren.

Die Wahl des Krankenhauses oder Geburtshauses sollte ebenfalls frühzeitig getroffen werden. Dabei ist es ratsam, sich bei der gewählten Einrichtung nach den erforderlichen Anmeldeformalitäten zu erkundigen. Üblicherweise wird eine Voranmeldung etwa ab der 30. Schwangerschaftswoche empfohlen. Bei der Anmeldung werden verschiedene Unterlagen benötigt, darunter:

- Mutterpass
- Versichertenkarte
- Personalausweis
- Familienstandsnachweise
- Allergiepass (falls vorhanden)
- Impfpass

Besonders wichtig ist die rechtzeitige Information über finanzielle Unterstützungsmöglichkeiten. Hierzu zählen Elterngeld, Kindergeld und gegebenenfalls weitere soziale Leistungen. Die entsprechenden Anträge können teilweise schon vor der Geburt vorbereitet werden, was den administrativen Aufwand nach der Geburt reduziert. Viele Behörden bieten mittlerweile Online-Portale an, über die Anträge digital eingereicht werden können. Für berufstätige Schwangere ist die Kommunikation mit dem Arbeitgeber ein wichtiger Aspekt. Nach Bekanntgabe der Schwangerschaft greift der gesetzliche Mutterschutz. Der Arbeitgeber muss über die Schwangerschaft informiert werden, idealerweise schriftlich und mit einer Kopie des Mutterpasses. Dies ermöglicht die rechtzeitige Anpassung des

Arbeitsplatzes an die besonderen Schutzbedürfnisse der Schwangeren [s285].

Ein oft übersehener Punkt ist die Überprüfung bestehender Versicherungen und deren Anpassung an die neue Lebenssituation. Dies betrifft insbesondere:
- Krankenversicherung (Familienversicherung)
- Lebensversicherung
- Unfallversicherung
- Haftpflichtversicherung

Für nicht verheiratete Paare ist die Frage der Vaterschaftsanerkennung und des Sorgerechts relevant. Diese kann bereits vor der Geburt beim Jugendamt oder Standesamt erklärt werden. Hierfür werden die Personalausweise beider Eltern sowie gegebenenfalls Geburtsurkunden benötigt. Die Vertraulichkeit aller medizinischen und persönlichen Daten muss während des gesamten Prozesses gewährleistet sein [s285]. Werdende Eltern haben das Recht auf Schutz ihrer Privatsphäre und sollten darauf achten, dass sensible Informationen entsprechend behandelt werden. Ein praktischer Tipp ist das Anlegen eines Dokumentenordners, in dem alle wichtigen Unterlagen chronologisch sortiert aufbewahrt werden. Dies erleichtert nicht nur den Überblick, sondern auch das schnelle Auffinden benötigter Dokumente bei Behördengängen oder Arztbesuchen. Für den Fall einer Frühgeburt oder anderer Komplikationen ist es ratsam, sich über spezielle Unterstützungsangebote und deren Beantragung zu informieren. Viele Krankenkassen und soziale Einrichtungen bieten hier besondere Hilfen an, deren Beantragung jedoch oft mit zusätzlichem bürokratischen Aufwand verbunden ist. Die Erstellung einer Checkliste mit allen erforderlichen Behördengängen und Fristen kann sehr hilfreich sein. Diese sollte regelmäßig aktualisiert und abgearbeitet werden, um keine wichtigen Termine oder Antragsfristen zu versäumen.

6. 3. 3. Wohnungsanpassung

Die Vorbereitung der Wohnung auf ein Baby erfordert durchdachte Planung und praktische Anpassungen. Ein bewährter Ansatz ist die Einrichtung verschiedener "Stationen", die den Alltag mit dem Neugeborenen erleichtern [s286].

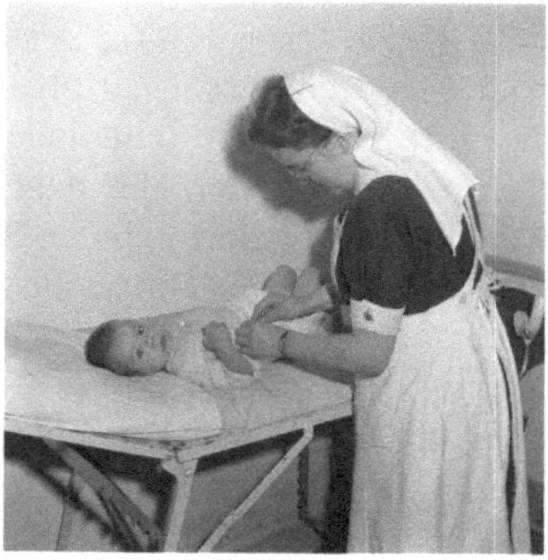

Wickelstation [i41]

Eine zentrale Wickelstation sollte strategisch günstig platziert werden, idealerweise in der Nähe des Schlafbereichs des Babys. Hier empfiehlt sich neben dem Wickeltisch die Installation einer warmen, blendfreien Beleuchtung für nächtliche Wickelrunden. Alle benötigten Utensilien wie Windeln, Feuchttücher und Pflegeprodukte sollten in Griffweite angeordnet sein. Ein praktischer Tipp ist die Anbringung eines kleinen Regals oder einer Ablage für häufig benötigte Artikel direkt neben dem Wickeltisch [s286]. Die Einrichtung einer ergonomischen Stillecke oder Fütterungsstation verdient besondere Aufmerksamkeit. Ein bequemer Sessel mit guter Rückenlehne, ausreichender Armstütze und einem Fußhocker ermöglicht entspanntes Stillen. Praktisch ist hier ein kleiner Beistelltisch für Getränke, Stillutensilien und das Babyphone. Die Beleuchtung sollte dimmbar sein, um nachts eine angenehme Atmosphäre zu schaffen [s286].

Im Badezimmer empfiehlt sich die Einrichtung eines Badebereichs für das Baby. Eine Babybadewanne auf einem stabilen Untergestell in rückenschonender Höhe erleichtert das Baden. Rutschfeste Matten, griffbereite Handtücher und eine konstante Raumtemperatur von etwa 22-24°C sind wichtige Sicherheitsaspekte [s286]. Die Organisation der Babykleidung sollte systematisch erfolgen. Praktisch bewährt haben sich Schubladeneinsätze und transparente Boxen, die nach Größen und Kategorien sortiert sind. Beschriftungen oder farbliche Kennzeichnungen helfen dabei, auch in müden Momenten schnell das Richtige zu finden [s286].

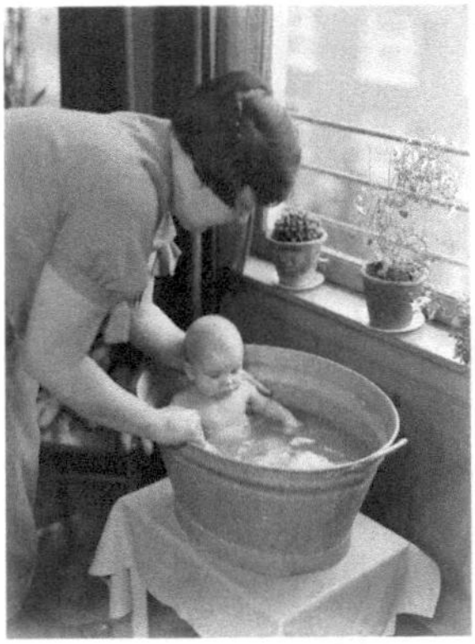

Babybadewanne [i42]

Eine oft übersehene, aber wichtige Station ist der Postpartum-Bereich für die Mutter. Hier sollten Hygieneartikel, Stilleinlagen und andere Utensilien für die Zeit nach der Geburt griffbereit aufbewahrt werden. Ein kleiner Kosmetikspiegel und gute Beleuchtung erleichtern die Selbstversorgung [s286]. Bei der Wohnungsgestaltung sollte auch die Flexibilität für spätere Entwicklungsphasen des Kindes bedacht werden. Möbel sollten so angeordnet werden, dass später ein sicherer Krabbelbereich entsteht. Die Installation von Steckdosensicherungen und die Sicherung von Schränken kann bereits vor der Geburt erfolgen, um in der hektischen Anfangszeit nicht daran denken zu müssen.

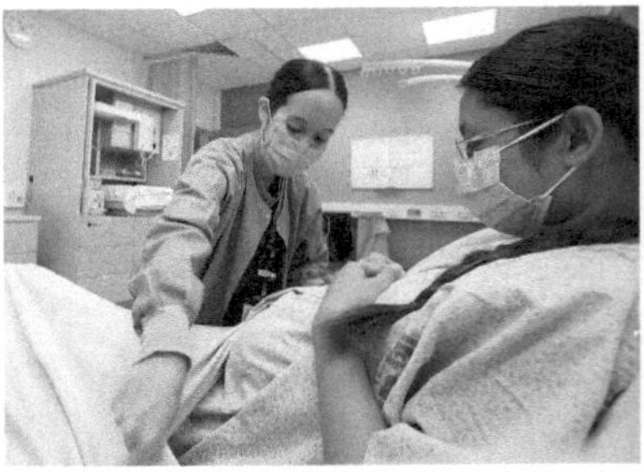

Postpartum-Bereich [i43]

Für berufstätige Eltern ist die Einrichtung eines funktionalen Home-Office-Bereichs überlegenswert, der sich mit der Kinderbetreuung vereinbaren lässt [s287]. Dies könnte beispielsweise ein Arbeitsplatz mit Sichtverbindung zum Spielbereich des Babys sein. Die Aufbewahrung von Medikamenten und Pflegeprodukten sollte kindersicher, aber für Erwachsene gut zugänglich organisiert werden. Ein verschließbarer Medizinschrank in ausreichender Höhe ist hier eine sinnvolle Investition.

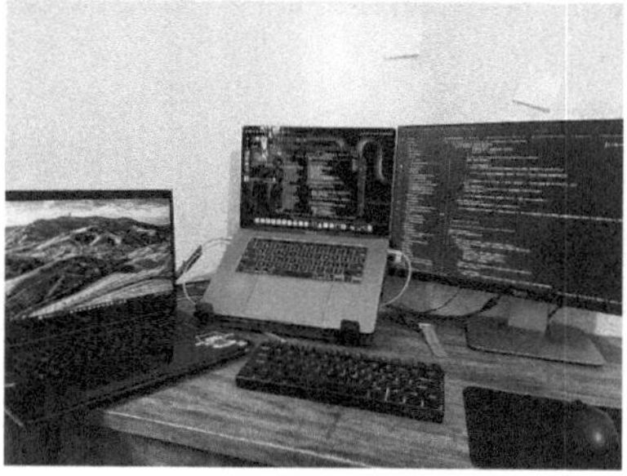

Home-Office-Bereich [i44]

Nicht zu vergessen ist die Schaffung von ausreichendem Stauraum für Windeln, Pflegeprodukte und andere Vorräte. Ein gut organisiertes Vorratssystem hilft, den Überblick zu behalten und rechtzeitig nachzukaufen. Praktisch sind hier durchsichtige Aufbewahrungsboxen mit Beschriftung.

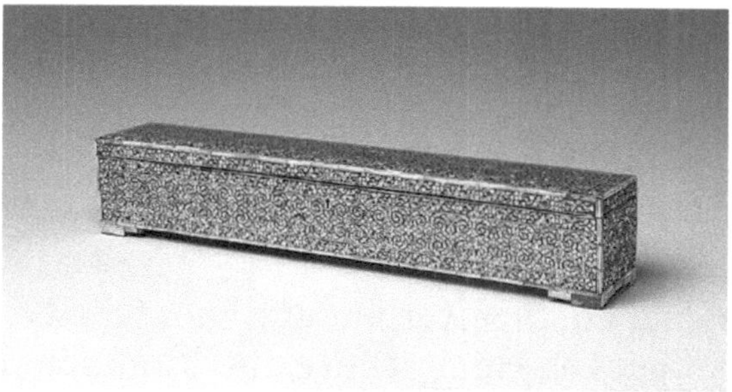

Aufbewahrungsbox [i45]

Zusammenfassung - 6. 3. Praktische Vorbereitung

- Eine Wasserqualitätsanalyse bei Brunnenwasser sollte vor der Geburt durchgeführt werden.
- Kratzhandschuhe sind essentiell zum Schutz vor selbst zugefügten Verletzungen beim Neugeborenen.
- Die Matratze und der Autositz müssen aus Sicherheitsgründen fabrikneu sein, während andere Erstausstattung gebraucht sein kann.
- Ein Notizbuch für medizinische Informationen und ein Stift sind bei längeren Krankenhausaufenthalten unverzichtbar.
- Für Frühgeburten stellen die meisten Intensivstationen eigene Babykleidung bereit.
- Die Voranmeldung im Krankenhaus wird etwa ab der 30. Schwangerschaftswoche empfohlen.
- Die Vaterschaftsanerkennung kann bereits vor der Geburt beim Jugendamt erklärt werden.
- Eine warme, blendfreie Beleuchtung ist für nächtliche Wickelrunden optimal.
- Die Raumtemperatur im Badezimmer sollte konstant bei 22-24°C liegen.
- Ein Arbeitsplatz mit Sichtverbindung zum Spielbereich ermöglicht die Vereinbarkeit von Home-Office und Kinderbetreuung.
- Transparente, beschriftete Aufbewahrungsboxen erleichtern die Organisation von Vorräten und Babykleidung.

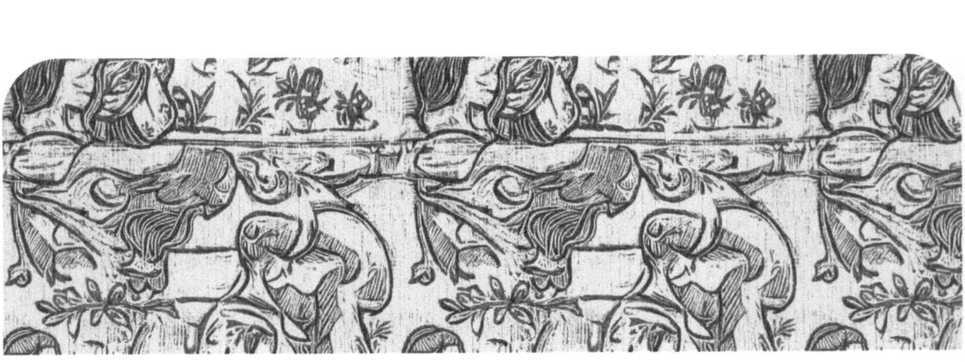

Rückblick - 6. Schwangerschaft und Elternschaft

- Die ersten Anzeichen einer Schwangerschaft können sich stark unterscheiden, wobei das zuverlässigste Merkmal eine ausbleibende Periode ist.
- Die Einnistungsblutung in den ersten Wochen wird oft von milden Krämpfen begleitet.
- Die "Morgenübelkeit" beginnt typischerweise zwischen der 4. und 6. Schwangerschaftswoche und kann bis zur 14. Woche andauern.
- Die Phase der Matrescence beschreibt den komplexen Übergang zur Mutterschaft mit tiefgreifenden emotionalen und psychologischen Veränderungen.
- Väter profitieren besonders vom Austausch mit anderen werdenden Vätern und der aktiven Einbindung in den Schwangerschaftsprozess.
- Bei der Diagnose einer fetalen Anomalie durchlaufen Eltern oft einen nicht-linearen Prozess der Anpassung.
- Gleichgeschlechtliche Paare praktizieren häufig eine egalitärere Aufgabenverteilung, was sich positiv auf die Beziehungszufriedenheit auswirkt.
- Die emotionale Verfügbarkeit und Sensibilität gegenüber dem Kind sind zentrale Faktoren für den Aufbau einer sicheren Bindung.
- Das Konzept des Rooming-in, bei dem das Baby im Zimmer der Mutter bleibt, unterstützt die frühe Bindung und erleichtert das Stillen.
- Die Vertraulichkeit aller medizinischen und persönlichen Daten muss während des gesamten Prozesses gewährleistet sein.

Kostenlose Zusatzangebote in Planung

Wir freuen uns, Ihnen künftig ergänzende kostenlose Materialien zu diesem Buch anbieten zu können:

- Ein exklusives Bonuskapitel mit zusätzlichen Inhalten
- Eine kompakte Zusammenfassung des gesamten Buches im PDF-Format

Die Veröffentlichung dieser Materialien ist für Januar 2025 geplant.
Besuchen Sie gerne schon heute unsere Website. Sobald unser Newsletter-Service startet (voraussichtlich Januar 2025), können Sie sich dort für Updates registrieren und verpassen keine Neuigkeiten zu den kostenlosen Zusatzangeboten.

SaageBooks.com/de/schwanger_werden-bonus-5TUWCT

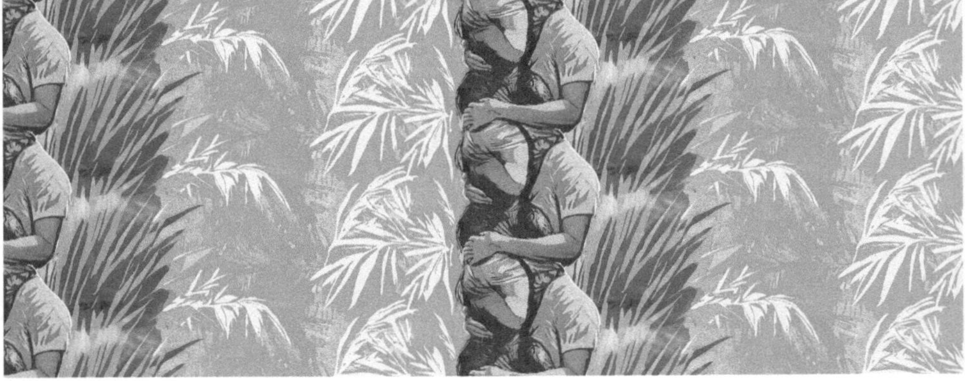

Liebe Leserinnen, liebe Leser,

Ich fühle mich sehr geehrt, dass Sie sich die Zeit genommen haben, mein Buch von Anfang bis Ende zu lesen. Als Autor ist es mein größter Wunsch, Ihnen wertvolle Erkenntnisse und praktische Hilfestellungen mit auf den Weg zu geben. Ihr Vertrauen in meine Arbeit bedeutet mir sehr viel. Ich hoffe, die Lektüre war für Sie bereichernd. Sollten Sie Fragen oder Anregungen haben, können Sie mich gerne über unsere Website kontaktieren.

Wenn Ihnen dieses Buch gefallen hat, würde ich mich sehr über eine ehrliche Rezension freuen. Ihre Meinung ist mir wichtig und hilft anderen Lesern bei ihrer Entscheidung. Sie können Ihre ehrliche Bewertung ganz einfach auf der Verkaufsplattform hinterlassen, über die Sie das Buch erworben haben.
Vielen Dank für Ihre Unterstützung!

Artemis Saage

Saage Media GmbH

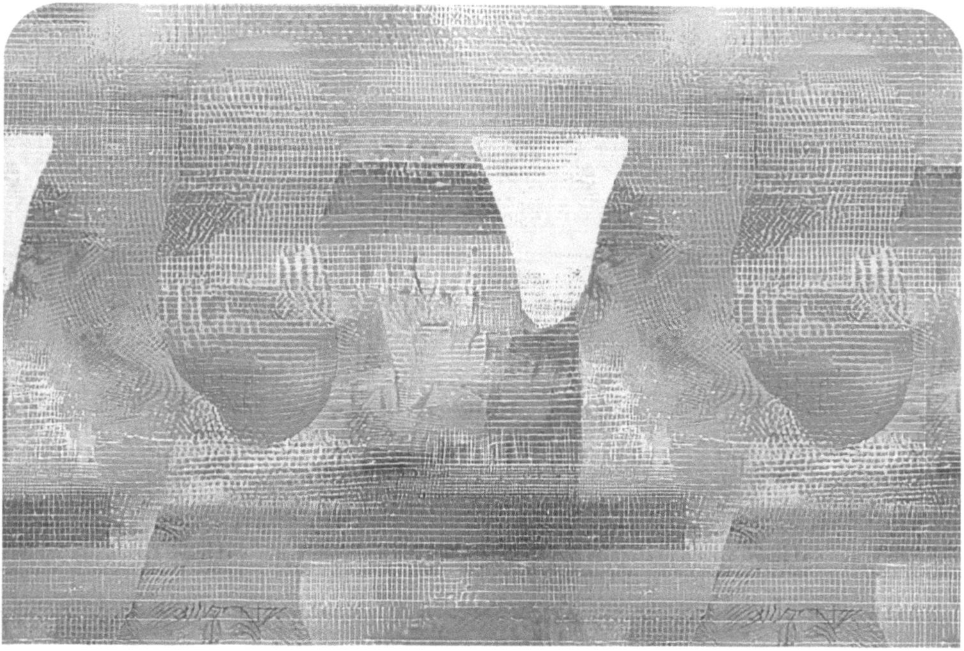

SaageBooks.com/de

Entdecken Sie mehr! Auf unserer Verlagswebsite erwartet Sie eine vielfältige Auswahl an weiteren Büchern und spannenden Publikationen. Neben kostenlosen Inhalten und exklusiven Bonusmaterialien finden Sie dort auch vertiefende Informationen zu unseren Werken. Stöbern Sie durch unser umfangreiches digitales Angebot und lassen Sie sich von zusätzlichen Leseerlebnissen inspirieren. Als besonderen Service bieten wir Ihnen sowohl kostenfreie als auch kostenpflichtige Inhalte an, die Ihr Leseerlebnis perfekt ergänzen.

SaageBooks.com/de

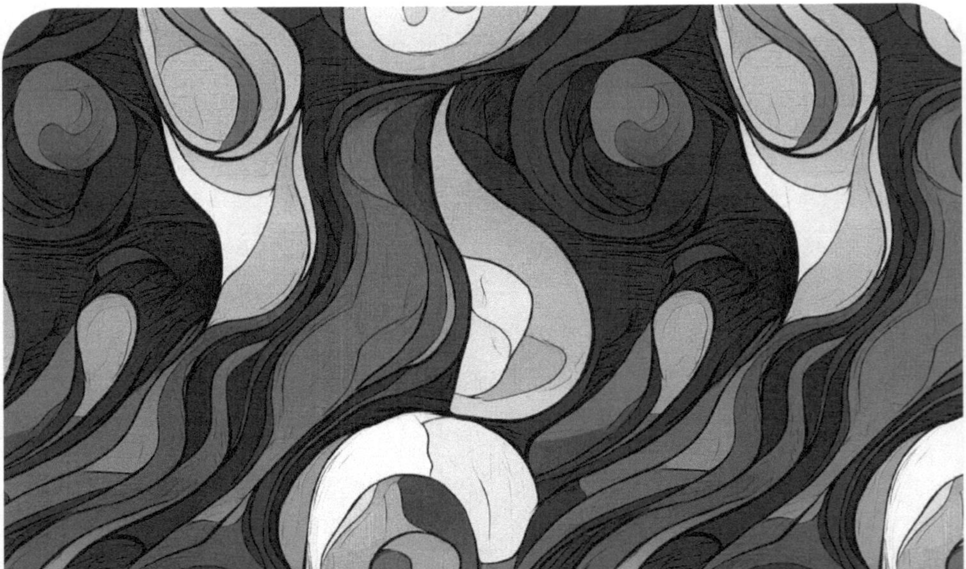

Quellen

Mein aufrichtiger Dank gilt allen Autorinnen und Autoren der zitierten wissenschaftlichen und nicht-wissenschaftlichen Quellen, den Betreibern der referenzierten Internetseiten sowie den Urheberinnen und Urhebern der verwendeten Bilder, Grafiken und Studien, deren wertvolle Arbeiten wesentlich zur Entstehung dieses Buches beigetragen haben.

Für weitere Informationen empfehle ich Ihnen, die verlinkten Quellen-Websites zu besuchen.

Alle Quellen wurden zuletzt aufgerufen am: 2025-01-03

[s1] - https://www.betterhealth.vic.gov.au/health/conditionsandtreatments/cognitive-behaviour-therapy
Titel: Cognitive behaviour therapy **von:** Better Health Channel
Erscheinungsdatum: 2007-06-08 **Webseite:** Better Health Channel

[s2] - https://blog.fertilemind.app/home/what-is-fertile-mind
Autor: Tracy Donegan **Titel:** FertileMind App - A New Approach to Infertility
von: FertileMind **Erscheinungsdatum:** Sep 17, 2021
Webseite: FertileMind

[s3] - https://www.inovifertility.com/blog/fertility-mindfulness-techniques/
Titel: Fertility Mindfulness Techniques to Boost Your Journey **von:** Inovi Fertility
Erscheinungsdatum: September 07, 2024 **Webseite:** Inovi Fertility

[s4] - https://www.fcionline.com/article/30-affirmations-to-power-happiness-and-positive-thinking/
Autor: Tiffany Edwards, Ph.D., M.P.H. **Titel:** 30 affirmations to power happiness and positive thinking
von: Fertility Centers of Illinois **Erscheinungsdatum:** December 16, 2019
Webseite: Fertility Centers of Illinois

[s5] - https://www.myivfanswers.com/video/your-ivf-mindset/
Autor: Karenna Wood **Titel:** Your IVF Mindset the missing piece in your puzzle
von: Your Fertility Hub **Webseite:** My IVF Answers

[s6] - https://www.betterhealth.vic.gov.au/health/healthyliving/relationships-and-communication
Titel: Relationships and communication **von:** Better Health Channel
Erscheinungsdatum: 2023-09-05 **Webseite:** Better Health Channel
Publisher: Department of Health and Human Services, Victoria

[s7] - https://www.inovifertility.com/blog/supportive-practices-for-partners/
Titel: Supportive Practices for Partners: Be a Strong Ally in Fertility **von:** Inovi Fertility
Erscheinungsdatum: August 29, 2024 **Webseite:** Inovi Fertility

[s8] - https://www.betterhealth.vic.gov.au/health/healthyliving/parenthood-and-your-relationship
Titel: Parenthood and your relationship **von:** Better Health Channel
Erscheinungsdatum: 2005-11-24 **Webseite:** Better Health Channel

[s9] - https://naturalwomanhood.org/topic/why-fam/
Titel: Why FAM? How it works for guys **von:** Natural Womanhood
Webseite: Natural Womanhood

[s10] - https://reproductive-health-journal.biomedcentral.com/articles/10.1186/s12978-024-01855-5
Autor: Jinping Zhao, Weijing Qi, Yu Cheng, Ran Hao, Meina Yuan, Haoyu Jin, Yongjian Wang, Huicong Lv, Yibo Wu, Jie Hu **Titel:** Influence of perceived stress on fertility intention among women of childbearing age without children: multiple mediating effect of anxiety, family communication and subjective well-being
von: BMC (BioMed Central) **Erscheinungsdatum:** 2024-09-18
Webseite: Reproductive Health **Publisher:** BioMed Central

[s11] - https://www.betterhealth.vic.gov.au/health/healthyliving/relationships-creating-intimacy
Titel: Relationships - creating intimacy **von:** Better Health Channel
Erscheinungsdatum: 2022-03-01 **Webseite:** Better Health Channel

[s12] - https://link.springer.com/article/10.1007/s12671-024-02399-2
Autor: Antonella Sansone, Peta Stapleton, Alan Patching **Titel:** A Qualitative Investigation of a Prenatal Mindfulness Relationship-Based (PMRB) Program to Support Maternal Mental Health and MotherBaby Relationship During Pregnancy and Post-Partum
Erscheinungsdatum: 10 July 2024 **Webseite:** Springer
Publisher: Springer

[s13] - https://bmcpregnancychildbirth.biomedcentral.com/articles/10.1186/s12884-019-2503-4
Autor: Wan-Lin Pan, Chiung-Wen Chang, Shin-Ming Chen, Meei-Ling Gau **Titel:** Assessing the effectiveness of mindfulness-based programs on mental health during pregnancy and early motherhood - a randomized control trial
von: BMC Pregnancy and Childbirth **Erscheinungsdatum:** 10 October 2019
Webseite: BMC Pregnancy and Childbirth **Publisher:** BioMed Central

[s14] - https://pilotfeasibilitystudies.biomedcentral.com/articles/10.1186/s40814-021-00860-w
Autor: S. Skovbjerg, D. Birk, S. Bruggisser, A. L. A. Wolf, L. Fjorback
Titel: Mindfulness-based stress reduction adapted to pregnant women with psychosocial vulnerabilitiesa protocol for a randomized feasibility study in a Danish hospital-based outpatient setting
von: Copenhagen University Hospital, Amager and Hvidovre
Erscheinungsdatum: 03 June 2021
Webseite: Pilot and Feasibility Studies
Publisher: BMC

[s15] - https://www.ucsf.edu/news/2022/03/422426/prenatal-mindfulness-program-improves-stress-response-infants
Autor: Jess Berthold, Amanda Noroa-Zhou, PhD, Nicki Bush, PhD, Michael Coccia, MS, Elissa Epel, PhD, Nancy E. Adler, Karen Jones-Mason, JD, PhD, Abbey Alkon, PhD
Titel: Prenatal Mindfulness Program Improves Stress Response in Infants
von: University of California San Francisco
Erscheinungsdatum: March 10, 2022
Webseite: UCSF News Center

[s16] - https://www.lidsen.com/journals/icm/icm-09-01-001
Autor: Antonella Sansone, Peta Stapleton, Alan Patching, Zoe Lawrence
Titel: Participation in an Online Prenatal Mindfulness-Relationship-Based (PMRB) Program: Outcomes for Maternal Mindfulness, Mental Health, Interoception, and Mother-Infant Relationship during Pregnancy and Post-Partum
von: LIDSEN Publishing Inc.
Erscheinungsdatum: January 02, 2024
Webseite: LIDSEN Publishing
Publisher: LIDSEN Publishing Inc.

[s17] - https://pmc.ncbi.nlm.nih.gov/articles/PMC5605590/
Autor: Eva S Potharst, Evin Aktar, Marja Rexwinkel, Margo Rigterink, Susan M Bgels
Titel: Mindful with Your Baby: Feasibility, Acceptability, and Effects of a Mindful Parenting Group Training for Mothers and Their Babies in a Mental Health Context
von: University of Amsterdam
Erscheinungsdatum: 2017-04-13
Webseite: PMC
Publisher: Springer

[s18] - https://pediatrics.jmir.org/2023/1/e53933/
Autor: Donna Balsam, Dawn T Bounds, Amir M Rahmani, Adeline Nyamathi
Titel: Evaluating the Impact of an App-Delivered Mindfulness Meditation Program to Reduce Stress and Anxiety During Pregnancy: Pilot Longitudinal Study
von: San Diego State University, University of California, Irvine
Erscheinungsdatum: 25.12.2023
Webseite: JMIR Pediatrics and Parenting
Publisher: Journal of Medical Internet Research

[s19] - https://trialsjournal.biomedcentral.com/articles/10.1186/s13063-019-3739-z
Autor: Olga Sacristan-Martin, Miguel A. Santed, Javier Garcia-Campayo, Larissa G. Duncan, Nancy Bardacke, Carmen Fernandez-Alonso, Gloria Garcia-Sacristan, Diana Garcia-Sacristan, Alberto Barcelo-Soler, Jesus Montero-Marin
Titel: A mindfulness and compassion-based program applied to pregnant women and their partners to decrease depression symptoms during pregnancy and postpartum: study protocol for a randomized controlled trial
von: BMC
Erscheinungsdatum: 28 November 2019
Webseite: Trials
Publisher: BMC

[s20] - https://www.cham.org/HealthwiseArticle.aspx?id=hw214032
Autor: Ignite Healthwise, LLC Staff
Titel: Fertility Awareness Overview
von: Ignite Healthwise, LLC
Erscheinungsdatum: April 30, 2024
Webseite: cham.org

[s21] - https://www.yourfertility.org.au/everyone/timing
Titel: Understanding how to improve your chance of having a baby
von: Fertility Coalition
Erscheinungsdatum: 29122024
Webseite: Your Fertility

[s22] - https://www.nature.com/articles/s41746-019-0139-4
Autor: Laura Symul, Katarzyna Wac, Paula Hillard, Marcel Salath
Titel: Assessment of menstrual health status and evolution through mobile apps for fertility awareness
von: npj Digital Medicine
Erscheinungsdatum: 16 July 2019
Webseite: Nature
Publisher: Nature Publishing Group

[s23] - https://www.naturalcycles.com/cyclematters/ovulation-and-temperature-tracking-fertility
Autor: Lauren McKay
Titel: Ovulation and Temperature Tracking for Fertility
von: Natural Cycles
Erscheinungsdatum: Apr 8, 2024
Webseite: Natural Cycles

[s24] - https://www.ncbi.nlm.nih.gov/books/NBK564316/
Autor: Azabelle Peters; Heba Mahdy
Titel: Symptothermal Contraception
von: StatPearls Publishing
Erscheinungsdatum: 2024 Jan-
Webseite: NCBI Bookshelf
Publisher: National Library of Medicine, National Institutes of Health

[s25] - https://www.nhs.uk/contraception/methods-of-contraception/natural-family-planning/
Titel: Natural Family Planning
von: NHS
Erscheinungsdatum: 2024-02-09
Webseite: NHS

[s26] - https://www.pbs.org/wgbh/americanexperience/features/pill-timeline/
Titel: A Timeline of Contraception
von: PBS
Webseite: PBS

[s27] - https://www.supremecourt.gov/DocketPDF/19/19-1392/185346/20210729162737297_19-1392%20BRIEF%20OF%20BIOLOGISTS%20AS%20AMICI%20CURIAE%20IN%20SUPPORT%20OF%20NEITHER%20PARTY.pdf
Autor: Lynn D. Dowd
Titel: Brief of Biologists as Amici Curiae in Support of Neither Party
von: Law Offices of Lynn D. Dowd
Webseite: Supreme Court of the United States

[s28] - https://www.nature.com/articles/s41598-022-25031-6
Autor: Debasis Acharya, Dushmanta Kumar Das
Titel: A novel Human Conception Optimizer for solving optimization problems
Erscheinungsdatum: 14 December 2022
Webseite: Nature
Publisher: Scientific Reports

[s29] - https://pubmed.ncbi.nlm.nih.gov/26386468/
Autor: Denny Sakkas, Mythili Ramalingam, Nicolas Garrido, Christopher L R Barratt
Titel: Sperm selection in natural conception: what can we learn from Mother Nature to improve assisted reproduction outcomes?
von: Boston IVF, University of Dundee, IVI Valencia
Erscheinungsdatum: 2015-09-19
Webseite: PubMed
Publisher: Oxford University Press

[s30] - https://www.ncbi.nlm.nih.gov/bookshelf/br.fcgi?book=mboc4&part=a3738
Autor: Alberts B, Johnson A, Lewis J, et al.
Titel: Molecular Biology of the Cell
von: National Library of Medicine
Erscheinungsdatum: 2002
Webseite: NCBI Bookshelf
Publisher: Garland Science

[s31] - https://www.nih.gov/news-events/news-releases/zinc-sparks-fly-egg-within-minutes-fertilization
Autor: Alison M. Kim, Ph.D., Teresa Woodruff, Ph.D., Louis DePaolo **Titel:** Zinc 'sparks' fly from egg within minutes of fertilization
von: National Institutes of Health (NIH) **Erscheinungsdatum:** July 11, 2011
Webseite: NIH

[s32] - https://www.bbc.co.uk/bitesize/articles/zmx94xs
Titel: Human Reproduction **von:** BBC
Webseite: BBC Bitesize **Publisher:** BBC

[s33] - https://medlineplus.gov/ency/article/007279.htm
Titel: In vitro fertilization (IVF) **von:** National Library of Medicine
Erscheinungsdatum: 2024-03-31 **Webseite:** MedlinePlus
Publisher: A.D.A.M., Inc.

[s34] - https://www.betterhealth.vic.gov.au/health/conditionsandtreatments/twins-identical-and-fraternal
Titel: Twins - identical and fraternal **von:** Better Health Channel
Erscheinungsdatum: 2023-07-11 **Webseite:** Better Health Channel

[s35] - https://www.ncbi.nlm.nih.gov/pmc/articles/PMC8591222/
Autor: Yujie Shang, Huifang Zhou, Ruohan He, Wentian Lu **Titel:** Dietary Modification for Reproductive Health in Women With Polycystic Ovary Syndrome: A Systematic Review and Meta-Analysis
Erscheinungsdatum: 2021-11-01 **Webseite:** NCBI
Publisher: Frontiers in Endocrinology

[s36] - https://fertility.womenandinfants.org/blog/fertility-diet
Autor: Dr. Meghan C.H. Ozcan **Titel:** What Is the Optimal Fertility Diet?
von: Women and Infants Fertility Center **Erscheinungsdatum:** July 1, 2022
Webseite: Women and Infants

[s37] - https://www.inovifertility.com/blog/fertility-diet-plan-essential-foods-to-eat-and-avoid/
Titel: Fertility Diet Plan: Essential Foods to Eat and Avoid **von:** Inovi Fertility
Erscheinungsdatum: October 27, 2024 **Webseite:** Inovi Fertility

[s38] - https://www.betterhealth.vic.gov.au/health/healthyliving/food-and-your-life-stages
Titel: Food and Your Life Stages **von:** Better Health Channel
Webseite: Better Health Channel

[s39] - https://bcmj.org/articles/optimizing-fertility-part-1-evidence-based-lifestyle-changes
Autor: Lisa J. Zhang, Jeffrey Roberts, MD, FRCSC, Caitlin Dunne, MD, FRCSC **Titel:** Optimizing fertility Part 1: Evidence-based lifestyle changes
Erscheinungsdatum: November 2020 **Webseite:** BC Medical Journal

[s40] - https://fertilityresearchandpractice.biomedcentral.com/articles/10.1186/s40738-015-0003-4
Autor: Gretchen Garbe Collins, Brooke V. Rossi **Titel:** The impact of lifestyle modifications, diet, and vitamin supplementation on natural fertility
Erscheinungsdatum: 25 July 2015 **Webseite:** Fertility Research and Practice
Publisher: BMC

[s41] - https://www.betterhealth.vic.gov.au/health/conditionsandtreatments/weight-fertility-and-pregnancy-health
Titel: Weight, fertility and pregnancy health **von:** Better Health Channel
Erscheinungsdatum: 2023-10-11 **Webseite:** Better Health Channel

[s42] - https://pmc.ncbi.nlm.nih.gov/articles/PMC10504528/
Autor: Wendy S Vitek, M.D., Fangbai Sun, M.P.H., Eden Cardozo, M.D., Kathleen M Hoeger, M.D., M.P.H., Karl R Hansen, M.D., Ph.D., Nanette Santoro, M.D., Heping Zhang, Ph.D., Richard S Legro, M.D. **Titel:** Moderate and increased physical activity is not detrimental to live birth rates among women with unexplained infertility and obesity
von: Parity Health **Erscheinungsdatum:** 2023 Jun 24
Webseite: National Center for Biotechnology Information **Publisher:** Elsevier

[s43] - https://www.betterhealth.vic.gov.au/health/healthyliving/Conceiving-a-baby
Titel: Conceiving a baby **von:** Better Health Channel
Erscheinungsdatum: 2023-02-24 **Webseite:** Better Health Channel
Publisher: Department of Health and Human Services, Victoria

[s44] - https://www.robertsobgyn.com/post/can-exercise-affect-my-fertility
Autor: Richard Roberts, MD **Titel:** Can Exercise Affect My Fertility?
von: OBGYN Associates of Conroe **Webseite:** robertsobgyn.com

[s45] - https://bcmj.org/articles/optimizing-fertility-part-1-evidence-based-lifestyle-changes
Autor: Lisa J. Zhang, Jeffrey Roberts, MD, FRCSC, Caitlin Dunne, MD, FRCSC **Titel:** Optimizing fertility Part 1: Evidence-based lifestyle changes
Erscheinungsdatum: November 2020 **Webseite:** BC Medical Journal

[s46] - https://www.inovifertility.com/blog/exercise-in-improving-fertility/
Titel: The Role of Exercise in Improving Fertility Preparing for Pregnancy **von:** Inovi Fertility
Erscheinungsdatum: September 03, 2024 **Webseite:** Inovi Fertility

[s47] - https://www.shadygrovefertility.com/article/prepare-your-body-for-a-healthy-pregnancy/
Autor: Bailey Gill McAlas, M.D. **Titel:** Prepare your body for a healthy pregnancy
von: Shady Grove Fertility **Erscheinungsdatum:** 12192024
Webseite: Shady Grove Fertility

[s48] - https://pubmed.ncbi.nlm.nih.gov/27895545/
Autor: Kelly R Evenson, Kathryn R Hesketh **Titel:** Studying the Complex Relationships Between Physical Activity and Infertility
Erscheinungsdatum: 2016-07-12 **Webseite:** PubMed
Publisher: Am J Lifestyle Med

[s49] - https://prhe.ucsf.edu/
von: University of California San Francisco **Webseite:** UCSF Program on Reproductive Health and the Environment

[s50] - https://bcmj.org/articles/optimizing-fertility-part-2-environmental-toxins
Autor: Lisa J. Zhang, Jeffrey Roberts, MD, FRCSC, Caitlin Dunne, MD, FRCSC **Titel:** Optimizing fertility Part 2: Environmental toxins
Erscheinungsdatum: November 2020 **Webseite:** BC Medical Journal

[s51] - https://www.yourfertility.org.au/sites/default/files/2018-08/How_to_avoid_chemicals_that_can_reduce_fertility.pdf
Titel: How to avoid chemicals that can reduce fertility **von:** Your Fertility
Webseite: yourfertility.org.au **Publisher:** Australian Government Department of Health and Victorian Government Department of Health and Human Services

[s52] - https://www.honorhealth.com/healthy-living/preparing-pregnancy
Autor: Maria Gondra, MD **Titel:** Preparing for Pregnancy
von: HonorHealth **Webseite:** HonorHealth

[s53] - https://fertility.womenandinfants.org/blog/fertility-diet
Autor: Dr. Meghan C.H. Ozcan
Titel: What Is the Optimal Fertility Diet?
von: Women and Infants Fertility Center
Erscheinungsdatum: July 1, 2022
Webseite: Women and Infants

[s54] - https://pmc.ncbi.nlm.nih.gov/articles/PMC11063564/
Autor: Cathryn A Tully, Simon Alesi, Nicole O McPherson, David J Sharkey, Xiao Tong Teong, Chau Thien Tay, Thais Rasia Silva, Carolyn Puglisi, Jacqueline P Barsby, Lisa J Moran, Jessica A Grieger, Aya Mousa
Titel: Assessing the influence of preconception diet on male fertility: a systematic scoping review
von: Monash University, The University of Adelaide, South Australian Health and Medical Research Institute, Universidade Federal do Rio Grande do Sul
Erscheinungsdatum: 2024-01-17
Webseite: PMC
Publisher: Oxford University Press on behalf of European Society of Human Reproduction and Embryology

[s55] - https://bcmj.org/articles/optimizing-fertility-part-1-evidence-based-lifestyle-changes
Autor: Lisa J. Zhang, Jeffrey Roberts, MD, FRCSC, Caitlin Dunne, MD, FRCSC
Titel: Optimizing fertility Part 1: Evidence-based lifestyle changes
Erscheinungsdatum: November 2020
Webseite: BC Medical Journal

[s56] - https://www.dickinson.edu/download/downloads/id/6599/fueling_fertility_-_nutrition_interventions_for_women.pdf
Autor: Pennina Yasharpour, RDN, LDN
Titel: Fueling Fertility: Nutrition Interventions for Women
von: Dickinson College
Webseite: Dickinson College

[s57] - https://www.asrm.org/globalassets/_asrm/practice-guidance/practice-guidelines/pdf/optimizing_natural_fertility.pdf
Autor: Practice Committee of the American Society for Reproductive Medicine and the Practice Committee of the Society for Reproductive Endocrinology and Infertility
Titel: Optimizing natural fertility: a committee opinion
von: American Society for Reproductive Medicine
Erscheinungsdatum: November 21, 2021
Webseite: ASRM
Publisher: Elsevier Inc.

[s58] - https://www.betterhealth.vic.gov.au/health/healthyliving/food-and-your-life-stages
Titel: Food and Your Life Stages
von: Better Health Channel
Webseite: Better Health Channel

[s59] - https://bmcmedicine.biomedcentral.com/articles/10.1186/s12916-024-03718-z
Autor: Mireille C. Schipper, Aline J. Boxem, Sophia M. Blaauwendraad, Annemarie G. M. G. J. Mulders, Vincent W. V. Jaddoe, Romy Gaillard
Titel: Associations of periconception dietary glycemic index and load with fertility in women and men: a study among couples in the general population
von: BMC Medicine
Erscheinungsdatum: 29 October 2024
Webseite: BMC Medicine
Publisher: BMC

[s60] - https://pmc.ncbi.nlm.nih.gov/articles/PMC4926847/
Autor: Janet C King
Titel: A Summary of Pathways or Mechanisms Linking Preconception Maternal Nutrition with Birth Outcomes
von: Children's Hospital Oakland Research Institute
Erscheinungsdatum: 2016-07
Webseite: National Center for Biotechnology Information
Publisher: American Society for Nutrition

[s61] - https://www.ncbi.nlm.nih.gov/pmc/articles/PMC6521092/
Autor: Adina Y Lang, Cheryce L Harrison, Jacqueline A Boyle
Titel: Preconception Lifestyle and Weight-Related Behaviors by Maternal Body Mass Index: A Cross-Sectional Study of Pregnant Women
von: Monash University
Erscheinungsdatum: 2019-03-31
Webseite: NCBI
Publisher: MDPI

[s62] - https://www.yourfertility.org.au/latest-news/how-does-being-overweight-affect-my-fertility
Autor: Karin Hammarberg
Titel: How does being overweight affect my fertility?
von: Monash University
Webseite: Your Fertility
Publisher: Fertility Coalition

[s63] - https://medicalupdate.pennstatehealth.org/obstetrics-gynecology/new-evidence-supports-value-of-preconception-weight-loss-for-pcos-patients/
Autor: Richard S. Legro, MD
Titel: New Evidence Supports Value of Preconception Weight-Loss for PCOS Patients
von: Penn State Health
Erscheinungsdatum: March 15, 2016
Webseite: Penn State Health Medical Update
Publisher: Penn State College of Medicine

[s64] - https://academic.oup.com/jcem/article-pdf/101/7/2658/10426909/jcem2658.pdf
Autor: Richard S. Legro, William C. Dodson, Allen R. Kunselman, Christy M. Stetter, Penny M. Kris-Etherton, Nancy I. Williams, Carol L. Gnatuk, Stephanie J. Estes, Kelly C. Allison, David B. Sarwer, Michael P. Diamond, William D. Schlaff, Peter R. Casson, Gregory M. Christman, Kurt T. Barnhart, G. Wright Bates, Rebecca Usadi, Scott Lucidi, Valerie Baker, Heping Zhang, Esther Eisenberg, Christos Coutifaris, Anuja Dokras
Titel: Benefit of Delayed Fertility Therapy With Preconception Weight Loss Over Immediate Therapy in Obese Women With PCOS
von: Endocrine Society
Erscheinungsdatum: May 12, 2016
Webseite: Oxford Academic
Publisher: Endocrine Society

[s65] - https://www.nature.com/articles/s41598-024-68234-9
Autor: Natassia Rodrigo, Hui Chen, Carol A. Pollock, Sarah J. Glastras
Titel: Kidney outcomes are altered by preconception weight modulation in rodent mothers with obesity
von: Nature Publishing Group
Erscheinungsdatum: 29 July 2024
Webseite: Nature
Publisher: Scientific Reports

[s66] - https://mott.med.wayne.edu/reproductive-immunology-program/
Autor: Gil Mor, M.D., Ph.D
Titel: The Reproductive Immunology Program
von: C.S. Mott Center for Human Growth and Development
Webseite: Wayne State University

[s67] - https://www.helmerichwomenscenter.com/pregnant-boost-immune-system-during-winter-months
Titel: Pregnant? Boost Immune System During Winter Months
von: Peggy V. Helmerich Women's Health Center
Webseite: helmerichwomenscenter.com

[s68] - https://www.allaboutwomenmd.com/knowledge-center/immune-system-and-pregnancy.html
Titel: Pregnancy, Your Immune System and Getting Sick
von: All About Women
Webseite: All About Women

[s69] - https://archive.news.indiana.edu/releases/iu/2015/10/immunity-sexual-health.shtml
Autor: Tierney Lorenz, Julia R. Heiman, Gregory E. Demas
Titel: IU study: Sexual activity causes immune system changes that increase chances of conception
von: Indiana University
Erscheinungsdatum: 2015-10-05
Webseite: Indiana University News
Publisher: Indiana University

[s70] - https://www.who.int/news-room/questions-and-answers/item/vaccines-and-immunization-what-is-vaccination
Titel: Vaccines and immunization: What is vaccination? **von:** World Health Organization
Erscheinungsdatum: 23 April 2024 **Webseite:** World Health Organization

[s71] - https://www.gov.uk/government/publications/pregnancy-how-to-help-protect-you-and-your-baby/pregnancy-how-to-help-protect-you-and-your-baby
Autor: UK Health Security Agency **Titel:** Pregnancy: how to help protect you and your baby
Erscheinungsdatum: 10 December 2024 **Webseite:** GOV.UK

[s72] - https://www.yalemedicine.org/news/women-are-your-hormones-keeping-you-up-at-night
Autor: Jennifer Chen **Titel:** Women, Are Your Hormones Keeping You Up at Night?
von: Yale Medicine **Erscheinungsdatum:** July 10, 2017
Webseite: Yale Medicine

[s73] - https://www.babycentre.co.uk/x1011738/can-green-tea-and-herbal-teas-help-me-get-pregnant
Autor: Chess Thomas **Titel:** Can green tea and herbal teas help me get pregnant?
von: BabyCenter **Erscheinungsdatum:** 17 Jul 2023
Webseite: BabyCentre

[s74] - https://www.nature.com/articles/s41598-023-29921-1
Autor: Paulina Cabada-Aguirre, Alice M. Lopez Lopez, Keila C. Ostos Mendoza, Karen D. Garay Buenrostro, Diego A. Luna-Vital, Gail B. Mahady **Titel:** Mexican traditional medicines for women's reproductive health
von: Nature Publishing Group **Erscheinungsdatum:** 2023-02-16
Webseite: Nature **Publisher:** Scientific Reports

[s75] - https://triofertility.com/coping-with-the-two-week-wait-trios-experts-offer-medical-emotional-and-lifestyle-strategies/
Autor: Jennifer Fitzgerald, ND **Titel:** Coping With The Two-Week Wait: A Naturopathic Perspective
von: TRIO Fertility **Erscheinungsdatum:** November 20, 2023
Webseite: TRIO Fertility

[s76] - http://www.wellbodyclinic.org/fertility-services.html
Autor: Christine Kleinschmidt, LAc. **Titel:** Acupuncture for Fertility
von: WellBody Clinic **Webseite:** WellBody Clinic

[s77] - https://www.orientalmedicinespecialists.com/fertility
Autor: Keith Bell, L.Ac. **Titel:** Holistic Fertility Enhancement
von: Oriental Medicine Specialists, P.C. **Webseite:** Oriental Medicine Specialists

[s78] - https://www.inovifertility.com/blog/alternative-and-complementary-approaches-to-fertility-treatment/
Titel: Alternative and Complementary Approaches to Fertility Treatment **von:** Inovi Fertility
Erscheinungsdatum: December 19, 2024 **Webseite:** Inovi Fertility

[s79] - https://www.ncbi.nlm.nih.gov/pmc/articles/PMC7600260/
Autor: Seungjin Noh, Ara Go, Da Bin Kim, Minjeong Park, Hee Won Jeon, Bonglee Kim **Titel:** Role of Antioxidant Natural Products in Management of Infertility: A Review of Their Medicinal Potential
von: Kyung Hee University **Erscheinungsdatum:** 2020-10-07
Webseite: NCBI **Publisher:** MDPI

[s80] - https://bmccomplementmedtherapies.biomedcentral.com/articles/10.1186/1472-6882-14-27
Autor: Henry Francisco Kaadaaga, Judith Ajeani, Sam Ononge, Paul E Alele, Noeline Nakasujja, Yukari C Manabe, Othman Kakaire **Titel:** Prevalence and factors associated with use of herbal medicine among women attending an infertility clinic in Uganda
Erscheinungsdatum: 16 January 2014 **Webseite:** BMC Complementary Medicine and Therapies
Publisher: BioMed Central

[s81] - https://www.nature.com/articles/s41598-023-29921-1
Autor: Paulina Cabada-Aguirre, Alice M. Lopez Lopez, Keila C. Ostos Mendoza, Karen D. Garay Buenrostro, Diego A. Luna-Vital, Gail B. Mahady **Titel:** Mexican traditional medicines for women's reproductive health
von: Nature Publishing Group **Erscheinungsdatum:** 2023-02-16
Webseite: Nature **Publisher:** Scientific Reports

[s82] - https://natural-fertility-info.com/biorhythmic-lunar-fertility-charting.html
Autor: Dalene Barton **Titel:** BioRhythmic Lunar Fertility Charting
von: Natural Fertility Info **Erscheinungsdatum:** July 22, 2021
Webseite: natural-fertility-info.com

[s83] - https://triangleacupunctureclinic.com/learn/menstrual_irregularities/ovulation_disorders/
Titel: Ovulation Disorders **von:** Triangle Acupuncture Clinic
Webseite: Triangle Acupuncture Clinic

[s84] - https://www.betterhealth.vic.gov.au/health/healthyliving/relationships-creating-intimacy
Titel: Relationships - creating intimacy **von:** Better Health Channel
Erscheinungsdatum: 2022-03-01 **Webseite:** Better Health Channel

[s85] - https://www.advocatesforyouth.org/wp-content/uploads/2019/09/Building-a-foundation-for-Sexual-Health.pdf
Titel: Building a Foundation for Sexual Health Is a K12 Endeavor - Evidence Underpinning the National Sexuality Education Standards **von:** Advocates for Youth
Webseite: Future of Sex Ed

[s86] - https://pmc.ncbi.nlm.nih.gov/articles/PMC7462718/
Autor: Morine Cebert, Susan Silva, Eleanor L Stevenson **Titel:** Are There Differences in Marital-Role Quality between Women and Their Male Partners Who Conceived Via IVF and Those Who Did Not?
von: Duke University **Erscheinungsdatum:** 2019 Fall
Webseite: PMC **Publisher:** Journal of Best Practices in Health Professions Diversity

[s87] - https://www.bannerhealth.com/healthcareblog/advise-me/sex-after-baby-how-to-get-your-groove-back
Autor: Regan Olsson **Titel:** Four Things to Know About Intimacy and Sex After Birth
von: Banner Health **Erscheinungsdatum:** June 13, 2022
Webseite: Banner Health Healthcare Blog

[s88] - https://www.yalemedicine.org/news/bedroom-signs-man-might-have-health-troubles
Autor: Colleen Moriarty **Titel:** Bedroom Signs That Your Man Might Have Health Troubles
von: Yale Medicine **Erscheinungsdatum:** 2022-06-27
Webseite: Yale Medicine

[s89] - https://pmc.ncbi.nlm.nih.gov/articles/PMC6298848/
Autor: Anindita Dasgupta, Anita Raj, Saritha Nair, DD Naik, Niranjan Saggurti, Balaiah Donta, Jay Silverman **Titel:** Assessing the relationship between intimate partner violence, externally-decided pregnancy and unintended pregnancies among women in slum communities in Mumbai, India
von: Columbia University, University of California, San Diego, National Institute of Medical St atistics, Population Council **Erscheinungsdatum:** 2018 Jun 18
Webseite: PMC **Publisher:** BMJ Sex Reprod Health

[s90] - https://www.yourfertility.org.au/everyone/timing
Autor: Dr Karin Hammarberg **Titel:** Timing for Conception
von: Fertility Coalition **Erscheinungsdatum:** 29122024
Webseite: Your Fertility

[s91] - https://www.womenshealthmelbourne.com.au/blog/getting-pregnant-when-is-the-best-time-to-have-sex
Autor: Womens Health Melbourne **Titel:** Getting Pregnant: When is the BEST time to have sex?
Erscheinungsdatum: 1 May **Webseite:** Womens Health Melbourne

[s92] - https://www.nhs.uk/conditions/periods/fertility-in-the-menstrual-cycle/
Titel: Periods and fertility in the menstrual cycle **von:** NHS
Erscheinungsdatum: 21 October 2023 **Webseite:** NHS

[s93] - https://www.nationalwomenshealth.adhb.govt.nz/womens-health-information/fertility/timing-for-conception/
Titel: Timing for Conception **von:** Auckland District Health Board
Webseite: National Womens Health

[s94] - https://www.med.unc.edu/timetoconceive/study-participant-resources/cervical-mucus-testing-information/
Titel: Cervical Mucus Monitoring **von:** UNC School of Medicine
Webseite: Time to Conceive

[s95] - https://www.asrm.org/globalassets/_asrm/practice-guidance/practice-guidelines/pdf/optimizing_natural_fertility.pdf
Autor: Practice Committee of the American Society for Reproductive Medicine and the Practice Comm ittee of the Society for Reproductive En docrinology and Infertility **Titel:** Optimizing natural fertility: a committee opinion
von: American Society for Reproductive Medicine **Erscheinungsdatum:** November 21, 2021
Webseite: ASRM **Publisher:** Elsevier Inc.

[s96] - https://medlineplus.gov/ency/article/007015.htm
Autor: LaQuita Martinez, MD **Titel:** Pregnancy - identifying fertile days
von: A.D.A.M., Inc. **Erscheinungsdatum:** 2024-03-31
Webseite: MedlinePlus **Publisher:** National Library of Medicine

[s97] - https://pubmed.ncbi.nlm.nih.gov/37709293/
Autor: Tatjana Gibbons, Jane Reavey, Ektoras X Georgiou, Christian M Becker **Titel:** Timed intercourse for couples trying to conceive
von: Cochrane Collaboration **Erscheinungsdatum:** 2023-09-15
Webseite: Cochrane Database of Systematic Reviews **Publisher:** John Wiley Sons, Ltd.

[s98] - https://www.ncbi.nlm.nih.gov/pmc/articles/PMC5426117/
Autor: William G Axinn, Dirgha J Ghimire, Emily Smith-Greenaway **Titel:** Emotional Variation and Fertility Behavior
von: University of Michigan, University of Southern California **Erscheinungsdatum:** 2017 Apr
Webseite: NCBI **Publisher:** Demography

[s99] - https://www.betterhealth.vic.gov.au/health/healthyliving/parenthood-and-your-relationship
Titel: Parenthood and your relationship **von:** Better Health Channel
Erscheinungsdatum: 2005-11-24 **Webseite:** Better Health Channel

[s100] - https://pmc.ncbi.nlm.nih.gov/articles/PMC11657957/
Autor: Zahra Masaeli, Tahmineh Farajkhoda, Mahdi Khanabadi, Alireza Khorasani **Titel:** A brief package of tele-sexual counseling based on Islamic emotion-focused therapy versus tele-sexual health education on sexual intimacy in pregnant women: A randomized clinical trial
von: Shahid Sadoughi University of Medical Sciences, Allameh Tabataba'i University **Erscheinungsdatum:** 2024-10-28
Webseite: PMC **Publisher:** Journal of Education and Health Promotion

[s101] - https://www.nhs.uk/pregnancy/support/feelings-and-relationships/
Titel: Feelings, relationships and pregnancy **von:** NHS
Erscheinungsdatum: 4 April 2023 **Webseite:** NHS

[s102] - https://www.betterhealth.vic.gov.au/health/healthyliving/postnatal-depression-pnd
Titel: Postnatal Depression (PND) **von:** Better Health Channel
Erscheinungsdatum: 2022-06-16 **Webseite:** Better Health Channel

[s103] - https://www.shadygrovefertility.com/article/9-must-read-faqs-about-hormonal-imbalances-and-trying-to-get-pregnant/
Autor: Dr. Jennifer Mersereau **Titel:** Top questions answered: hormonal imbalances and trying to get pregnant
von: Shady Grove Fertility **Erscheinungsdatum:** 05192023
Webseite: Shady Grove Fertility

[s104] - https://www.nhs.uk/conditions/polycystic-ovary-syndrome-pcos/treatment/
Titel: Treatment for Polycystic Ovary Syndrome (PCOS) **von:** NHS
Erscheinungsdatum: 11 October 2022 **Webseite:** NHS

[s105] - https://drcindyjakubiec.com/how-to-treat-pcos-naturally-7-ways-to-ease-symptoms/
Autor: Dr. Cindy Jakubiec **Titel:** How to Treat PCOS Naturally: 7 Ways to Ease Symptoms
von: Anchored In Health **Erscheinungsdatum:** March 8, 2024
Webseite: Anchored In Health

[s106] - https://www.ncbi.nlm.nih.gov/pmc/articles/PMC8591222/
Autor: Yujie Shang, Huifang Zhou, Ruohan He, Wentian Lu **Titel:** Dietary Modification for Reproductive Health in Women With Polycystic Ovary Syndrome: A Sy stematic Review and Meta-Analysis
Erscheinungsdatum: 2021-11-01 **Webseite:** NCBI
Publisher: Frontiers in Endocrinology

[s107] - https://gremjournal.com/journal/04-2020/how-to-improve-fertility-in-women-with-anovulatory-polycystic-ovary-syndrome-pcos/
Autor: Lino Del Pup, Andrea Borini **Titel:** How to improve fertility in women with a novulatory polycystic ovary syndrome (PCOS)
von: University Sanitary Agency Friuli Central (ASU FC), 9.baby, Family and Fertility Network **Erscheinungsdatum:** 04-2020
Webseite: GREM - Gynecological and Reproductive En docrinology Metabolism

[s108] - https://www.betterhealth.vic.gov.au/health/conditionsandtreatments/polycystic-ovarian-syndrome-pcos
Titel: Polycystic ovarian syndrome (PCOS) **von:** Better Health Channel
Erscheinungsdatum: 2002-05-23 **Webseite:** Better Health Channel

[s109] - https://www.who.int/news-room/fact-sheets/detail/polycystic-ovary-syndrome
Autor: World Health Organization: WHO **Titel:** Polycystic ovary syndrome
Erscheinungsdatum: 28 June 2023 **Webseite:** World Health Organization

[s110] - https://www.nhs.uk/conditions/polycystic-ovary-syndrome-pcos/treatment/
Titel: Treatment for Polycystic Ovary Syndrome (PCOS) **von:** NHS
Erscheinungsdatum: 11 October 2022 **Webseite:** NHS

[s111] - https://www.nih.gov/news-events/news-releases/progestin-treatment-polycystic-ovarian-syndrome-may-reduce-pregnancy-chances
Autor: Esther Eisenberg, M.D. **Titel:** Progestin treatment for polycystic ovarian syndrome may reduce pregnancy chances
von: National Institutes of Health (NIH) **Erscheinungsdatum:** 2012-05-24
Webseite: NIH **Publisher:** U.S. Department of Health Human Services

[s112] - https://pubmed.ncbi.nlm.nih.gov/12681887/
Autor: Robert L Barbieri **Titel:** Metformin for the treatment of polycystic ovary syndrome
von: Brigham and Womens Hospital, Harvard Medical School **Erscheinungsdatum:** 2003-04
Webseite: PubMed **Publisher:** Obstetrics and Gynecology

[s113] - https://www.yourfertility.org.au/i-have-pcos-and-i-want-have-baby-what-do-i-need-know
Autor: Sara Holton, Deakin University and Karin Hammarberg, Monash University **Titel:** I have PCOS and I want to have a baby, what do I need to know?
von: Fertility Coalition **Erscheinungsdatum:** 12 Feb 2019
Webseite: Your Fertility **Publisher:** The Conversation

[s114] - https://www.betterhealth.vic.gov.au/health/conditionsandtreatments/polycystic-ovarian-syndrome-pcos
Titel: Polycystic ovarian syndrome (PCOS) **von:** Better Health Channel
Erscheinungsdatum: 2002-05-23 **Webseite:** Better Health Channel

[s115] - https://www.ncbi.nlm.nih.gov/pmc/articles/PMC8591222/
Autor: Yujie Shang, Huifang Zhou, Ruohan He, Wentian Lu **Titel:** Dietary Modification for Reproductive Health in Women With Polycystic Ovary Syndrome: A Systematic Review and Meta-Analysis
Erscheinungsdatum: 2021-11-01 **Webseite:** NCBI
Publisher: Frontiers in Endocrinology

[s116] - https://ivfflorida.com/news-resources/blog-fertility-journey/posts/2023/september/
Autor: Administrator **Titel:** Nutrition and PCOS: A Powerful Combination
von: IVF Florida **Erscheinungsdatum:** 2023-09-29
Webseite: IVF Florida

[s117] - https://gremjournal.com/journal/04-2020/how-to-improve-fertility-in-women-with-anovulatory-polycystic-ovary-syndrome-pcos/
Autor: Lino Del Pup, Andrea Borini **Titel:** How to improve fertility in women with anovulatory polycystic ovary syndrome (PCOS)
Erscheinungsdatum: 04-2020 **Webseite:** GREM - Gynecological and Reproductive Endocrinology Metabolism

[s118] - https://www.ncbi.nlm.nih.gov/pmc/articles/PMC10353229/
Autor: Neena Malhotra, Taruna Arora, Vanita Suri, Saubhagya Kumar Jena, Asha Verma, Mahasampath Gowri, Nitin Kapoor, Manjeet Singh Chalga, Bharati Kulkarni, Mohan S Kamath **Titel:** Individualized lifestyle intervention in PCOS women (IPOS): a study protocol for a multicentric randomized controlled trial for evaluating the effectiveness of an individualized lifestyle intervention in PCOS women who wish to conceive
von: All India Institute of Medical Sciences, Indian Council of Medical Research, Christian Medical College **Erscheinungsdatum:** 2023 Jul 18
Webseite: NCBI **Publisher:** Trials

[s119] - https://www.actualgyn.com/en/article/2023/275
Autor: Saadia Ghafoor **Titel:** Impact of Obesity and Weight Management on Women with Polycystic Ovary Syndrome and Coexisting Obesity A Brief Narrative Review
von: Actual Gynecology and Obstetrics **Erscheinungsdatum:** 2023-03-29
Webseite: www.actualgyn.com **Publisher:** Czech Society of Ultrasound in Obstetrics and Gynecology

[s120] - https://www.tamsinjordan.com/the-nourished-fertility-program
Titel: The Nourished Fertility Program **von:** Tamsin Jordan
Webseite: tamsinjordan.com

[s121] - https://pubmed.ncbi.nlm.nih.gov/37464435/
Autor: Neena Malhotra, Taruna Arora, Vanita Suri, Saubhagya Kumar Jena, Asha Verma, Mahasampath Gowri, Nitin Kapoor, Manjeet Singh Chalga, Bharati Kulkarni, Mohan S Kamath **Titel:** Individualized lifestyle intervention in PCOS women (IPOS): a study protocol for a multicentric randomized controlled trial for evaluating the effectiveness of an individualized lifestyle intervention in PCOS women who wish to conceive
von: Indian Council of Medical Research **Erscheinungsdatum:** 2023-07-18
Webseite: PubMed **Publisher:** Trials

[s122] - https://www.betterhealth.vic.gov.au/health/conditionsandtreatments/age-and-fertility
Titel: Age and fertility **von:** Department of Health, State Government of Victoria
Erscheinungsdatum: 2023-09-28 **Webseite:** Better Health Channel

[s123] - https://www.yourfertility.org.au/everyone/age
Titel: Age and Fertility **von:** Your Fertility
Webseite: Your Fertility

[s124] - https://www.betterhealth.vic.gov.au/health/healthyliving/Conceiving-a-baby
Titel: Conceiving a baby **von:** Better Health Channel
Erscheinungsdatum: 2023-02-24 **Webseite:** Better Health Channel
Publisher: Department of Health and Human Services, Victoria

[s125] - https://link.springer.com/article/10.1007/s43032-023-01256-2
Autor: Boling Chu, Zhi Liu, Yihong Liu, Hui Jiang **Titel:** The Role of Advanced Parental Age in Reproductive Genetics
von: Springer **Erscheinungsdatum:** 2023-05-12
Webseite: SpringerLink **Publisher:** Springer

[s126] - https://www.who.int/news-room/fact-sheets/detail/menopause
Autor: World Health Organization: WHO **Titel:** Menopause
Erscheinungsdatum: 16 October 2024 **Webseite:** World Health Organization

[s127] - https://pubmed.ncbi.nlm.nih.gov/29582267/
Autor: Robin E Jensen, Nicole Martins, Melissa M Parks **Titel:** Public Perception of Female Fertility: Initial Fertility, Peak Fertility, and Age-Related Infertility Among U.S. Adults
Erscheinungsdatum: 2018-03-26 **Webseite:** PubMed
Publisher: Arch Sex Behav

[s128] - https://rbej.biomedcentral.com/articles/10.1186/1477-7827-11-66
Autor: Rakesh Sharma, Kelly R Biedenharn, Jennifer M Fedor, Ashok Agarwal
Titel: Lifestyle factors and reproductive health: taking control of your fertility
Erscheinungsdatum: 16 July 2013
Webseite: Reproductive Biology and Endocrinology
Publisher: BioMed Central

[s129] - https://fertilityresearchandpractice.biomedcentral.com/articles/10.1186/s40738-020-00080-5
Autor: Sarah Musa, Sherif Osman
Titel: Risk profile of Qatari women treated for infertility in a tertiary hospital: a case-control study
von: Hamad Medical Corporation
Erscheinungsdatum: 27 July 2020
Webseite: Fertility Research and Practice
Publisher: BMC

[s130] - https://ldh.la.gov/page/birth-outcomes
Autor: RALPH L. ABRAHAM, M.D., MICHAEL HARRINGTON
Titel: Birth Outcomes
von: Louisiana Department of Health and Hospitals
Webseite: Louisiana Department of Health

[s131] - https://fertilityresearchandpractice.biomedcentral.com/articles/10.1186/s40738-020-00080-5
Autor: Sarah Musa, Sherif Osman
Titel: Risk profile of Qatari women treated for infertility in a tertiary hospital: a case-control study
von: Hamad Medical Corporation
Erscheinungsdatum: 27 July 2020
Webseite: Fertility Research and Practice
Publisher: BMC

[s132] - https://www.nhs.uk/conditions/ectopic-pregnancy/
Titel: Ectopic Pregnancy
von: NHS
Erscheinungsdatum: 23 August 2022
Webseite: NHS

[s133] - https://haematologica.org/article/view/6129
Autor: Stephanie Harel, Christophe Ferm, Catherine Poirot
Titel: Management of fertility in patients treated for Hodgkin's lymphoma
von: Ferrata-Storti Foundation
Erscheinungsdatum: November, 2011
Webseite: Haematologica

[s134] - https://womensmidlifehealthjournal.biomedcentral.com/articles/10.1186/s40695-017-0027-5
Autor: Versie Johnson-Mallard, Elizabeth A. Kostas-Polston, Nancy Fugate Woods, Katherine E. Simmonds, Ivy M. Alexander, Diana Taylor
Titel: Unintended pregnancy: a framework for prevention and options for midlife women in the US
von: BMC Womens Midlife Health
Erscheinungsdatum: 2017-09-15
Webseite: Womens Midlife Health Journal
Publisher: BMC

[s135] - https://www.motherhoodcenter.com/pre-pregnancy-stress-management/
Autor: Delaney Baldovinos
Titel: Pre-Pregnancy Stress Management: A Guide to Healthier Conception
von: Motherhood Center
Erscheinungsdatum: October 6, 2023
Webseite: Motherhood Center

[s136] - https://positivestepsfertility.com/blog/ivf-process-and-timeline/
Autor: Dr. John Preston Parry
Titel: Navigating the IVF Process: Key Insights to managing the IVF Timeline and work-life balance
von: Positive Steps Fertility
Erscheinungsdatum: 2023-11-09
Webseite: Positive Steps Fertility

[s137] - https://www.jstage.jst.go.jp/article/eohp/5/1/5_2022-0017-OA/_html/-char/en
Autor: Yasuka Nakamura, Aya Wada, Yoko Sumikawa Tsuno, Keiko Nagasaka, Maiko Kawajiri, Yoko Takeishi, Mikako Yoshida, Toyoko Yoshizawa
Titel: Occupational stress and related factors among childless working women in their 20s40s: A pregnancy perspective
von: Tohoku University Graduate School of Medicine
Erscheinungsdatum: 2023
Webseite: J-STAGE

[s138] - https://www.ncbi.nlm.nih.gov/pmc/articles/PMC6386796/
Autor: Megan Edwards Collins
Titel: The Impact of Infertility on Daily Occupations and Roles
von: Winston-Salem State University
Erscheinungsdatum: 2019-01-01
Webseite: NCBI
Publisher: Avicenna Research Institute

[s139] - https://medifemhospital.com/embarking-on-the-journey-to-parenthood-is-an-exciting-and-transformative-experience/
Titel: Embarking on the Journey to Parenthood is an Exciting and Transformative Experience
von: Medifem Multi-Specialist Hospital Fertility Centre
Erscheinungsdatum: 2023-07-27
Webseite: Medifem Hospital

[s140] - https://psychology.ecu.edu/wp-content/pv-uploads/sites/216/2019/03/Domar-et-al-2000.pdf
Autor: Alice D. Domar, Diane Clapp, Ellen Slawsby, Bruce Kessel, John Orav, Melissa Freizinger
Titel: The Impact of Group Psychological Interventions on Distress in Infertile Women
von: Beth Israel Deaconess Medical Center and Harvard Medical School
Erscheinungsdatum: 2000
Webseite: East Carolina University
Publisher: American Psychological Association

[s141] - https://www.med.navy.mil/Portals/62/Documents/NMFA/NMCPHC/root/Health%20Promotion%20and%20Wellness/Women's%20Health/Documents/Pregnancy_and_Postpartum/Infertility_Resource_for_Service_Women_FNL.pdf
Titel: Navigating Infertility as a Service Woman
von: U.S. Navy
Erscheinungsdatum: September 2021
Webseite: Naval Medical Center

[s142] - https://pmc.ncbi.nlm.nih.gov/articles/PMC4258246/
Autor: Leili Mosalanejad, Anahita Khodabakhshi Koolaee, Bahar Morshed Behbahani
Titel: Looking Out for The Secret Wound: The Effect of E-Cognitive Group Therapy with Emotional Disclosure on The Status of Mental Health in Infertile Women
von: Jahrom University of Medical Sciences, University of Social Welfare and Rehabilitation Science, Shiraz University of Medical Sciences
Erscheinungsdatum: 2012-09-20
Webseite: PMC
Publisher: Int J Fertil Steril

[s143] - https://www.med.navy.mil/Portals/62/Documents/NMFA/NMCPHC/root/Health%20Promotion%20and%20Wellness/Women's%20Health/Documents/General_Women's_Health/FPSCB_Navigating_Infertility_Resource_Updated2024_vFNL.pdf
Titel: Navigating Infertility as a Service Woman
von: U.S. Navy
Erscheinungsdatum: MAY 2024
Webseite: Naval Medical Center

[s144] - https://www.nature.com/articles/s41598-023-41845-4
Autor: Roghoyeh Soleimani, Fatemeh Ansari, Zeinab Hamzehgardeshi, Forouzan Elyasi, Mahmood Moosazadeh, Fereshteh Yazdani, Maryam Shahidi, Narjes Shiraghaei, Mahtab Karimi, Tayebeh Hemati, Mansooreh Pejmanmanesh
Titel: Perceived stress reduction through an infertility coaching program: a randomized controlled clinical trial
von: Nature Publishing Group
Erscheinungsdatum: 2023-09-04
Webseite: Nature
Publisher: Scientific Reports

[s145] - https://www.primeivfcentre.com/blog/11-ways-to-manage-stress-during-fertility-treatment
Autor: Prime IVF Centre
Titel: 11 Ways to Manage Stress During Fertility Treatment
Erscheinungsdatum: 22 Dec, 2022
Webseite: Prime IVF Centre

[s146] - https://mindbodyva.com/service/infertility-reproductive-psychology/
Titel: Infertility Reproductive Psychology
von: Mind Body Health
Webseite: mindbodyva.com

[s147] - https://gremjournal.com/journal/0203-2022/female-infertility-as-a-result-of-stress-related-hormonal-changes/
Autor: Andrzej Lewinski, Maria Brzozowska
Titel: Female infertility as a result of stress-related h ormonal changes
von: Polish Mother's Memorial Hospital - Research Institute
Erscheinungsdatum: 2022-02
Webseite: GREM - Gynecological and Reproductive En docrinology Metabolism

[s148] - https://www.inovifertility.com/blog/fertility-friendly-exercise-workouts-for-conceiving/
Titel: Fertility-Friendly Exercise Routines: Top Workouts for Conceiving
von: Inovi Fertility
Erscheinungsdatum: October 28, 2024
Webseite: Inovi Fertility

[s149] - https://www.indoreinfertilityclinic.com/fertility-extreme-sports-atheletes/
Autor: Dr. Shivani Bhadauria
Titel: Fertility and Extreme Sports
von: Indore Infertility Clinic
Erscheinungsdatum: March 13, 2024
Webseite: Indore Infertility Clinic

[s150] - https://www.ohsu.edu/womens-health/well-woman-visits-not-your-moms-annual
Autor: Amy Cantor, M.D., M.P.H.
Titel: Well-woman Visits: Not Your Moms Annual
von: Oregon Health Science University
Webseite: OHSU Center for Womens Health
Publisher: Oregon Health Science University

[s151] - https://medlineplus.gov/ency/article/007462.htm
Titel: Health screenings for women ages 18 to 39
von: National Library of Medicine
Webseite: MedlinePlus

[s152] - https://medlineplus.gov/ency/article/007467.htm
Titel: Health screenings for women ages 40 to 64
von: National Library of Medicine
Webseite: MedlinePlus

[s153] - https://www.cdc.gov/mmwr/preview/mmwrhtml/rr5506a1.htm
Autor: Kay Johnson, MPH, Samuel F. Posner, PhD, Janis Biermann, MS, Jos F. Cordero, MD, Hani K. A trash, MD, Christopher S. Parker, PhD, Sheree Boulet, DrPH, Michele G. Curtis, MD
Titel: Recommendations to Improve Preconception Health and Health Care --- United States
von: Centers for Disease Control and Prevention (CDC)
Webseite: CDC

[s154] - https://www.healthcare.gov/preventive-care-women/
Titel: Preventive care benefits for women
von: U.S. Department of Health Human Services
Webseite: HealthCare.gov
Publisher: U.S. Centers for Medicare Medicaid Services

[s155] - https://www.womenspreventivehealth.org/wellwomanchart/
Autor: Womens Preventive Services Initiative (WPSI)
Titel: Well-Woman Chart
Webseite: womenspreventivehealth.org

[s156] - https://www.cigna.com/static/www-cigna-com/docs/preventative-care-services-a004-administrative-policy.pdf
Titel: Administrative Policy: A004 Preventive Care Services
von: Cigna
Erscheinungsdatum: 04152018
Webseite: Cigna

[s157] - https://www.medicare.gov/publications/10110-your-guide-to-medicare-preventive-services.pdf
Titel: Your Guide to Medicare Preventive Services
von: Centers for Medicare Medicaid Services
Erscheinungsdatum: 32024
Webseite: Medicare.gov

[s158] - https://www.aurorahealthcare.org/services/primary-care/preventive-care/physical-exams/female-physical
Titel: Female Physical Exam
von: Aurora Health Care
Webseite: Aurora Health Care

[s159] - https://medlineplus.gov/lab-tests/prenatal-panel/
Titel: Prenatal Panel
von: National Library of Medicine
Webseite: MedlinePlus

[s160] - https://www.betterhealth.vic.gov.au/health/servicesandsupport/pregnancy-tests-and-scans
Titel: Pregnancy tests and scans
von: Better Health Channel
Erscheinungsdatum: 2022-09-13
Webseite: Better Health Channel

[s161] - http://www.perinatalservicesbc.ca/Documents/Guidelines-Standards/Maternal/MaternityCarePathway.pdf
Autor: B.C. Perinatal Health Program
Titel: Maternity Care Pathway
Erscheinungsdatum: February 2010
Webseite: www.bcphp.ca

[s162] - https://src.healthpei.ca/sites/src.healthpei.ca/files/Perinatal-Health/Clinical_Practice_Guidelines_for_Prenatal_Laboratory_Screening_and_Testing.pdf
Titel: Clinical Practice Guidelines for Prenatal Laboratory Screening and Testing
von: Health PEI
Erscheinungsdatum: April 14, 2015
Webseite: src.healthpei.ca

[s163] - https://www.cdc.gov/mmwr/preview/mmwrhtml/rr5514a1.htm
Autor: Bernard M. Branson, MD, H. Hunter Handsfield, MD, Margaret A. Lampe, MPH, Robert S. Jansse n, MD, Allan W. Taylor, MD, Sheryl B. Lyss, MD, Jill E. Clark, MPH
Titel: Revised Recommendations for HIV Testing of Adults, Adolescents, and Pregnant Women in Health-Care Settings
von: Centers for Disease Control and Prevention (CDC)
Webseite: CDC
Publisher: Centers for Disease Control and Prevention (CDC)

[s164] - https://www.nhs.uk/pregnancy/your-pregnancy-care/screening-tests/
Titel: Screening tests in pregnancy
von: NHS
Erscheinungsdatum: 14 March 2023
Webseite: NHS

[s165] - https://static.cigna.com/assets/chcp/pdf/coveragePolicies/medical/mm_0514_coveragepositioncriteria_genetic_testing_repro_carrier_prenatal.pdf
Titel: Medical Coverage Policy: 0514 Genetic Testing for Reproductive Carrier Screening and Prenatal Diagnosis
von: Cigna
Erscheinungsdatum: 112024
Publisher: The Cigna Group

[s166] - https://weillcornell.org/prenatal-genetic-counseling-program
Titel: Prenatal Genetic Counseling Program
von: Weill Cornell Medicine
Webseite: weillcornell.org

[s167] - https://www.yalemedicine.org/departments/reproductive-genetic-counseling-program
Titel: Reproductive Genetic Counseling Program von: Yale Medicine
Webseite: Yale Medicine

[s168] - https://www.shadygrovefertility.com/fertility-tests/genetic-screening/
Titel: Genetic Screening von: Shady Grove Fertility
Webseite: Shady Grove Fertility

[s169] - https://clinicalgenetics.nm.org/reproductive-genetics.html
Titel: Reproductive Genetics von: Northwestern Medicine
Webseite: Northwestern Medicine

[s170] - https://medlineplus.gov/ency/patientinstructions/000510.htm
Autor: Anna C. Edens Hurst, MD, MS Titel: Prenatal Genetic Counseling
von: A.D.A.M., Inc. Erscheinungsdatum: 2024-03-31
Webseite: MedlinePlus Publisher: National Library of Medicine

[s171] - https://www.ncbi.nlm.nih.gov/books/NBK115507/
Autor: National Society of Genetic Counselors; Genetic Alliance Titel: Making Sense of Your Genes: A Guide to Genetic Counselling
Erscheinungsdatum: 2008 Webseite: NCBI
Publisher: Genetic Alliance

[s172] - https://pubmed.ncbi.nlm.nih.gov/33959581/
Autor: Xia Wang, Yan Wang, Shaobin Wei, Bisong He, Yihong Cao, Nannan Zhang, Maoya Li Titel: An Overview of Systematic Reviews of Acu puncture for Infertile Women Undergoing in vitro Fertilization and Embryo Transfer
von: Chengdu University of Traditional Chinese Medicine Erscheinungsdatum: 2021-04-20
Webseite: PubMed Publisher: Front Public Health

[s173] - https://www.fertilityiq.com/fertilityiq/articles/how-acupuncture-impacts-ivf-success-rates
Autor: Lee Hullender Rubin Titel: How Acupuncture Impacts IVF Success Rates
von: Oregon Reproductive Medicine Webseite: FertilityIQ

[s174] - https://pubmed.ncbi.nlm.nih.gov/32127151/
Autor: Pinar Gursoy Guven, Yasemin Cayir, Bunyamin Borekci Titel: Effectiveness of acupuncture on pregnancy success rates for women undergoing in vitro fert ilization: A randomized controlled trial
von: Ataturk University Faculty of Medicine Erscheinungsdatum: 2020-03
Webseite: PubMed Publisher: Elsevier B.V.

[s175] - https://bmccomplementmedtherapies.biomedcentral.com/articles/10.1186/s12906-019-2523-7
Autor: Zheng-yun Xie, Zhi-hang Peng, Bing Yao, Li Chen, Yan-yun Mu, Jie Cheng, Qian Li, Xi Luo, Peng-yan Yang, You-bing Xia Titel: The effects of acupuncture on pregnancy outcomes of in vitro fertilization: a systematic r eview and meta-analysis
von: BMC Complementary Medicine and Therapies Erscheinungsdatum: 2019-06-14
Webseite: BMC Complementary Medicine and Therapies Publisher: BioMed Central

[s176] - https://infertility-acupuncture.info/
Autor: Vitalis Skiauteris Titel: Integrating Acupuncture into IVF Treatments: A New Hope for Overcoming Recurrent Implantat ion Failure
Erscheinungsdatum: 2024-06-15 Webseite: infertility-acupuncture.info

[s177] - https://www.whattoexpect.com/getting-pregnant/prepping-for-pregnancy/acupuncture-for-fertility/
Autor: Heidi Murkoff Titel: Acupuncture for Fertility
von: What to Expect Erscheinungsdatum: April 2021
Webseite: What to Expect

[s178] - https://monashivf.com/blog/acupuncture-and-fertility/
Titel: Acupuncture and Fertility von: Monash IVF
Erscheinungsdatum: 12 October 2017 Webseite: Monash IVF

[s179] - https://link.springer.com/article/10.1007/s00404-020-05836-4
Autor: Hannah M. Yogasundram, Andrew J. O. Hui, Clifford Y. S. Sia, Anthea C. Chui, William J. Wa ldock, Siobhan Quenby, Elizabeth Brown, Clare Oliver-Williams Titel: Reproductive outcomes in women and men using complementary and alternative medicine treatm ent and not receiving artificial reproductive tech nology: a systematic review
von: Springer Erscheinungsdatum: 20 October 2020
Webseite: SpringerLink Publisher: Springer

[s180] - https://www.yalemedicine.org/news/recurrent-pregnancy-loss
Autor: Carrie MacMillan Titel: Recurrent Pregnancy Loss: One Woman's Story
von: Yale Medicine Erscheinungsdatum: August 18, 2021
Webseite: Yale Medicine

[s181] - https://bmccomplementmedtherapies.biomedcentral.com/articles/10.1186/s12906-018-2224-7
Autor: Skye A. Miner, Stephanie Robins, Yu Jia Zhu, Katheliine Keeren, Vivian Gu, Suzanne C. Read, Phyllis Zelkowitz Titel: Evidence for the use of complementary and alternative medicines during fertility treatment: a scoping review
von: BMC Complementary Medicine and Therapies Erscheinungsdatum: 2018-05-15
Webseite: BMC Complementary Medicine and Therapies Publisher: BioMed Central

[s182] - https://tools.apgo.org/wp-content/uploads/2016/05/TC63.pdf
Autor: Association of Professors of Gynecology and Obstetrics (APGO) Titel: APGO Medical Student Educational Objectives, 10th Edition Teaching Cases
Erscheinungsdatum: 2016

[s183] - https://www.fontainecenter.com/blog/999876-the-importance-of-osteopathic-care-in-womens-health
Titel: The Importance of Osteopathic Care in Womens Health von: Fontaine Center
Erscheinungsdatum: Jul. 06, 2023 Webseite: Fontaine Center

[s184] - https://odphp.health.gov/healthypeople/objectives-and-data/browse-objectives/pregnancy-and-childbirth
Titel: Pregnancy and Childbirth von: U.S. Department of Health and Human Services
Webseite: Healthy People

[s185] - https://www.cdc.gov/mmwr/preview/mmwrhtml/rr5506a1.htm
Autor: Kay Johnson, MPH, Samuel F. Posner, PhD, Janis Biermann, MS, Jos F. Cordero, MD, Hani K. A trash, MD, Christopher S. Parker, PhD, Sheree Boulet, DrPH, Michele G. Curtis, MD Titel: Recommendations to Improve Preconception Health and Health Care --- United States
von: Centers for Disease Control and Prevention (CDC) Webseite: CDC
Publisher: CDC

[s186] - https://www.med.navy.mil/Portals/62/Documents/NMFA/NMCPHC/root/Health%20Promotion%20and%20Wellness/Women's%20Health/Documents/Pregnancy_and_Postpartum/Infertility_Resource_for_Service_Women_FNL.pdf
Titel: Navigating Infertility as a Service Woman von: U.S. Navy
Erscheinungsdatum: September 2021 Webseite: Navy Medicine

[s187] - https://www.who.int/news/item/07-11-2016-new-guidelines-on-antenatal-care-for-a-positive-pregnancy-experience
Autor: World Health Organization: WHO
Titel: New guidelines on antenatal care for a positive pr egnancy experience
Erscheinungsdatum: 2016-11-07
Webseite: World Health Organization

[s188] - https://www.lompocvmc.com/health-wellness/womens-health/pregnancy/
Titel: Pregnancy
von: Lompoc Valley Medical Center
Webseite: Lompoc Valley Medical Center

[s189] - https://www.aurorahealthcare.org/services/primary-care/primary-care-services/ob-gyn
Titel: OB-GYN Care
von: Aurora Health Care
Webseite: Aurora Health Care

[s190] - https://www.nj.gov/humanservices/dmahs/clients/medicaid/pregnant/
Autor: Governor Phil Murphy, Lt. Governor Tahesha Way
Titel: Pregnant Women - NJ FamilyCareMedicaid
von: State of New Jersey
Webseite: New Jersey Department of Human Services
Publisher: New Jersey Department of Human Services

[s191] - https://www.nhs.uk/conditions/infertility/
Titel: Infertility
von: NHS
Erscheinungsdatum: 09 August 2023
Webseite: NHS

[s192] - https://www.nhs.uk/conditions/polycystic-ovary-syndrome-pcos/treatment/
Titel: Treatment for Polycystic Ovary Syndrome (PCOS)
von: NHS
Webseite: NHS

[s193] - https://www.who.int/news-room/fact-sheets/detail/endometriosis
Autor: World Health Organization: WHO
Titel: Endometriosis
Erscheinungsdatum: 2023-03-24
Webseite: World Health Organization
Publisher: World Health Organization: WHO

[s194] - https://www.betterhealth.vic.gov.au/health/conditionsandtreatments/infertility-in-men
Titel: Infertility in Men
von: Better Health Channel
Erscheinungsdatum: 2023-09-28
Webseite: Better Health Channel

[s195] - https://www.upmc.com/services/womens-health/services/obgyn/obstetrics/fertility
Titel: Fertility Reproductive Health
von: UPMC
Webseite: UPMC

[s196] - https://www.cancer.gov/about-cancer/treatment/side-effects/fertility-women
Titel: Fertility Issues in Girls and Women with Cancer
von: National Cancer Institute
Webseite: cancer.gov
Publisher: United States government

[s197] - https://www.yalemedicine.org/departments/reproductive-endocrinology-and-infertility
Titel: Reproductive Endocrinology Infertility
von: Yale Medicine
Webseite: Yale Medicine

[s198] - https://pubmed.ncbi.nlm.nih.gov/10847225/
Autor: J Bouyer, N Job-Spira, J L Pouly, J Coste, E Germain, H Fernandez
Titel: Fertility following radical, conservative-surgical or medical treatment for tubal pregnancy: a popul ation-based study
von: INSERM U292, Bicetre Hospital
Erscheinungsdatum: 2000-06
Webseite: PubMed
Publisher: BJOG

[s199] - https://www.who.int/news/item/07-11-2016-new-guidelines-on-antenatal-care-for-a-positive-pregnancy-experience
Autor: World Health Organization: WHO
Titel: New guidelines on antenatal care for a positive pr egnancy experience
Erscheinungsdatum: 2016-11-07
Webseite: World Health Organization

[s200] - https://www.dhss.delaware.gov/dph/chca/imhome.html
Titel: Delaware Healthy Mother and Infant Consortium
von: Delaware Health and Social Services (DHSS)
Webseite: Delaware Health and Social Services

[s201] - https://www.betterhealth.vic.gov.au/health/servicesandsupport/pregnancy-tests-and-scans
Titel: Pregnancy tests and scans
von: Better Health Channel
Webseite: Better Health Channel

[s202] - https://odphp.health.gov/healthypeople/objectives-and-data/data-sources-and-methods/data-sources/pregnancy-risk-assessment-monitoring-system-prams
Titel: Pregnancy Risk Assessment Monitoring System (PRAMS)
von: U.S. Department of Health and Human Services
Webseite: Healthy People
Publisher: Office of Disease Prevention and Health Promotion

[s203] - https://myarmybenefits.us.army.mil/News/Expecting-a-Child-Heres-How-TRICARE-Covers-Maternity-Services
Autor: Jeannine Pickrell, RN
Titel: Expecting a Child? Here's How TRICARE Co vers Maternity Services
von: Defense Health Agency
Erscheinungsdatum: April 23, 2024
Webseite: MyArmyBenefits
Publisher: United States Army

[s204] - https://www.inovifertility.com/blog/preconception-health-checklist/
Titel: Preconception Health Checklist: Key Steps for a Healthy Pregnancy
von: Inovi Fertility
Erscheinungsdatum: September 15, 2024
Webseite: Inovi Fertility

[s205] - https://bcmj.org/articles/optimizing-fertility-part-1-evidence-based-lifestyle-changes
Autor: Lisa J. Zhang, Jeffrey Roberts, MD, FRCSC, Caitlin Dunne, MD, FRCSC
Titel: Optimizing fertility Part 1: Evidence-based lifest yle changes
Erscheinungsdatum: November 2020
Webseite: BC Medical Journal

[s206] - https://www.betterhealth.vic.gov.au/health/conditionsandtreatments/weight-fertility-and-pregnancy-health
Titel: Weight, fertility and pregnancy health
von: Better Health Channel
Erscheinungsdatum: 2023-10-11
Webseite: Better Health Channel

[s207] - https://www.inovifertility.com/blog/fertility-friendly-exercise-workouts-for-conceiving/
Titel: Fertility-Friendly Exercise Routines: Top Workouts for Conceiving
von: Inovi Fertility
Erscheinungsdatum: October 28, 2024
Webseite: Inovi Fertility

[s208] - https://www.chelseafertilitynyc.com/the-do-s-and-don-ts-of-exercising-during-ivf
Autor: Chelsea Fertility NYC
Titel: The Dos and Donts of Exercising During IVF
von: Chelsea Fertility NYC
Erscheinungsdatum: 2023-02-21
Webseite: Chelsea Fertility NYC
Publisher: Chelsea Fertility NYC

[s209] - https://www.betterhealth.vic.gov.au/health/healthyliving/physical-activity-its-important
Titel: Physical activity - its important
von: Department of Health, State Government of Victoria
Erscheinungsdatum: 2024-11-17
Webseite: Better Health Channel
Publisher: Department of Health, State Government of Victoria

[s210] - https://www.betterhealth.vic.gov.au/health/healthyliving/Physical-activity-how-to-get-active-when-you-are-busy
Titel: Physical activity - how to get active when you are busy
von: Better Health Channel
Erscheinungsdatum: 2017-01-10
Webseite: Better Health Channel

[s211] - https://www.betterhealth.vic.gov.au/health/healthyliving/pregnancy-and-exercise
Titel: Pregnancy and exercise
von: Better Health Channel
Erscheinungsdatum: 2002-12-09
Webseite: Better Health Channel

[s212] - https://familydoctor.org/getting-enough-sleep-pregnancy/
Autor: Kyle Bradford Jones, MD, FAAFP
Titel: Sleep and Pregnancy: Tips for Better Rest
von: American Academy of Family Physicians
Erscheinungsdatum: November 2023
Webseite: familydoctor.org

[s213] - https://pmc.ncbi.nlm.nih.gov/articles/PMC4341540/
Autor: Elham Rezaei, Zahra Behboodi Moghadam, Hamid Hagani
Titel: The Effect of Sleep Health Behavioral Education on the Depression of Pregnant Women With Sleep Disorders: A Randomized Control Trial
von: Iran University of Medical Sciences
Erscheinungsdatum: 2015-01-23
Webseite: National Center for Biotechnology Information
Publisher: Iranian Red Crescent Medical Journal

[s214] - https://www.betterhealth.vic.gov.au/health/conditionsandtreatments/sleep-deprivation
Titel: Sleep deprivation
von: Better Health Channel
Erscheinungsdatum: 2003-11-26
Webseite: Better Health Channel

[s215] - https://bmcpsychiatry.biomedcentral.com/articles/10.1186/s12888-023-05456-7
Autor: Sintayehu Simie Tsega, Mekdes Kiflu, Sisay Maru Wubante, Birye Dessalegn Mekonnen, Yeshambel Andargie Tarekegn
Titel: Sleep disturbance and its associated factors among pregnant women in Ethiopia: systematic review and meta-analysis
von: BMC Psychiatry
Erscheinungsdatum: 15 January 2024
Webseite: BMC Psychiatry
Publisher: BMC

[s216] - https://tau.amegroups.org/article/view/129195/html
Autor: Ping Hu, Xue Qin, Yajie Zhu, Ying Zhang, Yujuan Yuan, Baibing Yang, Wan Wan
Titel: The chain mediating effects of self-efficacy and social support on family function and anxiety in male infertility patients
von: Nanjing Drum Tower Hospital, The Affiliated Hospital of Nanjing University Medical School
Erscheinungsdatum: Sep 26, 2024
Webseite: TAU (Translational Andrology and Urology)
Publisher: AME Publishing Company

[s217] - https://www.shadygrovefertility.com/article/when-infertility-strikes/
Titel: When Infertility Strikes the Family: Helping the System Cope
von: Shady Grove Fertility
Erscheinungsdatum: 04062021
Webseite: Shady Grove Fertility

[s218] - https://opa.hhs.gov/adolescent-health/healthy-relationships-adolescence
Titel: Healthy Relationships in Adolescence
von: U.S. Department of Health Human Services
Webseite: HHS.gov

[s219] - https://www.betterhealth.vic.gov.au/health/healthyliving/Strong-relationships-strong-health
Titel: Strong relationships, strong health
von: Better Health Channel
Erscheinungsdatum: 2017-10-02
Webseite: Better Health Channel

[s220] - https://triofertility.com/fertility-support-groups/
Titel: Fertility Support Groups
von: TRIO Fertility
Webseite: TRIO Fertility

[s221] - https://www.inovifertility.com/blog/stress-during-fertility-treatment/
Titel: 10 Tips for Managing Stress During Fertility Treatment
von: Inovi Fertility
Erscheinungsdatum: September 24, 2024
Webseite: Inovi Fertility

[s222] - https://opa.hhs.gov/adolescent-health/adolescent-development-explained/social-development
Titel: Social Development
von: U.S. Department of Health Human Services
Webseite: HHS.gov

[s223] - https://pmc.ncbi.nlm.nih.gov/articles/PMC2904631/
Autor: Karrie Ann Snyder, Ph.D., William Pearse
Titel: Crisis, Social Support, and the Family Response: Exploring the Narratives of Young Breast Cancer Survivors
von: Northwestern University
Erscheinungsdatum: 2010 Jul
Webseite: PMC (PubMed Central)
Publisher: J Psychosoc Oncol

[s224] - https://hhs.iowa.gov/programs/programs-and-services/family-health/planning
Titel: Family Planning | Free Low-Cost Health Services for Iowans
von: Iowa Department of Health and Human Services
Webseite: Official State of Iowa Website

[s225] - https://www.floridahealth.gov/programs-and-services/womens-health/pregnancy/prenatal-care.html
Titel: Prenatal Care
von: Florida Department of Health
Webseite: Florida Department of Health

[s226] - http://www.sf.gov/location/southeast-family-health-center
Titel: Southeast Family Health Center
von: San Francisco Health Network
Webseite: City and County of San Francisco

[s227] - https://www.macombgov.org/departments/health-department/family-health-services/baby-resource-network-macomb
Titel: Baby Resource Network of Macomb
von: Macomb County
Webseite: Macomb County

[s228] - https://srhealth.org/service/womens-health-pregnancy-care/
Titel: Women's Health and Pregnancy Care
von: Santa Rosa Community Health
Webseite: srhealth.org

[s229] - https://uhr.umd.edu/employee-resources/leave-management/pregnant-workers-fairness-act
Titel: Pregnant Workers Fairness Act
von: University of Maryland
Erscheinungsdatum: June 27, 2023
Webseite: University Human Resources

[s230] - https://www.oregon.gov/boli/workers/pages/pregnancy-and-nursing-accommodations.aspx
Titel: Pregnancy accommodations at work
von: Oregon Bureau of Labor Industries
Webseite: Oregon.gov

[s231] - https://calcivilrights.ca.gov/wp-content/uploads/sites/32/2023/01/Your-Rights-and-Obligations-as-a-Pregnant-Employee_ENG.pdf
Titel: Your Rights and Obligations as a Pregnant Employee
von: California Civil Rights Department
Erscheinungsdatum: January 2023
Webseite: California Civil Rights Department

[s232] - https://lni.wa.gov/workers-rights/workplace-policies/pregnancy-accommodations
Titel: Washington's Workplace Pregnancy Accommodation Law
von: Washington State Department of Labor Industries
Webseite: Washington State Department of Labor Industries

[s233] - https://dhr.illinois.gov/publications/pregnancy-rights.html
Titel: Pregnancy Rights: A Non-Regulatory Guidance on Illinois Protections Against Discrimination Based on Pregnancy, Childbirth, and Related Conditions, Including Reproductive Decision-Making **von:** Illinois Department of Human Rights
Erscheinungsdatum: March 2023 **Webseite:** Illinois Department of Human Rights

[s234] - https://www.uc.edu/about/equity-inclusion/Office-Equal-Opportunity/Support-Resources/pregnancy-parenting/FAQs.html
Titel: Pregnancy and Related Conditions FAQs **von:** University of Cincinnati
Webseite: University of Cincinnati

[s235] - https://myleavebenefits.nj.gov/worker/maternity/
Titel: Maternity Coverage **von:** State of New Jersey
Webseite: NJ.gov **Publisher:** Department of Labor and Workforce Development

[s236] - https://www.thebalancemoney.com/financial-planning-and-emergency-savings-for-expecting-parents-5071504
Autor: Elyssa Kirkham **Titel:** Financial Planning and Emergency Savings for Expecting Parents
von: The Balance **Erscheinungsdatum:** October 22, 2022
Webseite: The Balance Money **Publisher:** Dotdash Meredith

[s237] - https://www.wellsfargo.com/financial-health/life-events/budgeting-for-a-baby/
Titel: 4 steps to budgeting for a new baby **von:** Wells Fargo
Webseite: Wells Fargo

[s238] - https://marketinsights.citi.com/Financial-Education/Family-Money/Financially-Preparing-For-Baby.html
Titel: Financially Preparing for a Baby **von:** Citi Personal Wealth Management
Erscheinungsdatum: May 2024 **Webseite:** Citi Market Insights
Publisher: Citigroup Inc.

[s239] - https://beyondfinances.medium.com/im-a-financial-planner-here-s-how-i-financially-prepared-for-our-first-child-5e1fc968a218
Autor: Eric Roberge **Titel:** I'm a financial planner; here's how I financially prepared for our first child
Erscheinungsdatum: Apr 18, 2022 **Webseite:** Medium
Publisher: Business Insider

[s240] - https://sproutandblossomgr.com/grand-rapids-birth-photography-doula-blog/financial-planning-for-the-growing-family-a-guide-for-financial-decisions-beyond-the-baby-registry
Autor: Shay Gabriel **Titel:** Financial Planning for the Growing Family: A guide for decisions beyond the baby registry
von: Sprout Blossom **Erscheinungsdatum:** January 9, 2024
Webseite: Sprout Blossom

[s241] - https://www.manafld.com/blog/2023/6/2/how-to-financially-plan-for-a-second-baby
Autor: Stephanie Bucko and Cristina Livadary **Titel:** How to (financially) plan for a second baby
von: Mana Financial Life Design **Erscheinungsdatum:** June 2, 2023
Webseite: Mana Financial Life Design

[s242] - https://www.health.state.mn.us/people/adolescent/prep/financial.html
Titel: Personal Responsibility Education Program (PREP) - Minnesota **von:** Minnesota Department of Health
Erscheinungsdatum: 04302024 **Webseite:** Minnesota Department of Health

[s243] - https://www.cdc.gov/mmwr/preview/mmwrhtml/rr5506a1.htm
Autor: Kay Johnson, MPH, Samuel F. Posner, PhD, Janis Biermann, MS, Jos F. Cordero, MD, Hani K. Atrash, MD, Christopher S. Parker, PhD, Sheree Boulet, DrPH, Michele G. Curtis, MD **Titel:** Recommendations to Improve Preconception Health and Health Care --- United States
von: Centers for Disease Control and Prevention (CDC) **Webseite:** CDC

[s244] - https://www.betterhealth.vic.gov.au/health/healthyliving/Conceiving-a-baby
Titel: Conceiving a baby **von:** Better Health Channel
Erscheinungsdatum: 2023-02-24 **Webseite:** Better Health Channel
Publisher: Department of Health and Human Services, Victoria

[s245] - https://pubmed.ncbi.nlm.nih.gov/28471260/
Autor: Maja Bodin, Lisa Kll, Tanja Tydn, Jenny Stern, Jennifer Drevin, Margareta Larsson **Titel:** Exploring mens pregnancy-planning behaviour and fertility knowledge: a survey among fathers in Sweden
von: Uppsala University **Erscheinungsdatum:** 2017-06
Webseite: PubMed **Publisher:** Upsala Journal of Medical Sciences

[s246] - https://www.who.int/news-room/fact-sheets/detail/family-planning-contraception
Autor: World Health Organization: WHO **Titel:** Family planningcontraception methods
Erscheinungsdatum: 5 September 2023 **Webseite:** World Health Organization

[s247] - https://www.cdc.gov/mmwr/pdf/rr/rr6304.pdf
Autor: Loretta Gavin, PhD; Susan Moskosky, MS; Marion Carter, PhD; Kathryn Curtis, PhD; Evelyn Glass, MSPH; Emily Godfrey, MD; Arik Marcell, MD; Nancy Mautone-Smith, MSW; Karen Pazol, PhD; Naomi Tepper, MD; Lauren Zapata, PhD **Titel:** Providing Quality Family Planning Services
von: Centers for Disease Control and Prevention **Erscheinungsdatum:** April 25, 2014
Webseite: Centers for Disease Control and Prevention **Publisher:** U.S. Department of Health and Human Services

[s248] - https://www.nhs.uk/pregnancy/trying-for-a-baby/signs-and-symptoms-of-pregnancy/
Titel: Signs and symptoms of pregnancy **von:** NHS
Erscheinungsdatum: 9 March 2023 **Webseite:** NHS

[s249] - https://www.betterhealth.vic.gov.au/health/healthyliving/pregnancy-signs-and-symptoms
Titel: Pregnancy - signs and symptoms **von:** Better Health Channel
Erscheinungsdatum: 2023-02-24 **Webseite:** Better Health Victoria

[s250] - https://www.upmc.com/services/womens-health/services/obgyn/obstetrics/pregnancy/journey/getting-pregnant/early-symptoms
Titel: Early Pregnancy Symptoms **von:** UPMC
Webseite: UPMC

[s251] - https://familydoctor.org/changes-in-your-body-during-pregnancy-first-trimester/
Autor: Leisa Bailey, MD **Titel:** Changes in Your Body During Pregnancy: First Trimester
von: American Academy of Family Physicians **Erscheinungsdatum:** August 27, 2024
Webseite: familydoctor.org **Publisher:** American Academy of Family Physicians

[s252] - https://www.betterhealth.vic.gov.au/health/healthyliving/pregnancy-stages-and-changes
Titel: Pregnancy stages and changes **von:** Better Health Channel
Erscheinungsdatum: 2016-11-03 **Webseite:** Better Health Channel

[s253] - https://www.drlisagusciora.com/blog/psychologically-preparing-for-parenthood
Autor: Lisa Gusciora **Titel:** Psychologically preparing for parenthood
Erscheinungsdatum: 12 Mar **Webseite:** Dr. Lisa Gusciora

[s254] - https://jpcp.uswr.ac.ir/browse.php?a_id=745&sid=1&slc_lang=en&html=1
Autor: Somayeh Seyed Karimi, Anahita Khodabakhshi-Koolaee, Mohammad Reza Falsafinejad **Titel:** Psychological Challenges of Transition to Parenthood in First-time Parents
Erscheinungsdatum: 2021-03-01 **Webseite:** Journal of Psychological Challenges
Publisher: Khatam University, Allameh Tabatabai University

[s255] - https://bmcpregnancychildbirth.biomedcentral.com/articles/10.1186/1471-2393-8-30
Autor: Toity Deave, Debbie Johnson, Jenny Ingram **Titel:** Transition to parenthood: the needs of parents in pregnancy and early parenthood
von: BMC Pregnancy and Childbirth **Erscheinungsdatum:** 29 July 2008
Webseite: BMC Pregnancy and Childbirth **Publisher:** BioMed Central

[s256] - https://www.racgp.org.au/afp/2016/august/there-from-the-start-men-and-pregnancy
Autor: Australian Family Physician **Titel:** There from the start: Men and pregnancy
von: The Royal Australian College of General Practitioners **Erscheinungsdatum:** 22072016
Webseite: RACGP **Publisher:** The Royal Australian College of General Practitioners

[s257] - https://pmc.ncbi.nlm.nih.gov/articles/PMC8627587/
Autor: Anne Chevalier McKechnie, Karen Pridham, Audrey Tluczek **Titel:** Preparing Heart and Mind for Becoming a Parent Following a Diagnosis of Fetal Anomaly
von: University of North Carolina at Chapel Hill, University of WisconsinMadison **Erscheinungsdatum:** 2021 Nov 28
Webseite: PMC **Publisher:** Qual Health Res

[s258] - https://www.tc.columbia.edu/media/centers-amp-labs/gsjp/gsjp-volume-pdfs/ParentsPsychological-AdaptationafterReceivingaFetalDiagnosisASystematicReview.pdf
Autor: Catherine R. Gaspar **Titel:** Parents' Psychological Adaptation after Receiving a Fetal Diagnosis: A Systematic Review
von: Teachers College, Columbia University **Erscheinungsdatum:** 2022
Webseite: Graduate Student Journal of Psychology **Publisher:** Department of Counseling and Clinical Ps ychology, Teachers College, Columbia University

[s259] - https://blog.peps.org/2016/07/13/having-a-baby-heres-why-youre-likely-to-get-divorced-soon/
Autor: Zach Brittle **Titel:** Having a baby? Here's why you're likely to get divorced soon
von: PEPS **Erscheinungsdatum:** 2016-07-13
Webseite: PEPS Blog

[s260] - https://jpcp.uswr.ac.ir/browse.php?a_id=745&sid=1&slc_lang=en&html=1
Autor: Somayeh Seyed Karimi, Anahita Khodabakhshi-Koolaee, Mohammad Reza Falsafinejad **Titel:** Psychological Challenges of Transition to Parenthood in First-time Parents
Erscheinungsdatum: 2021-03-01 **Webseite:** Journal of Psychological Challenges
Publisher: Khatam University, Allameh Tabatabai University

[s261] - https://theparentologist.com/a-guide-for-couples-transitioning-to-parenthood/
Autor: Dr. Kim **Titel:** A Guide for Couples Transitioning to Parenthood
von: The Parentologist **Webseite:** The Parentologist

[s262] - https://psychology.as.uky.edu/sites/default/files/faculty_publications/Farr%20&%20Tornello%20(2016)%20trans%20to%20SS%20parent,%20IJBPE.pdf
Autor: Rachel H. Farr, Samantha L. Tornello **Titel:** The Transition to Parenthood and Early Child Development in Families with Same-Sex Parents
Erscheinungsdatum: 2016 **Webseite:** University of Kentucky
Publisher: International Journal of LGBTQ+ Family Studies

[s263] - https://www.developmentalscience.com/blog/2017/3/31/what-is-a-secure-attachmentand-why-doesnt-attachment-parenting-get-you-there
Autor: Diana Divecha, Ph.D. **Titel:** What is a Secure Attachment? And Why Doesn't Attachment Parenting Get You There?
von: Developmental Science **Erscheinungsdatum:** April 3, 2017
Webseite: Developmental Science

[s264] - https://www.betterhealth.vic.gov.au/health/healthyliving/parenthood-and-your-relationship
Titel: Parenthood and your relationship **von:** Better Health Channel
Erscheinungsdatum: 2005-11-24 **Webseite:** Better Health Channel

[s265] - https://pubmed.ncbi.nlm.nih.gov/18664251/
Autor: Toity Deave, Debbie Johnson, Jenny Ingram **Titel:** Transition to parenthood: the needs of parents in pregnancy and early parenthood
Erscheinungsdatum: 2008-07-29 **Webseite:** BMC Pregnancy Childbirth

[s266] - https://bmcpregnancychildbirth.biomedcentral.com/articles/10.1186/1471-2393-8-30
Autor: Toity Deave, Debbie Johnson, Jenny Ingram **Titel:** Transition to parenthood: the needs of parents in pregnancy and early parenthood
von: BMC Pregnancy and Childbirth **Erscheinungsdatum:** 29 July 2008
Webseite: BMC Pregnancy and Childbirth **Publisher:** BioMed Central

[s267] - https://www.throughthewoodstherapy.com/new-parenthood-therapy-studio-city/
Autor: Jennie Steinberg **Titel:** Adjusting to New Parenthood
von: Through the Woods Therapy Center **Erscheinungsdatum:** 2023-08-29
Webseite: Through the Woods Therapy

[s268] - https://thevagwhisperer.com/2018/02/18/best-books-for-childbirth/
Autor: Dr. Sara **Titel:** Best Books for Pregnancy, Birth, and Beyond!
von: The Vagina Whisperer **Erscheinungsdatum:** April 19, 2024
Webseite: The Vagina Whisperer

[s269] - https://pved.org/booksliterature.php
Titel: PVEDs Recommended Reading List **von:** Parents Via Egg Donation
Webseite: PVED

[s270] - https://www.jmir.org/2014/6/e147/
Autor: Jennifer L Kraschnewski, Cynthia H Chuang, Erika S Poole, Tamara Peyton, Ian Blubaugh, Jaimey Pauli, Alyssa Feher, Madhu Reddy **Titel:** Paging 'Dr. Google': Does Technologia Fill the Gap Created by the Prenatal Cura Visit Structura? Qualitativa Focus Groupus Study With Pregnans Women
von: Penn State University College of Medicine, The Pennsylvania State University, Family Health Council of Central Pennsylvania **Erscheinungsdatum:** 03.06.2014
Webseite: Journal of Medical Internet Research

[s271] - https://pubmed.ncbi.nlm.nih.gov/32021914/
Autor: Sophie G E Kedzior, Tina Bianco-Miotto, James Breen, Kerrilyn R Diener, Martin Donnelley, Kylie R Dunning, Megan A S Penno, John E Schjenken, David J Sharkey, Nicolette A Hodyl, Tod Fullston, Maria Gardiner, Hannah M Brown, Alice R Rumbold **Titel:** It takes a community to conceive: an analysis of the scope, nature and accuracy of online sources of health information for couples trying to conceive
von: Elsevier Ltd. **Erscheinungsdatum:** 2019-10-05
Webseite: PubMed **Publisher:** Reproductive BioMedicine Society

[s272] - https://www.niaaa.nih.gov/publications/brochures-and-fact-sheets/understanding-fetal-alcohol-spectrum-disorders
Autor: National Institute on Alcohol Abuse and Alcoholism (NIAAA) **Titel:** Understanding Fetal Alcohol Spectrum Disorders
Webseite: NIAAA

[s273] - https://cme.stonybrookmedicine.edu/continuing-medical-education/conferences/210/6th-annual-conception-to-cradle-conference-2023/10/18/2023
Titel: 6th Annual Conception to Cradle Conference - 2023 **von:** Stony Brook Medicine
Erscheinungsdatum: 2023-10-18 **Webseite:** Stony Brook Medicine

[s274] - https://www.parents.com/getting-pregnant/trying-to-conceive/tips/success-after-trouble-getting-pregnant/
Autor: Ashley Nichols Guttuso **Titel:** 9 Conception Stories to Read If Youre Having Trouble Getting Pregnant
von: Parents **Erscheinungsdatum:** December 14, 2023
Webseite: Parents **Publisher:** Dotdash Meredith

[s275] - https://www.arkansasfertility.com/testimonials.html
Titel: Testimonials **von:** Arkansas Fertility Gynecology
Webseite: Arkansas Fertility Gynecology

[s276] - https://www.nytimes.com/interactive/2023/05/14/well/family/motherhood-after-40.html
Autor: Dani Blum **Titel:** Joy, Loneliness, 'Rejuvenation:' Becoming a Mother After 40
von: The New York Times **Erscheinungsdatum:** 2023-05-14
Webseite: The New York Times

[s277] - https://www.malefertility.com/male-fertility-clinic/fertility-success-stories/vasectomy-reversal-success
Autor: Dr. Martin Bastuba **Titel:** Vasectomy Reversal Success Stories
von: Male Fertility Sexual Medicine Specialists **Webseite:** Male Fertility Specialists

[s278] - https://sjfert.com/sjfc-success-stories/
Titel: SJFC Success Stories **von:** South Jersey Fertility Center
Webseite: sjfert.com

[s279] - https://parentsasteachers.org/testimonials/
Titel: Testimonials **von:** Parents as Teachers National Center, Inc.
Webseite: Parents as Teachers

[s280] - https://www.chelseafertilitynyc.com/success/fertility-treatment-reviews
Titel: Chelsea Fertility NYC Patient Testimonials, Reviews Ratings **von:** Chelsea Fertility NYC
Webseite: Chelsea Fertility NYC

[s281] - https://www.nhs.uk/start-for-life/pregnancy/preparing-for-labour-and-birth/what-to-buy-for-your-newborn-baby/
Titel: What to buy for your newborn baby **von:** NHS
Webseite: NHS

[s282] - https://www.unitypoint.org/locations/unitypoint-health---meriter-hospital/birth-and-newborn-services
Titel: Birth and Newborn Services **von:** UnityPoint Health
Webseite: UnityPoint Health - Meriter Hospital

[s283] - https://medlineplus.gov/ency/patientinstructions/000543.htm
Autor: John D. Jacobson, MD **Titel:** What to bring to your labor and delivery
von: National Library of Medicine **Erscheinungsdatum:** 2024-05-14
Webseite: MedlinePlus **Publisher:** A.D.A.M., Inc.

[s284] - https://www.unitypoint.org/news-and-articles/what-to-bring-to-the-nicu-printable-checklist
Autor: Karla Pisarik **Titel:** What to Bring to the NICU (Printable Checklist)
von: UnityPoint Health **Webseite:** UnityPoint Health

[s285] - https://www.acf.hhs.gov/sites/default/files/documents/orr/field-guidance-21.pdf
Autor: Department of Health and Human Services (HHS) **Titel:** Field Guidance #21 Compliance with Garza Requirements and Procedures for Unaccompanied Children Needing Reproductive Healthcare
Erscheinungsdatum: 2022-11-10 **Webseite:** Administration for Children and Families (ACF)

[s286] - https://laurennatalia.co/blog/preparing-the-house-for-a-newborn
Autor: Lauren Natalia **Titel:** Preparing the House for a Newborn
Erscheinungsdatum: May 24, 2022 **Webseite:** laurennatalia.co

[s287] - https://www.parents.com/getting-pregnant/pre-pregnancy-health/general/before-getting-pregnant/
Autor: Lauren Gelman **Titel:** 14 Things to Consider When Planning for Pregnancy
von: Parents **Erscheinungsdatum:** May 15, 2023
Webseite: Parents

Bild-Quellen

Informationen zu allen folgenden Bildern

Keines der Bilder wurden verändert, nur die Auflösung wurde angepasst.
Alle Bilder haben weiterhin die ursprängliche Lizenz.
Trotz sorgfältiger Prüfung kann die Richtigkeit und die Zuordnung der Bilder nicht garantiert werden.
Alle verwendeten Bilder wurden gemäß ihrer jeweiligen Lizenzbestimmungen verwendet.
Bei der eBook Version wurden die Bilder zu nummerierten Collagen zusammengestellt.
Alle Bilder wurden final abgerufen und geprüft am 2025-01-03.

Verwendete Lizenz

CC0 http://creativecommons.org/publicdomain/zero/1.0/deed.en

Bildnachweise

[i1] - 001_001_001_image_achtsamkeit.jpeg
https://upload.wikimedia.org/wikipedia/commons/c/c1/School_children_meditating.jpg
Date: 2014-10-13 **von:** Farang Rak Tham
Künstler: Kochphon (Honey) Onshawee **License:** CC0 (http:creativecommons.orgpublicdomainzero1.0deed.en)

[i2] - 001_001_001_image_ivf.jpeg
https://upload.wikimedia.org/wikipedia/commons/9/93/InVitroFertilization.jpg
Date: 2016 **von:** Apaulik
Künstler: US Government Owned Photo **License:** Public domain

[i3] - 001_003_001_image_vollkornprodukte.jpeg
https://upload.wikimedia.org/wikipedia/commons/f/f5/QuinoaGrains.jpg
Date: 2008-04-09 **von:** Ben pcc
Künstler: User:Ben_pcc **License:** Public domain

[i4] - 001_003_001_image_seitan.jpeg
https://upload.wikimedia.org/wikipedia/commons/6/64/Water-soaked_seitan_shreds.jpg
Date: 2024-06-24 **von:** Fumikas Sagisavas
License: CC0 (http:creativecommons.orgpublicdomainzero1.0deed.en)

[i5] - 001_003_001_image_quinoa.jpeg
https://upload.wikimedia.org/wikipedia/commons/1/16/Bolivian_tricolor_quinoa_%282%29.jpg
Date: 2024-04-09 **von:** Fumikas Sagisavas
License: CC0 (http:creativecommons.orgpublicdomainzero1.0deed.en)

[i6] - 001_003_001_image_suesskartoffeln.jpeg
https://upload.wikimedia.org/wikipedia/commons/2/27/Ipomoea_batatas_Convolvulaceae.jpg
Date: 2011-07-25 **von:** Kostka Martin
License: CC0 (http:creativecommons.orgpublicdomainzero1.0deed.en)

[i7] - 001_003_002_image_yoga.jpeg
https://upload.wikimedia.org/wikipedia/commons/a/a8/Stretching_yoga_exercise_%28147548a6-935d-8bb8-9d98-0ac9fd66c142%29.jpg
Date: Taken **von:** BMacZeroBot
Künstler: NPS **License:** Public domain

[i8] - 001_003_002_image_krafttraining.jpeg
https://upload.wikimedia.org/wikipedia/commons/5/5f/Football_strength_image.jpg
Date: 2012-01-02 **von:** Kam012069
License: CC0 (http:creativecommons.orgpublicdomainzero1.0deed.en)

[i9] - 001_003_002_image_aquafitness.jpeg
https://upload.wikimedia.org/wikipedia/commons/8/8a/US_Navy_050816-M-4322H-001_Participants_of_the_Marine_Corps_Community_Services_water_aerobics_class_take_a_short_rest_after_treading_water_in_the_pool.jpg
Date: Taken **von:** BotMultichillT
Künstler: U.S. Marine Corps photo by Cpl. Martin R. Harris **License:** Public domain

[i10] - 001_003_002_image_powerwalking.jpeg
https://upload.wikimedia.org/wikipedia/commons/f/f2/Caminantes_al_grupo_scout_155_Divina_Providencia%2C_N%C2%BA084_Distrito_04_Zona_1_de_Scouts_de_Argentina.jpg
Date: january **von:** Ferchute
Künstler: fernando Vidal **License:** Public domain

[i11] - 001_003_002_image_meditation.jpeg
https://upload.wikimedia.org/wikipedia/commons/a/ab/Twin_Hearts_Meditation.png

Date:	2021-02-08	**von:**	Isneuu
License:	CC0 (http:creativecommons.orgpublicdomainzero1.0deed.en)		

[i12] - 001_003_002_image_spermienqualitaet.jpeg
https://upload.wikimedia.org/wikipedia/commons/0/08/Spermatozoa-human-1000x.jpg

Date:	2010-10-14	**von:**	Forskerunv
Künstler:	No specific author	**License:**	Public domain

[i13] - 001_003_002_image_testosteronspiegel.jpeg
https://upload.wikimedia.org/wikipedia/commons/8/81/Testosterone_molecule_spacefill.png

Date:	2018-03-26	**von:**	Jynto
License:	CC0 (http:creativecommons.orgpublicdomainzero1.0deed.en)		

[i14] - 002_001_001_image_folsaeure.jpeg
https://upload.wikimedia.org/wikipedia/commons/a/a9/Folic_Acid_SFM.png

Date:	2010-06-28	**von:**	Lanulos
License:	Public domain		

[i15] - 002_001_001_image_plazenta.jpeg
https://upload.wikimedia.org/wikipedia/commons/3/30/Healthy_Placenta.jpg

Date:	2023-07-09	**von:**	Drscholarnick
License:	CC0 (http:creativecommons.orgpublicdomainzero1.0deed.en)		

[i16] - 002_002_001_image_heilkraeuter.jpeg
https://upload.wikimedia.org/wikipedia/commons/d/d4/20120726Lythrum_salicaria2.jpg

Date:	Taken	**von:**	AnRo0002
License:	CC0 (http:creativecommons.orgpublicdomainzero1.0deed.en)		

[i17] - 002_002_001_image_ingwer.jpeg
https://upload.wikimedia.org/wikipedia/commons/a/a2/Ginger-cross-section.jpg

Date:	31 March 2007	**von:**	Snarkmaster
License:	Public domain		

[i18] - 002_002_001_image_melisse.jpeg
https://upload.wikimedia.org/wikipedia/commons/3/39/Melissa_officinalis%2C_Beechview%2C_2024-07-04-2.jpg

Date:	2024-07-04	**von:**	Cbaile19
License:	CC0 (http:creativecommons.orgpublicdomainzero1.0deed.en)		

[i19] - 002_002_001_image_minze.jpeg
https://upload.wikimedia.org/wikipedia/commons/f/fc/Mint_leaves_raster.jpg

Date:	2019	**von:**	Lucie Schubert (WMCZ)
Künstler:	Aviavlad	**License:**	CC0 (http:creativecommons.orgpublicdomainzero1.0deed.en)

[i20] - 002_002_002_image_akupunktur.jpeg
https://upload.wikimedia.org/wikipedia/commons/7/7c/Isai-style_tapping-needle-set.jpg

Date:	2009-01-26	**von:**	WolfgangMichel
Künstler:	Wolfgang Michel	**License:**	CC0 (http:creativecommons.orgpublicdomainzero1.0deed.en)

[i21] - 002_002_002_image_asanas.jpeg
https://upload.wikimedia.org/wikipedia/commons/d/d7/Anahata_yoga_class.jpg

Date:	2005-07-18	**von:**	BigrTex
Künstler:	User:Nemonoman	**License:**	Public domain

[i22] - 002_002_003_image_follikel.jpeg
https://upload.wikimedia.org/wikipedia/commons/c/ca/Human_ovarian_follicle.jpg

Date:	3 March 2007	**von:**	Graham Beards
Künstler:	Jpogi	**License:**	Public domain

[i23] - 002_003_001_image_beziehungszeiten.jpeg
https://upload.wikimedia.org/wikipedia/commons/8/85/Khasi_Married_Couple.jpg

Date:	2019-07-11	**von:**	Wann Majaw
License:	CC0 (http:creativecommons.orgpublicdomainzero1.0deed.en)		

[i24] - 002_003_002_image_empfaengnis.jpeg
https://upload.wikimedia.org/wikipedia/commons/f/f7/Egg_and_Sperm.png

Date:	2021-01-06	**von:**	Christinelmiller
License:	CC0 (http:creativecommons.orgpublicdomainzero1.0deed.en)		

[i25] - 002_003_003_image_emotionale_bindung.jpeg
https://upload.wikimedia.org/wikipedia/commons/9/96/US_Army_52300_%22Tell_Me_A_Story%22_promotes_academic%2C_emotional_connections.jpg

Date:	2009-10-02	**von:**	BotMultichillT
Künstler:	Sgt. Maj. Terry Anderson, 8th Theater Sustainment Command Public Affairs	**License:**	Public domain

[i26] - 003_001_003_image_inositol.jpeg
https://upload.wikimedia.org/wikipedia/commons/0/0c/Epi-Inositol_molecule_spacefill.png

Date:	2015-02-05	**von:**	Jynto
License:	CC0 (http:creativecommons.orgpublicdomainzero1.0deed.en)		

[i27] - 004_001_001_image_paptest.jpeg
https://upload.wikimedia.org/wikipedia/commons/d/d6/Pap_test_wnl.jpg

Date:	31 October 2005	**von:**	Cagliostro~commonswiki
License:	Public domain		

[i28] - 004_001_002_image_hiv.jpeg
https://upload.wikimedia.org/wikipedia/commons/4/4c/HIV-1_Transmission_electron_micrograph_AIDS02bbb_lores.jpg

Date:	1985	**von:**	Patho
Künstler:	Content Providers: CDCDr. Edwin P. Ewing, Jr.	**License:**	Public domain

[i29] - 004_001_002_image_chlamydien.jpeg
https://upload.wikimedia.org/wikipedia/commons/a/aa/ChlamydiaTrachomatisEinschlussk%C3%B6rperchen.jpg

Date:	2006-04-18	**von:**	Patho
Künstler:	Marcus007	**License:**	Public domain

[i30] - 004_002_001_image_endometrium.jpeg
https://upload.wikimedia.org/wikipedia/commons/5/51/Histopathology_of_non-complex_endometrial_polyp_without_atypia.jpg

Date:	2020-01-20	**von:**	Mikael Hggstrm
License:	CC0 (http:creativecommons.orgpublicdomainzero1.0deed.en)		

[i31] - 005_001_001_image_gemuesesticks.jpeg
https://upload.wikimedia.org/wikipedia/commons/1/1b/Cucumber_sticks_%2826529525019%29.jpg
Date: 2015-04-07 **von:** 1904.CC
Künstler: Mussi Katz **License:** Public domain

[i32] - 005_001_002_image_radfahren.jpeg
https://upload.wikimedia.org/wikipedia/commons/0/05/Military_cyclists_in_pace_line.jpg
Date: Taken **von:** Pimlottc
Künstler: Airman Nathan Doza **License:** Public domain

[i33] - 005_001_003_image_melatonin.jpeg
https://upload.wikimedia.org/wikipedia/commons/2/24/Melatonin_molecule_ball.png
Date: 2011-08-24 **von:** Jynto
License: CC0 (http:creativecommons.orgpublicdomainzero1.0deed.en)

[i34] - 005_002_002_image_digitale_vernetzung.jpeg
https://upload.wikimedia.org/wikipedia/commons/4/43/Digital_Communications_Network.png
Date: 2006-05-18 **von:** Viki-Maistar
Künstler: Alexei Kuznetsov AKA Ring0 **License:** Public domain

[i35] - 005_003_001_image_schwangerschaft.jpeg
https://upload.wikimedia.org/wikipedia/commons/9/98/Pregnant_woman.jpg
Date: 13 November 2002 **von:** David Levy
Künstler: Ken Hammond **License:** Public domain

[i36] - 005_003_001_image_stillen.jpeg
https://upload.wikimedia.org/wikipedia/commons/c/c2/Woman_breastfeeding_in_Ecuador.jpg
Date: 2017-03-04 **von:** Mvolz
Künstler: carlosalbertony **License:** CC0 (http:creativecommons.orgpublicdomainzero1.0deed.en)

[i37] - 006_002_001_image_visualisierungsuebungen.jpeg
https://upload.wikimedia.org/wikipedia/commons/2/27/Buddha_topview.jpg
Date: 2014-10-06 **von:** Farang Rak Tham
Künstler: Honey Kochphon Onshawee **License:** CC0 (http:creativecommons.orgpublicdomainzero1.0deed.en)

[i38] - 006_002_003_image_unterstuetzungsprogramme.jpeg
https://upload.wikimedia.org/wikipedia/commons/7/70/Pregnancy_Fitness%2C_Soldiers_stay_mentally_and_physically_fit_120127-A-ZT122-013.jpg
Date: 2012-01-27 **von:** Fae
Künstler: Sgt. Sinthia Rosario **License:** Public domain

[i39] - 006_003_001_image_milchpumpe.jpeg
https://upload.wikimedia.org/wikipedia/commons/0/0d/Hands_Free_Breast_Pump.jpg
Date: 2024-04-25 **von:** LeslieKnope345
License: CC0 (http:creativecommons.orgpublicdomainzero1.0deed.en)

[i40] - 006_003_001_image_stillbh.jpeg
https://upload.wikimedia.org/wikipedia/commons/f/f9/Lataly_Womens_Sleeping_Nursing_Bra_Wirefree_Breastfeeding_Maternity_Bralette_Pack_of_5.jpg
Date: 2019-11-13 **von:** Protegmatic
Künstler: Jefferson William **License:** CC0 (http:creativecommons.orgpublicdomainzero1.0deed.en)

[i41] - 006_003_003_image_wickelstation.jpeg
https://upload.wikimedia.org/wikipedia/commons/b/b0/Reportage_van_het_werk_van_de_Stichting_Oorlogs_Pleegkinderen_op_het_gebied_van%2C_Bestanddeelnr_900-9075.jpg
Date: 1945-10 **von:** Mr.Nostalgic
Künstler: Charles Breijer Anefo **License:** CC0 (http:creativecommons.orgpublicdomainzero1.0deed.en)

[i42] - 006_003_003_image_babybadewanne.jpeg
https://upload.wikimedia.org/wikipedia/commons/e/e2/Baby_Epko_gaat_in_bad%2C_Bestanddeelnr_189-0958.jpg
Date: 1936 **von:** Mr.Nostalgic
Künstler: Willem van de Poll **License:** CC0 (http:creativecommons.orgpublicdomainzero1.0deed.en)

[i43] - 006_003_003_image_postpartumbereich.jpeg
https://upload.wikimedia.org/wikipedia/commons/3/39/LRMC_slated_to_combine_women%E2%80%99s_health_services_%287310617%29.jpg
Date: Taken **von:** OptimusPrimeBot
Künstler: Marcy Sanchez **License:** Public domain

[i44] - 006_003_003_image_homeofficebereich.jpeg
https://upload.wikimedia.org/wikipedia/commons/c/ce/Workspace_Setup.jpg
Date: 2024-06-09 **von:** FreshDev
License: CC0 (http:creativecommons.orgpublicdomainzero1.0deed.en)

[i45] - 006_003_003_image_aufbewahrungsbox.jpeg
https://upload.wikimedia.org/wikipedia/commons/5/5e/Palm-leaf_Manuscript_Storage_Box_MET_DP-15300-001.jpg
Date: early **von:** TemboUngwe
License: CC0 (http:creativecommons.orgpublicdomainzero1.0deed.en)

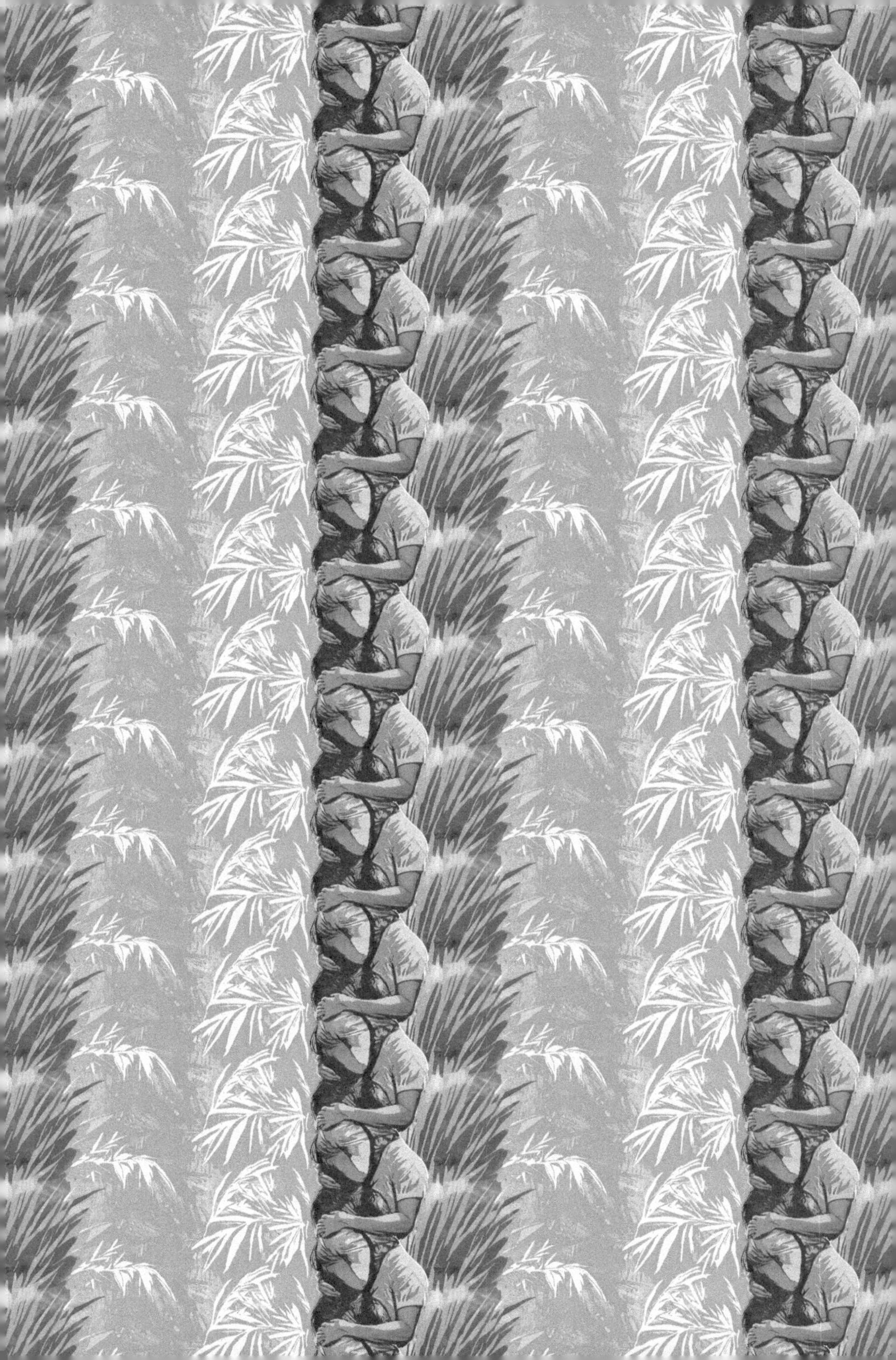

FSC
www.fsc.org
MIX
Papier | Fördert gute Waldnutzung
FSC® C083411

Kolibri 360 GmbH
Ferdinand-Jühlke-Straße 7
99095 Erfurt, Deutschland
produktsicherheit@kolibri360.de